全国中医药行业高等职业教育"十三五"规划教材

方剂与中成药

（供中药学专业用）

主　编◎王晓戎

中国中医药出版社
·北　京·

图书在版编目（CIP）数据

方剂与中成药 / 王晓戎主编 . —北京：中国中医药出版社，2018.9（2022.11重印）

全国中医药行业高等职业教育"十三五"规划教材

ISBN 978 – 7 – 5132 – 4952 – 2

Ⅰ . ①方… Ⅱ . ①王… Ⅲ . ①方剂学—高等职业教育—教材
②中成药—高等职业教育—教材 Ⅳ . ① R28

中国版本图书馆 CIP 数据核字（2018）第 090366 号

中国中医药出版社出版

北京经济技术开发区科创十三街 31 号院二区 8 号楼

邮政编码 100176

传真 010-64405721

河北省武强县画业有限责任公司印刷

各地新华书店经销

开本 787×1092 1/16 印张 19 字数 391 千字

2018 年 9 月第 1 版 2022 年 11月第 5 次印刷

书号 ISBN 978 – 7 – 5132 – 4952 – 2

定价 62.00 元

网址 www.cptcm.com

服 务 热 线 010-64405510
购 书 热 线 010-89535836
维 权 打 假 010-64405753

微信服务号 zgzyycbs
微商城网址 https://kdt.im/LIdUGr
官 方 微 博 http://e.weibo.com/cptcm
天猫旗舰店网址 https://zgzyycbs.tmall.com

如有印装质量问题请与本社出版部联系（010-64405510）

中医药职业教育是我国现代职业教育体系的重要组成部分，肩负着培养新时代中医药行业多样化人才、传承中医药技术技能、促进中医药服务健康中国建设的重要职责。为贯彻落实《国务院关于加快发展现代职业教育的决定》（国发〔2014〕19号）、《中医药健康服务发展规划（2015—2020年）》（国办发〔2015〕32号）和《中医药发展战略规划纲要（2016—2030年）》（国发〔2016〕15号）（简称《纲要》）等文件精神，尤其是实现《纲要》中"到2030年，基本形成一支由百名国医大师、万名中医名师、百万中医师、千万职业技能人员组成的中医药人才队伍"的发展目标，提升中医药职业教育对全民健康和地方经济的贡献度，提高职业技术院校学生的实际操作能力，实现职业教育与产业需求、岗位胜任能力严密对接，突出新时代中医药职业教育的特色，国家中医药管理局教材建设工作委员会办公室（以下简称"教材办"）、中国中医药出版社在国家中医药管理局领导下，在全国中医药职业教育教学指导委员会指导下，总结"全国中医药行业高等职业教育'十二五'规划教材"建设的经验，组织完成了"全国中医药行业高等职业教育'十三五'规划教材"建设工作。

中国中医药出版社是全国中医药行业规划教材唯一出版基地，为国家中医中西医结合执业（助理）医师资格考试大纲和细则、实践技能指导用书、全国中医药专业技术资格考试大纲和细则唯一授权出版单位，与国家中医药管理局中医师资格认证中心建立了良好的战略伙伴关系。

本套教材规划过程中，教材办认真听取了全国中医药职业教育教学指导委员会相关专家的意见，结合职业教育教学一线教师的反馈意见，加强顶层设计和组织管理，是全国唯一的中医药行业高等职业教育规划教材，于2016年启动了教材建设工作。通过广泛调研、全国范围遴选主编，又先后经过主编会议、编写会议、定稿会议等环节的质量管理和控制，在千余位编者的共同努力下，历时1年多时间，完成了83种规划教材的编写工作。

本套教材由50余所开展中医药高等职业教育院校的专家及相关医院、医药企业等单位联合编写，中国中医药出版社出版，供高等职业教育院校中医学、针灸推拿、中医骨伤、中药学、康复治疗技术、护理6个专业使用。

本套教材具有以下特点：

1. 以教学指导意见为纲领，贴近新时代实际

注重体现新时代中医药高等职业教育的特点，以教育部新的教学指导意

见为纲领，注重针对性、适用性以及实用性，贴近学生、贴近岗位、贴近社会，符合中医药高等职业教育教学实际。

2. 突出质量意识、精品意识，满足中医药人才培养的需求

注重强化质量意识、精品意识，从教材内容结构设计、知识点、规范化、标准化、编写技巧、语言文字等方面加以改革，具备"精品教材"特质，满足中医药事业发展对于技术技能型、应用型中医药人才的需求。

3. 以学生为中心，以促进就业为导向

坚持以学生为中心，强调以就业为导向、以能力为本位、以岗位需求为标准的原则，按照技术技能型、应用型中医药人才的培养目标进行编写，教材内容涵盖资格考试全部内容及所有考试要求的知识点，满足学生获得"双证书"及相关工作岗位需求，有利于促进学生就业。

4. 注重数字化融合创新，力求呈现形式多样化

努力按照融合教材编写的思路和要求，创新教材呈现形式，版式设计突出结构模块化，新颖、活泼，图文并茂，并注重配套多种数字化素材，以期在全国中医药行业院校教育平台"医开讲－医教在线"数字化平台上获取多种数字化教学资源，符合职业院校学生认知规律及特点，以利于增强学生的学习兴趣。

本套教材的建设，得到国家中医药管理局领导的指导与大力支持，凝聚了全国中医药行业职业教育工作者的集体智慧，体现了全国中医药行业齐心协力、求真务实的工作作风，代表了全国中医药行业为"十三五"期间中医药事业发展和人才培养所做的共同努力，谨此向有关单位和个人致以衷心的感谢！希望本套教材的出版，能够对全国中医药行业职业教育教学的发展和中医药人才的培养产生积极的推动作用。需要说明的是，尽管所有组织者与编写者竭尽心智，精益求精，本套教材仍有一定的提升空间，敬请各教学单位、教学人员及广大学生多提宝贵意见和建议，以便今后修订和提高。

国家中医药管理局教材建设工作委员会办公室

全国中医药职业教育教学指导委员会

2018 年 1 月

《方剂与中成药》
编 委 会

为了贯彻教育部中医药职业教育教学指导委员会《关于加快发展中医药现代职业教育的意见》和《中医药现代职业教育体系建设规划（2015—2020年）》精神，提升中医药职业教育对全民健康和地方经济的贡献度，提高高等职业技术院校学生的实际操作能力，实现高等职业教育岗位胜任能力与产业需求严密对接，在国家中医药管理局教材建设工作委员会、中国中医药出版社的统一组织规划下，确立本教材的编写大纲、教学内容并编写了本教材。

方剂与中成药是研究方剂与中成药基本理论及其临床应用的一门学科，是中药学专业的基础必修课程。本教材整合了传统方剂学与中成药学两门课程，遵循"结合岗位需求，合理选用基础，注重实践应用，培养职业能力"的原则，构建基于工作过程的方剂与中成药课程。具体以培养高素质技能型中药专门人才为核心，以就业为导向、能力为本位，根据专业就业岗位需求，结合全国执业中药师资格考试与全国中药调剂员考试大纲的要求设计教学内容。教材编写注重实用，讲求实效，并将一些新知识、新技术、新成果和新剂型引入到教材中，力求体现教材的先进性与前瞻性，发挥教材的指导作用。

本教材根据岗位工作过程，分模块与项目进行编写。全书共分 19 个模块，每个模块分为若干项目。其中，前 3 个模块为总论部分，分别为方剂与中成药的概念及发展、方剂学基础知识、中成药基础知识，主要介绍方剂与中成药的基础知识与基本理论。模块四至模块十九为各论部分，详细介绍各类方剂与中成药的组成、功效、主治、方解、剂型规格、用法用量、其他制剂、临床应用及使用注意等内容。方剂分正方与附方，正方皆选取临床经典的常用方剂与中成药（共 185 首），对一些由正方演化而来的有特点、较常用的演化方，将其放在正方后的附方中（共 31 首），以便学生体会方剂演化的灵活性及其内涵；对于正方之外的其他临床常用中成药和全国执业中药师资格考试及全国中药调剂员考试大纲要求的中成药（共 152 首），在每章之后以简表形式列出。为了便于学生学习、掌握、检测各知识要点，在各模块中分别增加"学习目标""案例导入""知识链接""考纲摘要""复习思考"等内容，以增强教材的知识性、趣味性、应用性、立体性与考试指导性，突出培养学生分析问题与解决问题的能力，同时也体现了教材的新颖性。

本教材古方之组成药物皆出自于原著，组成中的药名与原书保持一致（因犀角现为禁用药物，临床常用水牛角浓缩粉替代，故在原方药物后括号中列出）。方解等项目中的中药名皆按临床常用名称进行规范。为便于学生学习，古方中药物剂量皆改为当今常用剂量。对于重点方剂与中成药，在其后列出方歌，便于学生快速掌握其药物组成和功效主治。部分非重点方剂与中成药的方歌，为减少篇幅，未予列出。

本书模块一至模块三由王晓戎编写，模块四由姚巧林编写，模块五由吴立明编写，模块六、模块七由付正丰编写，模块八、模块十五由邵江秀编写，模块九、模块十由尹建康编写，模块十一由骆莉莉编写，模块十二、模块十六由钱旭武编写，模块十三由李蕊编写，模块十四由王小利编写，模块十七由鞠翡翡编写，模块十八由张新渐编写，模块十九由邱佳编写。方剂索引、方歌由王晓戎编写，最后由王晓戎和姚巧林负责全书统稿。

本教材适用于高职高专中药学专业，同时兼顾中药类多个岗位的需求，亦可供全国高职高专中药类各专业参考使用，或作为中药技术人员考试培训教材。

在本教材的编写过程中，得到了中国中医药出版社和各参编同志的全力支持；同时参阅采用了多位专家、学者及同行的著作和相关资料，在此一并表示衷心的感谢！由于作者水平有限，书中若有疏漏之处，殷切期望各兄弟院校在使用本教材的过程中多提宝贵意见，以便进一步修订与完善。

《方剂与中成药》编委会

2018 年 2 月

总 论

各 论

总　论

模　块　一

扫一扫，看课件

方剂与中成药的概念及发展

【学习目标】

　　掌握方剂与中成药的概念。

　　熟悉方剂与中成药的基本任务；熟悉各历史阶段方剂与中成药方面具有代表性的著作及主要成就。

　　了解方剂与中成药的学习方法与要求。

项目一　方剂与中成药的概念及任务

一、方剂与中成药的概念

　　方剂是在中医辨证审因、确定治法的基础上，按照组方原则，选择恰当的药物合理配伍并酌定合适的剂量、剂型、用法而成。是中医用于防治疾病的方法之一，是理、法、方、药的重要组成部分。

　　中成药是在中医理论指导下，以中医方剂为依据，以中药材为原料，按规定处方和工艺制备，成批生产的疗效确切，质量稳定、可控，随时可以取用，具有一定剂型的成品制剂。

方剂与中成药均是中医运用中药防治疾病的主要形式，但二者是有区别的。

方剂又称"医方""药方"，俗称"方子"，是临床医生根据具体病情专为患者辨证组方，突出个体针对性，其药物组成、功效、主治、剂型都可随病情不同而发生变化，具有加减灵活、善于变通等特点。

中成药是方剂治病的进一步发展，是历代医家通过长期临床实践总结出来的，属于"成品制剂"。它的组成、功效、主治、剂型规格、用法用量都是固定不变的，既可经过医生诊治后处方给药，也可由患者根据自己的病情经验直接购药。中成药具有疗效确切、便于携带、服用方便、可大规模生产等特点，可用于病证相同的大多数患者。但同时也存在药物的组成、药量配比一成不变，不能灵活加减的缺点。

方剂、中成药与中药三者都是在中医理论指导下应用的。中药是构成方剂与中成药的基础，中药的应用主要是通过方剂与中成药的形式体现出来的，即所谓"方以药成"。方剂与中成药是中药治病的进一步发展，都是在中医理论指导下，经辨证审因、确立治法后，按照组方原则，有目的地选择适应病情的单味或多味中药有机配合在一起，起到扬长避短、减毒增效的双重作用，即"方之即成，能使药各全其性，亦能使药各失其性"。药有个性之特长，方有合群之妙用，中药的作用只有在方剂与中成药中才能得到更好的发挥，方剂和中成药也只有有目的、有法度地运用药物才能更有效地防治疾病。它们之间表现为并进互存、相互促进、共同发展的关系，是中医理论与中药理论的高度统一。同时，方剂与中成药虽然都是以药物为基础，但决不是药物的简单组合或药物功能的简单叠加，而是在中医理论的指导下，经过辨证求因、审因论治后，按照组方的配伍原则，形成一定的结构与特定的疗效，重要的是诸药相合后，能共同发挥治疗疾病的作用。药物经过有目的、合理的配伍，组成了一个新的有机整体，而每一味药物则是方剂中的一个分子，这种质的变化，便是方剂、中成药与药物的根本区别。

二、方剂与中成药的课程任务

方剂与中成药是研究阐明制方原理、配伍规律及其临床运用的一门课程，是中药学专业必修的一门基础课程。其基本任务一是通过对基础理论、基本知识及一定数量常用方剂与中成药的学习，使学生掌握方剂与中成药的组方原理与配伍规律，能对常见方剂与中成药进行简单的处方分析，并具有一定的复方研制能力；二是与临床运用密切结合，在继承和发扬传统制药技术的同时，结合现代科学技术，研发符合药物性能、临床运用的新药、新剂型，为今后从事中药制剂工作及继续学习与发展奠定理论基础；三是通过临床常用方剂与中成药组成、功效、主治、临床应用、用法用量等知识的学习，使学生具有一定的处方调配与问病荐药的能力，能够胜任毕业后的工作岗位。

三、方剂与中成药的学习方法与要求

方剂与中成药是一门理、法、方、药齐全的课程，首先要有坚实的相关学科的基础知识，学习中要注意复习和巩固中医基础理论和中药学相关的基础知识并将其融会贯通，才能学好这门课程。

临床常用方剂与中成药的组成、功效、主治及组方分析是本门课程的主要学习内容。熟记药物组成，深刻理解功效，牢固掌握主治病证与临床应用是本门课程学习的基本要求。学习中除了要理解每首方剂或中成药的组方原理、配伍规律外，还应注意掌握方剂与中成药的一些特殊炮制方法、用法用量、剂型及配伍加减对其功效、主治的影响。方歌背诵是帮助记忆与加强理解的一种有效手段，初学者应该在理解的基础上，熟背方歌。同时还要注重加强实践，跟师学习处方调配、问病荐药等。

方剂学最重要的学术特征是方证。在全面掌握方证病机、理解方中药物间的配伍关系的基础上，深刻体会方药配伍与方证之间的关系。学习时还应注意在了解学科整体结构的基础上，将同章与跨章内容联系起来学习，运用类比方法，分析相关方剂在辨证、立法、组方配伍等方面的异同，以加深对课程知识的理解。

要重视重点内容与基本功的训练。药物组成、功效和主治是方剂与中成药的基本内容，在学习中要处理好理解和记忆的关系，培养较强的辨证、立法、组方、处方调配及问病荐药的能力，为顺利学习后续相关课程奠定基础。

项目二　方剂与中成药发展概况

方剂与中成药的起源历史悠久。早在原始社会，我们的祖先就发现药物并运用药物防治疾病，最初使用单味药，后经长期的临床实践与经验积累，发现将几味药物配合使用可收到更好的效果，于是便产生了方剂，进而又将方剂制备加工制成一定的剂型，便有了中成药。

一、秦汉时期

秦汉时期是方剂与中成药形成的初期阶段。1973年湖南长沙马王堆3号汉墓出土了一批帛书和竹、木简，其中有《五十二病方》《养生方》《杂疗方》《杂禁方》等，尤其《五十二病方》卷帙较大，内容较多，保存较好。据考证，该书成书于殷商至春秋战国期间，反映的是先秦时期的方剂成就，是我国现存最早的方书。全书共收载医方283个，治疗疾病52种，除了汤剂外，书中还记载有饼、酒、丸、散、膏、丹、灸、熨、熏、油等十余种中成药剂型，制作精细，方法甚多。

《黄帝内经》约成书于春秋战国时期，是中医理论的经典巨著，对中医学的发展起着重要的奠基作用。此书虽是专门阐述中医基本理论的重要著作，但对方剂学的发展也很有贡献。书中记载了生铁落饮等13首方剂，其中汤剂4首，其余9首均为成药。数量虽少，但剂型并不单一，含汤、丸、膏、丹、散、酒剂等，其给药途径也有特色，所用药物对炮制、组方、用法和要求都十分讲究。本书总结了有关辨证、治法、组方原则等方剂学的基础理论，为方剂与中成药学科的形成和发展初步奠定了理论基础。

东汉末年，医圣张仲景以《黄帝内经》为理论基础，结合自己的诊疗经验，著成临床巨著《伤寒杂病论》。后经晋·王叔和及宋·林亿等先后整理成为《伤寒论》和《金匮要略》两书，广为流传。《伤寒杂病论》共计载方314首，其方理法并见、组方严谨、选药精当、药味不多、主次分明、变化巧妙，至今深为医家推崇。《伤寒杂病论》创造性地融理、法、方、药于一体，开中医辨证论治及临床治疗学之先河，至此，方剂学体系已初步形成。后世誉该书为"方书之祖"，称其方为"经方"。书中记载中成药60余种，含丸、散、酒、洗、栓、软膏、糖浆等十余种剂型，对剂型的制作方法作了较为详细的论述，并首创用动物胶汁、炼蜜、淀粉糊作为丸剂的赋型剂，较为系统地总结了我国古代中药制备上的成就，奠定了中药制剂的基础。

二、魏晋南北朝时期

这一时期是中国历史上政权更迭最频繁的时期。在战乱不息，社会动荡，经济生活受到严重影响的历史条件下，制方选药多注重实用，提倡用药简捷，故而民间单、验方大量涌现，促进了经验方书的发展。其代表为东晋葛洪所著的《肘后备急方》，该书共收方1060首，其中内服方714首，外用方346首。所收之方力求"单行径易，约而有验"，如治疗中风、昏厥、溺水、外伤、中毒等突发急症为主的方剂，均体现了简、便、廉、效的特点。如书中记载用青蒿一握取汁服，以治疟疾，为现代青蒿素的研制提供了宝贵的经验。同时，主张将药物加工成一定剂型，贮之以备急用，使中成药又有了进一步的发展。书中增加了干浸膏、铅硬膏、浓缩丸、尿道栓、蜡丸等剂型，并首次将中成药列专章论述，还第一次创造性地使用了"成剂药"这一名词术语，进一步发展了药物剂型的内容。又《刘涓子鬼遗方》收录和论述了金疮、痈疽、疥癣、汤火伤等外科方剂，反映了这一时期外科的用药成就，为现存最早的外科方书。

三、隋唐时期

隋唐时期社会经济发展迅速，国内外各民族之间交往密切，加之当朝对医药的重视，使得方剂学取得了较大的发展，出现了大量集唐以前方剂之大成的医学类书。如唐代孙思邈的《备急千金要方》和《千金翼方》，王焘的《外台秘要》等。其中《备急千金要方》

共30卷，132门，载方5300余首。《千金翼方》亦30卷，载方2200余首。二书均为综合类医学巨著。书中收录了若干保健、美容方剂，为后世补虚弱、抗衰老、保健美容留下了许多珍贵的方剂和经验。所记载的温胆汤、独活寄生汤、苇茎汤、孔圣枕中丹、紫雪等影响深远，至今仍为医家所用。同时，书中还记载了秤、铁臼、磁钵、绢罗等16种制药工具，第一次提出了丸剂包装宜采用蜡密封包裹防潮的见解。对有毒中药的炮制，贡献尤大，如巴豆有大毒，提出炮制去油，方法简单而沿用至今。

王焘所著《外台秘要》是唐代又一部大规模的方书和临床医学著作。全书共40卷，1104门，收方6800余首。其特点是整理并保存了一大批唐代及唐以前的医方，如《小品方》《刘涓子鬼遗方》《集验方》等。使之成为研究唐以前方剂资料的重要文献。并使用进口药材，如以苏合香为原料制备的"乞力伽丸"（即苏合香丸），用治心绞痛卓有成效，现代研制的"冠心苏合丸""苏冰滴丸"均源于此方。孙思邈、王焘所著书籍不仅收载了大量的成方，还对中成药的生产工艺进行了完善，有力地推动了中成药的发展。

四、宋金元时期

宋代是高度中央集权的王朝，国家的统一、经济的振兴使方剂与中成药的发展达到了前所未有的高度。当权者十分重视中医药发展，先后由政府刊行方书，使宋代成为本草和方书校刊汇纂的重要时期。在宋代，首次由国家设立"太医局买药所"，后改为"太平惠民药局"，专门制备膏、丹、丸、散等中成药并出售，成为中国历史上第一个官办药局，实现了中成药制备的官方化。这一时期的方书，影响较大的有《太平惠民和剂局方》《太平圣惠方》《圣济总录》三部集大成性巨著。《太平惠民和剂局方》是我国历史上第一部由政府编制的成药药典。书中载方788首，所收方剂均为"天下高手医"进献的有效秘方，每方除分列主治证和药物外，对药物的炮制方法及剂型亦记述颇详，并作为修制成药的依据，将中成药的规范化生产推向了高潮，成为中成药发展史上的第一个里程碑。《太平圣惠方》是由北宋翰林医官院组织王怀隐等人编著的第一部大型方书，共100卷，载方16834首，书中先列诊法，次述处方用药法则，然后按类分叙各科病证并出治方，是一部理、法、方、药齐全的方书。《圣济总录》是北宋徽宗时期由朝廷组织人员编著的，全书共200卷，载方约20000首，是宋代载方最多的方书，也是对宋以前方剂的总结。

此时期，民间刊行方书也层出不穷。如钱乙的《小儿药证直诀》、陈无择的《三因极一病证方论》、陈自明的《妇人大全良方》、严用和的《济生方》等。这些来自临床实践的方书，从各个方面反映了宋代医学的成就，对后世方剂学的发展起到了极大的推动作用。

金元时期方剂学由以研究载方主治向注重说理方向变化，金元四大医家的出现，产生了不同流派的学术争鸣。其中刘完素善用寒凉，著《宣明论方》；张从正主张攻下，著《儒门事亲》；李东垣专补脾胃，著《脾胃论》；朱震亨力倡滋阴，著《丹溪心法》。这些著作均述理甚详，制方都有各自的特点与创新，不仅对治法多有建树，还为汗、吐、下、消、清、补诸法的形成立下了汗马功劳。在宋儒理学"格物致知"的理论影响下，金·成无己所著的《伤寒明理论》，系统阐述了张仲景《伤寒论》中常用方的配伍关系，首开方剂学方论研究之先河。

元代忽思慧著《饮膳正要》一书，首次记载了用蒸馏工艺制备药酒，使酒精中的醇含量大为提高，使中医药酒的发展趋于完善。

宋金元时期的医家，还创制了许多著名方剂。如钱乙《小儿药证直诀》的六味地黄丸、导赤散、泻白散，刘完素《宣明论方》的防风通圣散，王好古《此事难知》引张元素的九味羌活汤，李东垣《脾胃论》的补中益气汤、当归补血汤，《东垣试效方》的普济消毒饮，朱丹溪《丹溪心法》的左金丸、大补阴丸、二妙散等，这些方剂已被广大医家作为经典之方运用在临床实践中。

五、明清时期

明清时期，方剂学和本草学相辅相成，发展较快。明代出现了我国有史以来规模最大的方剂大全《普济方》，该书共 168 卷，载方 61739 首，是我国现存古籍中载方最多的一部方书，是研究方剂的宝贵资料。吴昆的《医方考》选方 700 余首，是历史上第一部方论专著。施沛的《祖剂》则立足于追溯诸方的衍化源流。王肯堂的《证治准绳》广收临床灵验之方。张介宾《景岳全书》中的"古方八阵"，将历代众多方剂按"以法分类"原则，由博返约地分为八阵，从而使治法成为方剂学研究的重要内容；其自制的方剂列为"新方八阵"。这种以法分类的方法和部分自制的方剂，对后世影响颇大。此外，吴又可的《温疫论》、虞抟的《医学正传》、薛己的《外科发挥》、陈实功的《外科正宗》等，留下了许多传世的新方，均对方剂学的发展有很大的贡献。这一时期的本草书中也载有很多附方，如《本草纲目》一书，就载简便验的单方 11000 多首，丰富了方剂学的内容，加强了方与药的有机结合。明代方剂学，不仅体现在方书卷帙之浩繁、方剂数目之巨大，而且方剂理论日臻成熟，已成为一门具有较完整理论体系的学科。

清代的方剂学虽没有出现鸿篇巨制的方书，但仍有若干特色和成就。如陈修园的《时方歌括》、张秉成的《成方便读》等载有便于诵读和记忆的入门方歌的著作出现，对方剂知识进一步普及起到了推动作用；汪昂的《医方集解》则促进了方剂释义的深入，还首开综合分类方剂的先例；吴仪洛的《成方切用》收方 1000 余首，以汪氏分类法为主，列为 24 门，对方剂学的分类有一定影响。另外，在方剂理论、创制新方等方面，也积累了宝贵经验，如温病学派的辛凉解表、清营凉血、息风潜阳、解毒开窍等治法以及银翘散、清营汤、止嗽散、补阳还五汤、阳和汤等，都促进了方剂学的新发展。

六、近现代时期

近代以来，特别是新中国成立以后，随着中医药事业的振兴，众多医家又研制出许多新的行之有效的方剂，同时对一大批古代的重要方书，如《肘后方》《小品方》《千金要方》《外台秘要》《太平惠民和剂局方》等，进行了校刊出版、影印或辑复，为古方和方剂学史的研究提供了极大的方便。重新编辑的古今医方、验方、方书辞典及其他方剂工具书亦大量涌现，其中尤以南京中医药大学主编的《中医方剂大辞典》最具代表性。此书分11个分册，收录历代方剂96592首，汇集了古今方剂学研究的成果，内容浩瀚，考订严谨，填补了自明初《普济方》问世以来缺少大型方书的空白。在方剂学教学及教材、方剂理论研究、方剂应用范围等方面也更加深入，为培养大批的中医药人才发挥了积极的作用。随着中药制剂学的分化，中成药在生产工艺、剂型改进、药效、药理、毒理、质量标准和临床应用等方面，也都取得了举世瞩目的进展；新产品不断研制成功，剂型不断改进和更新，设备、技术和检测手段先进，疗效可靠而安全的法定处方、协定处方不断出现；中成药的生产、经营与管理日益规范。

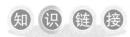

　　　　新中国成立后，国家对中成药的监督与管理不断加强，在卫生部的统一领导下，全国各地建立了各级药品监督管理及检验机构，先后颁布了《中华人民共和国药典》《中华人民共和国药品管理法》《新药审批办法》《中成药生产规范》《药品注册管理办法》等。这些管理条例及办法的实施，从法律上对中成药的生产、经营、管理与使用进行了规范，最大限度地保障了中成药的质量与安全。

总之，方剂与中成药是在历代医药学家不断实践的基础上，逐渐发展成熟起来的一门学科，随着中医药学的全面发展，方剂与中成药学的独特优势将会进一步得到发挥，并对人类的健康做出新的贡献。

📝 考纲摘要

1. 方剂与中成药的概念。

2.《五十二病方》《黄帝内经》《伤寒杂病论》《肘后备急方》《备急千金要方》《千金翼方》《太平惠民和剂局方》《普济方》《景岳全书》等著作的主要成就。

复习思考

一、单项选择题

1. 我国现存最早的方书是（　　）

    A.《黄帝内经》   B.《伤寒杂病论》   C.《五十二病方》

    D.《备急千金要方》   E.《外台秘要》

2. 被誉为"方书之祖"的方书是（　　）

    A.《黄帝内经》   B.《伤寒杂病论》   C.《五十二病方》

    D.《备急千金要方》   E.《外台秘要》

3. 我国第一部由政府组织编制的成药典是（　　）

    A.《伤寒杂病论》   B.《圣济总录》   C.《太平惠民和剂局方》

    D.《太平圣惠方》   E.《普济方》

4. 中成药制备官方化首推（　　）

    A. 汉代   B. 宋代   C. 唐代

    D. 明代   E. 清代

二、多项选择题

1. 下列哪些是中成药的特点（　　）

    A. 疗效确切   B. 加减灵活   C. 便于携带

    D. 应用方便   E. 可大规模生产

2. 下列哪些是方剂的特点（　　）

    A. 突出个体针对性   B. 辨证组方   C. 便于携带

    D. 加减灵活   E. 善于变通

扫一扫，知答案

扫一扫，看课件

模块二

方剂学基础知识

【学习目标】

掌握方剂与治法的关系；掌握君、臣、佐、使的含义及理论。

熟悉八法的基本内容；熟悉常见剂型的特点及分类。

了解方剂的组成原则；了解方剂的三种变化形式。

　　理、法、方、药是中医辨证论治过程中的四个重要环节，是在中医理论的指导下，有目的、有法度地运用药物防治疾病的主要工具。四者相互联系、不可分割。因此，掌握方剂与治法的关系，熟悉方剂常见剂型的分类特点，了解方剂的组成与变化等知识是学习和运用方剂与中成药必不可缺少的基础。

项目一　方剂与治法

一、方剂与治法的关系

　　方剂是在辨证立法的基础上，按照一定的法则，选药配伍而成。治法是在辨证审因、辨明病机、辨清证候的基础上，有针对性地采取的基本治疗方法。只有辨证准确，立法明确，才能准确无误地遣药组方。因此，正确理解方剂与治法的关系，是正确遣药组方并运用成方和中成药的关键。

　　从中医学的形成和发展来看，治法是古代医家在积累了相当医疗经验的基础上总结而来，是后于方剂而形成的一种理论。治法的具体内容也是古代有关药物和方剂的各种分类以及在此基础上从配伍、功用不同角度抽象出的共性规律而赋予的。当治法由经验总结上升为理论后，就完成了病证与方药之间的衔接，就成了遣药组方和运用成方的依据与指导原则，即"方从法出，以法统方"。因此，方剂是体现和完成治法的主要手段，治法是遣药组方的指导原则，二者之间辩证统一，相互依存，相互为用。临床上，方剂的功效与治法相应，治法与病证相符，方能获效。反之，则治疗无效，甚至会导致病情恶化。

二、常用治法

治法包括治疗大法与具体治法。治疗大法是指具有一定概括性的、针对某一类病机共性所确立的治法；具体治法是指针对具体证候所确定的治疗方法。中医治法内容非常丰富，关于其理论早在《黄帝内经》中就有记述，汉代张仲景又对其作了进一步的发挥。其后，历代医家在长期临床实践中又总结出许多具体的治法。清·程钟龄《医学心悟》中将历代医家的治法概括为"八法"，即"汗、吐、下、和、温、清、消、补"。由于"八法"简明扼要地概括了中医治法的重点所在，属于治疗大法范畴。因此，后世医家把"八法"作为常用治法的代表。现将"八法"的内容简要介绍如下。

1. 汗法　汗法是指通过开泄腠理、调畅营卫、宣发肺气等作用，以促进发汗，使在表的外邪随汗而解的一种治疗方法。汗法具有发汗解表、透邪外出、发越水气、宣通血脉等作用。汗法不仅是解除表证的主要治疗方法，对于某些虽非表邪所致，但邪气有外出趋向的病证，可配合汗法因势利导以治之。故汗法除用于治疗外感表证外，对于麻疹初起、疹点隐而未透者，风湿在表和水肿实证兼有表证者，疮疡、泄泻、痢疾及疟疾初起而有恶寒发热、头身疼痛等表证者，都可使用。由于病情有寒热之分，体质有强弱之异，邪气有兼夹的不同，故汗法又有辛温、辛凉之别。汗法也常与补法、下法、消法、清法、温法等其他治法配合运用。

2. 吐法　吐法是指通过诱发呕吐，使停留于咽喉、胸膈、胃脘中的痰涎、宿食或毒物从口排出的一种治疗方法。《素问·阴阳应象大论》提出"其高者，因而越之"，即是本法最早的理论根据。由于吐法具有引导、诱发呕吐，以促使有形实邪从口迅速排除，以达愈病的目的，所以主要适用于有形病邪停滞，或发病部位较高、邪气有上越趋势的病证。如咽喉痰涎壅阻、顽痰停滞胸膈、宿食留滞胃脘、误食毒物尚在胃中等。吐法虽为祛邪捷径，但究系劫邪外出之法，易损胃气，且涌吐中多有不适反应，不易为患者接受，现已较少使用。如确需使用，应严格掌握适应证，注意"吐而勿过"。必要时，还应做好相应的防护救急措施，以防意外。

3. 下法　下法是指通过荡涤肠胃、泻下通便的作用，使停积在胃肠的宿食、燥屎、冷积、瘀血、痰结、水饮等有形实邪从大便排出体外的一种治疗方法。其理论来源于《素问·至真要大论》"其下者，引而竭之"，"中满者，泻之于内"。下法具有泻下积滞、攻逐水饮、破瘀通经、逐痰催生等作用。主要适用于燥屎内结，蓄血蓄水，宿食结痰，虫积水饮等有形实证及外感热病和杂病如中风等危重急证的治疗。由于积滞有寒热之别，正气有虚实之分，邪气有兼夹的不同，所以下法又有寒下、温下、润下、逐水、攻补兼施等不同。由于下法以攻逐为特点，易耗伤人体正气，故临床以治疗有形实邪停留肠胃的里实证为宜，对孕妇、产后、月经期、年老体弱、失血者等应慎用。同时，使用下法应"下而勿损"，注意保护正气。

4.和法　和法是通过和解与调和作用，使半表半里之邪，或脏腑、阴阳、表里失和之证得以解除的一种治疗方法。该法的特点是作用缓和，照顾全面，应用较广，适应的证情也较复杂。和法源于《伤寒论》中主治少阳病证的和解少阳法。少阳病邪在半表半里，治疗时既要疏散半表之邪，又要清泄半里之邪，使邪气从表里同时分消，即《伤寒明理论》提出的"伤寒在表者，必渍形以为汗；邪气在里者，必荡涤以为利。其于不内不外，半表半里，既非吐下之所宜，是当和解则可矣。小柴胡汤为和解表里之剂也"。后世医家在和解少阳法的基础上，发展了针对肝脾不和、肠胃不和、寒热不和、表里不和等病证的调和肝脾法、调和胃肠法、调和寒热法以及表里双解法等治法。故和法主要适用于邪犯少阳、肝脾不和、肠胃不和、寒热错杂、表里同病等病证。

5.温法　温法是指通过温里祛寒、回阳救逆、温经通脉等作用，使在里之寒邪得以祛除，阳气得以恢复，血脉得以畅通的一种治疗方法。《素问·至真要大论》"寒者热之"是本法最早的理论依据。温法具有温里祛寒、回阳救逆、温经通脉等作用。主要适用于里寒证、亡阳证、寒凝经脉证等。由于寒邪的部位有在中、在下、在脏、在腑以及在经络骨节的不同，因而温法又有温中散寒、暖肝温肾、温通经脉、回阳救逆之不同。其他尚有温肺化痰、温胃降逆、温肾纳气、温中行气、温经活血等治法。使用温法应注意"温而勿燥"。同时，里寒证的发生常与阳气虚弱有关，故温法也常与补法等配合运用。

6.清法　清法是指通过清热泻火、凉血解毒、清退虚热等作用，以祛除在里之热邪的一种治疗方法。《素问·至真要大论》"热者寒之"，"温者清之"等是本法最早的理论依据。清法主要适用于里热证。里热证有实热与虚热之分，实热又有火热、热毒、暑热、湿热之不同，还有在气分、营分、血分以及在脏腑不同之区别，因而清法又有清气分热法、清营凉血法、清热解毒法、清解暑热法、清脏腑热法、清退虚热法等多种具体治法。使用清法应注意"寒而勿凝"。由于火热毒邪最易伤津耗气，故清法常与生津、益气之品配伍。至于温病后期阴伤，或久病阴虚热伏于里的虚热，又当清热与滋阴并进，切不可纯用苦寒泻火之品，服之热必不除，又有耗阴伤津之弊。

7.消法　消法是指通过消食导滞、行气活血、消坚散结、化痰利水、驱虫等方法，使结聚于体内的气、血、痰、食、水、虫等有形之邪渐消缓散的一种治疗方法。即《素问·至真要大论》"坚者消之""结者散之"之意。消法具有消滞、消坚、散结等作用，以渐消缓散为特点，主要适用于饮食停滞、气滞血瘀、癥瘕积聚、水湿内停、痰饮不化、疳积虫积等病证。消法作用广泛，常根据病情与温法、补法、清法、下法等配合使用。使用

11

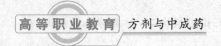

消法时应注意"消而勿伐"。

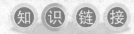

　　消法与下法虽皆治有形之实邪，但两者有所不同。下法是对于病势急迫，形证俱实，必须在急下的情况下使用。消法则是针对病在脏腑、经络、肌肉之间，渐积而成，病势较缓，必须渐消缓散的情况下使用。

　　8.补法　补法是指通过滋养、补益人体气、血、阴、阳，或加强脏腑功能，以使人体得以补充康复的一种治疗方法。《素问·三部九候论》"虚则补之""损者益之"是其最早的理论依据。补法具有补虚扶弱、扶正祛邪等作用，主要适用于各种虚证。由于虚证有气、血、阴、阳亏虚状态或脏腑虚弱之分，故补法又有补气、补血、补阴、补阳以及气血双补、阴阳并补等不同。对于脏腑虚证，补法还有针对某一脏腑的直补法和结合脏腑相生理论所采用的间补法，如常用的"培土生金""滋水涵木""补火生土"等法。根据虚证的轻重缓急，补法又有平补法与峻补法之分。平补法作用平和轻缓，适用于病势较缓、病程较长的虚弱证；峻补法则效强而速，适用于病势较急、病情危重之证。补法一般是在无外邪的情况下使用，以免"闭门留寇"。使用补法应注意"补而不滞"。

　　综上所述，"八法"是为了适应疾病的表里、寒热、虚实等不同情况而形成的八种治法，是对众多具体治法的高度概括。除吐法较少使用外，其他治法都是临床常用的。但因疾病的病情是较为复杂的，往往一种治法难以胜任治疗的需要，常需数法合用，以全面照顾病情。如汗法之中常兼清法、温法、补法；温法中常兼补法；清法中常兼下法等。因此，对于"八法"不能孤立、片面地理解，在具体运用时要相互配合，融会贯通，灵活对待，知常达变，体现法中有法。而且，随着临床治法的发展，"八法"已经不能概括目前的所有治法，故后世医家先后发展了开窍法、固涩法、安神法、息风法等，均从不同角度对"八法"予以了补充。

项目二　方剂的组成与变化

方以药成，方剂是在辨证立法的基础上选择合适的药物组合成方。药物的功用各有所长，也各有所偏，通过合理的配伍，可以使其功用得到增强或改变，并调其偏性，制其毒性，消除或减缓其对人体的不良反应，发挥其相辅相成或相反相成的综合作用，使各具特性的药物组合成一个新的有机的整体，此即所谓"药有个性之专长，方有合群之妙用"。因此，中药的应用主要是通过方剂这一形式体现出来的，药物配伍是方剂组成的基础，常用药对是构成方剂的基本单位，而方剂则是针对病证、病机的诸多方面，利用药物之间的相互协同和相互制约关系，使群药配伍成一个有机的整体，以最大限度地发挥其治疗作用，从而适应较为复杂病情的治疗需要。因此，药物的偏性、病情的复杂性等，都使得单味药物必须要通过药物间组合成方剂后来加以解决。同时，药物的组合也要符合方剂的组成原则和基本结构的要求。

一、方剂的组成原则

方剂是由药物组成的，但其组成不是药物随意的堆砌，主观的选择，而是必须遵循一定的组成原则。组方是在辨证立法的基础上，针对病证的病因病机，以药物的性味、归经、功用为依据，选择相宜的药物，确定合适的用量用法，使药物配伍后的综合效用与所立治法达到高度的统一。所以，方剂组成的原则可概括为"依法选药，主次有序，辅反成制，方证相合"。遣药组方既要重视药物之间的配伍关系，还应重视药物配伍与病证的针对性，做到以法统方，方中有法，药证相符。

二、方剂的基本结构

方剂是以药物为基础，以中医理论为指导，按照组方的配伍原则，形成一定的结构和特定的效用，这是方剂组成的基本要素。其中，方剂的基本结构，则是方剂组成必备的条件之一。

由于方剂是由相对独立效能的药物或药群组成，因此，方剂中的这些部分相互联系并构成了一个有机的整体。从整体与部分的关系来看，方剂的基本结构应当包括"君、臣、佐、使"四个部分。把"君、臣、佐、使"作为组方基本结构的理论，最早见于《黄帝内经》。《素问·至真要大论》曰："主病之谓君，佐君之谓臣，应臣之谓使。""君一臣二，制之小也。君二臣三佐五，制之中也。君一臣三佐九，制之大也。"即通过借喻封建国家体制中君、臣、佐、使的等级设置，以说明药物在方剂中的主从关系。后世医家先后对君、臣、佐、使的具体含义作了进一步的阐述。如明代医家何瑭曰："大抵药之治病，各有所主。主治者，君也；辅治者，臣也；与君相反而相助者，佐也；引经及引治病之药至病所者，使也。"随着历代医家对君、臣、佐、使含义与内容的不断完善和充实，君、臣、佐、使已成为方剂基本结构的重要理论。现将其含义介绍如下。

君药：即针对主病或主证起主要治疗作用的药物，又称"主药"。

君药是为解决疾病主要矛盾或对矛盾的主要方面而起主要作用的药物，即针对病证的主要病因、病机或主要症状而设，是方剂组成中的核心和不可或缺的部分。君药通常位居方中之首，具有药力较强、药味较少以及用量较大的特点。

臣药：有两种含义。一是辅助君药加强其治疗主病或主证作用的药物。二是针对重要的兼病或兼证起主要治疗作用的药物。又称"辅药"。

臣药一般药味较君药为多，药力和药量较君药小，与君药多具特定的增效配伍关系。

佐药：有三种含义。一是佐助药，即配合君、臣药以加强治疗作用，或用以治疗次要兼证的药物。二是佐制药，即用于消除或减弱君、臣药毒性，或能制约君、臣药峻烈之性的药物。三是反佐药，即病重邪甚以及拒药不受的情况下，配用与君药药性相反而在治疗中起相成作用的药物，防止药病格拒。现代反佐药的含义有所扩大，通常指方剂中与君药的部分性能相反而在全方中有相成配伍效用的药物。

佐药一般用量较小。在方剂中佐助药、佐制药使用较多，反佐药使用较少，应视病情治疗的需要和君、臣药的性能而定。

使药：有二种含义。一是引经药，能引导方中药物直达病所的药物。二是调和药，指能调和方中诸药的性能，协调诸药的相互作用或起到矫味作用的药物。

使药通常具有药味较少，用量较小的特点。

上述方剂结构中君、臣、佐、使的设定是以所治疾病的病情和被选药物在方中所起的主次地位为依据的。君药是方剂中的核心部分，臣、佐、使药则是方剂中的配伍部分。不是所有方剂都是君、臣、佐、使俱全，但所有方剂中君药不可缺少。方剂中君、臣、佐、使是否齐全，是由病情的复杂程度和治疗的需要所决定的。随着现代临床组方和中药新药研究的不断深入，医药学家们在临床组方时，不仅要考虑方剂结构的完整性与严谨性，也要考虑组方用药对疾病病情的针对性与适应性。

为进一步说明方剂的组成原则，现以麻黄汤为例分析如下：

麻黄汤主治外感风寒表实证，症见恶寒发热，头疼身痛，无汗而喘，舌苔薄白，脉浮紧。其病机为风寒束表，肺气失宣。治法当发汗解表，宣肺平喘。

麻黄汤组成：麻黄 9g　桂枝 6g　杏仁 6g　炙甘草 3g

君药——麻黄，剂量最大，辛温，发汗解表以发散风寒，宣发肺气以止咳平喘，针对主病、主证起主要治疗作用。

臣药——桂枝，用量次于麻黄，辛温发表，助麻黄发汗散寒，又能温经通脉，和营止痛，既辅助君药加强治疗主病或主证作用，又针对头身疼痛这一兼证起主要治疗作用。

佐药——杏仁，用量次于麻黄，性苦温，助麻黄宣肺平喘，治疗咳喘兼证。

使药——炙甘草，甘温，既益气和中，又缓和麻黄、桂枝发汗之峻性，起调和诸药之效。

三、方剂的变化

任何古方、成方都是针对某一特定证候而制定的，由于患者的体质、年龄、性别、生活习惯的不同，所处环境、季节、气候的差异，使得临床所见证候千差万别。因此，使用方剂时，应当根据病情的变化，令方药与病证相符。诚如清代医家徐大椿在《医学源流论》中所说："欲用古方，必先审病者所患之症，悉与古方前所陈列之症皆合，更检方中所用之药，无一不与所现之症相合，然后施用；否则必须加减，无可加减，则另择一方。"由此可见，临床运用成方时，要做到"师其法而不泥其方，师其方而不泥其药"。应针对具体病情，在组方原则的指导下，对所选方剂进行必要的加减化裁，既谨守组方原则，又强调灵活变化的运用。方剂的变化主要有以下 3 种形式：

1. 药味加减变化　是指原方在主证、主病不变的情况下，随着次要症状或兼证的不同，通过增加某些应需要而原方中又没有的药物，或减少原方的某些与现证不相适宜的药物，以适应病情变化的需要，又称为"随证加减"。由于方剂的功用是药物配伍后综合作用的反映，当增加或减去某些药物后，原方的功效及主治病证也会随之发生变化。药味加减的变化又有佐使药物增减和臣药增减两种形式。其中，方剂中佐使药物增加或减少，其变化尚不致引起原方功用的根本性改变。如四君子汤功效健脾益气，主治脾胃气虚证，若在原方中加上陈皮、生姜和大枣，其功效则不仅能健脾益气，还具有行气化滞之效，适用于脾胃气虚兼有气滞证。而方剂中臣药的增减，则会引起原方主要配伍关系的改变，导致原方功用发生本质的变化。如三拗汤是麻黄汤中减去臣药桂枝而成，减去桂枝则发汗力减弱，而配以杏仁为臣，其功用则由发汗解表为主而改变为宣肺散寒为主，其主治病证也由外感风寒表实证而变为表寒不重，以肺气不宣、咳嗽痰多为主要见症了。因此，临床在对成方中的药物进行增减时，应当很好地把握方中各药的配伍关系。

需要注意的是，针对成方进行药味加减时，君药不能减去，否则就不能称为某方的加减，而是另行组方了。

2. 药量加减变化　是指方剂的药物组成不变，根据病情的需要，将方中的药量进行增加或减少，从而改变其药力的强弱乃至功效，以达到治疗疾病的目的。药量的加减对于方剂的影响主要有两种情况：一是增减剂量，增减药力。即由于药量的加减而使原方的药力增强或减弱。如四逆汤和通脉四逆汤均由附子、干姜、炙甘草三药组成，且均以附子为君，干姜为臣，炙甘草为佐使，都具有回阳之功。但由于两方中附子、干姜用量不同，使其功用、主治甚至方名均不相同（见表 2-1）。二是改变剂量，改变功用。即由于药量的加减导致原方君药的改变，从而使其主要功用发生变化。如小承气汤与厚朴三物汤均由大黄、枳实、厚朴组成，由于方中药物用量发生了变化，使两方中的君药各不相同（见表 2-2）。从以下鉴别表中加以区别：

表 2-1 四逆汤和通脉四逆汤比较

方名	药物组成			主治证候	功用
	君	臣	佐 使		
四逆汤	生附子一枚	干姜一两五钱	炙甘草二两	阴盛阳微所致四肢厥逆，恶寒蜷卧，下利清谷，脉沉微细	回阳救逆
通脉四逆汤	生附子一枚（大者）	干姜三两	炙甘草二两	阴盛格阳所致四肢逆厥，身反不恶寒，下利清谷，脉微欲绝	回阳通脉

表 2-2 小承气汤和厚朴三物汤比较

方名	药物组成			主治证候	功用
	君	臣	佐 使		
小承气汤	大黄四两	枳实三枚	厚朴二两	阳明腑实证（热结）。潮热谵语，大便秘结，腹痛拒按	泻热通便
厚朴三物汤	厚朴八两	枳实五枚	大黄四两	气滞便秘（气滞）。脘腹满痛不减，大便秘结	行气通便

注：上述药物剂量是《伤寒论》原方记载的用量。

从以上举例来看，四逆汤和通脉四逆汤的主治证候与病机基本相同，仅有病情的轻重之别，故两方在药物的用量上就有大小之异，但两方药物剂量的改变并未影响原方的配伍关系。小承气汤和厚朴三物汤则由于药量的增减导致了方中君药及其配伍关系的改变，以致两方的功用和主治证发生了较大的变化。由此可知，方剂中药物剂量的适度增减，可以是单纯药力的改变，也可以随着组成配伍关系的改变，而导致功用主治均发生变化。

3. 剂型更换变化　是指同一方剂，因治疗的需要，而将剂型加以改变，使其治疗作用和主治病证也相应发生变化。这种变化主要表现为药力强、弱、峻、缓和所治证候轻、重、缓、急的不同。如理中丸和人参汤，两方药物组成与用量完全相同，但前方研末炼蜜为丸，治疗脾胃虚寒，脘腹疼痛，纳差便溏，虚寒较轻，病势较缓，取丸以缓治；后方水煎作汤内服，主治中上二焦虚寒之胸痹，症见心胸痞闷，自觉气从胁下上逆，虚寒较重，病势较急，取汤以速治。类似变化的方剂还有很多，如抵当汤改为抵当丸，银翘散改为银翘解毒片等。正如《用药法象》所说："大抵汤者荡也，去大病用之；散者散也，去急病用之；丸者缓也，不能速去之。"所以，临床上经常将汤剂改为丸、散、膏剂，或将丸、散、膏剂改为汤剂，主要是取其功用缓急不同之意，以适应临床病情的变化和治疗的需要，同时药物的性质也是剂型更换的原因之一。

近年来，随着新剂型的不断出现和制剂工艺的不断发展，除传统剂型外，注射剂、气雾剂、片剂等制剂也在中医临床上广泛应用。由于制备工艺和给药途径不同，尤其是静脉给药，其功用与原剂型的差异更为显著。如具有清热解毒作用的中药通过静脉给药，其效应较之肌肉给药增强 8 倍，较之口服则增强 20 倍以上。但有些方剂只有使用原剂型，其应有的效力才能充分发挥。如黄连解毒汤中黄连与黄柏的有效成分为盐酸小檗碱，可与黄芩中的黄芩苷产生沉淀反应，若制成注射剂去除沉淀后则影响药效；而传统的黄连解毒汤中黄连、黄柏与黄芩、栀子等共同煎煮后，沉淀混悬物质与药液一起内服，经胃肠道吸收还原后发挥作用，因此药效不受影响。

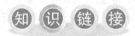

　　　　药物相互替代的变化。中医临床配方时，常常会因个别稀少、贵重、断货等原因出现处方中药物的缺味，需要用性味、作用相近而不会影响疗效的其他药物替代，这种药物相互替代的变化也是方剂组成变化的形式之一。如黄芩、黄连、黄柏三药作用虽有不同，但都有苦寒清热燥湿之性，在这一方面可以互相替代；如用水牛角代犀角、山羊角替羚羊角、党参代人参、珍珠母替石决明等。替代品一般是通过调整其用量大小，来达到原药物的功用。

以上药味、剂量、剂型三种变化形式，既可单独应用，也可相互结合运用。如由麻黄汤改变成麻黄杏仁甘草石膏汤，不仅有组成药物药味的变化，而且药量亦有所变动。又如将枳术汤改制成枳术丸，不但是剂型的更换，同时用量也进行了调整等。总之，通过药味、药量与剂型的综合变化，使方剂与所治病证更加具有针对性，以达到预期的治疗效果。

项目三　方剂常见剂型分类

方剂组成以后，根据病证的需要或药物的特性制成一定的形态，称为剂型。剂型是方剂与中成药存在的形式与状态。临床治病，不但要求能做到正确处方和选用成方，而且还要求能根据病情需要和药物特性去选择或制作适宜的剂型，这样才能保证方剂更好地发挥作用。

方剂的剂型历史悠久，有着丰富的理论和宝贵的实践经验。早在《黄帝内经》中就有汤、丸、散、膏、酒、丹等剂型，历代医家多有发展，如明代《本草纲目》所载剂型已有 40 余种。新中国成立以来，随着制药工业的发展，又研制出了许多新的剂型，如片剂、冲剂、注射剂、胶囊剂等。方剂的剂型，从给药途径来分，包括外用与内服两种剂型，从剂型形态来分，包括液体剂型、固体剂型与半固体剂型等。现将常用剂型的特点简介如下：

一、汤剂

汤剂是指将药物用煎煮或浸泡去渣取汁的方法制成的液体剂型，又称汤液。主要供内服用，如麻黄汤、桂枝汤等。外用多作洗浴、熏蒸或含漱。汤剂是临床上应用最早、最广泛的一种剂型，我国最早的医书《黄帝内经》中就有治疗目不暝的半夏汤。现代中药使用的剂型中仍以汤剂为最广，一般汤剂饮片用量约占中药的 50%。"汤者荡也"，汤剂口服后不存在崩解和溶出过程，进入胃肠道后可直接被吸收，所以汤剂最大的特点是吸收快，显效迅速，特别是便于根据病情的变化而随证加减使用，适用于病情较重或病情不稳定的患者。汤剂的不足之处是煎煮、携带不方便，且服用量较大，不利于危重病人的抢救，口感较差而小儿难以服用，药物剂量大，某些药物有效成分不易煎出或易于挥发散失，亦不利于大批量生产。汤剂按其制备方法又可分为煮剂、煎剂、煮散以及沸水泡药等。

1. 煮剂　是用一般的温度和加热时间，将药物煎煮去渣所得的液体剂型。煮剂浓度适中，吸收快，奏效迅速，作用强。

2. 煎剂　是将药物煎煮去渣的药液，再经加热浓缩所得的液体剂型。煎剂加热时间比较长，药液浓度比较高，能减弱药物的毒性和峻烈之性。

3. 煮散　是将药材的粗颗粒与水共煮去渣取汁而成的液体制剂。煮散具有节省药材，便于煎服等特点。

4. 沸水泡药　是指药物经过沸水浸泡去渣所得的液体剂型。若沸水泡药，频频饮之，又称饮剂。沸水泡药加热时间短，温度比较低，药液味薄气轻，善于清泄上焦热邪，亦适用于易于溶出的药材，如番泻叶泡服、金银花泡服等。

二、丸剂

丸剂是将药物研成细粉或用药材提取物，加适宜的黏合剂或辅料制成的球形固体剂型。丸剂是我国劳动人民在长期与疾病做斗争中创造的剂型之一。"丸者缓也"，丸剂服用后在胃肠道缓慢崩解，逐渐释放药物，故而丸剂的特点是吸收较慢，药力持久，节省药材，体积较小，便于携带与服用，多适用于慢性、虚弱性疾病，如六味地黄丸、补中益气丸等；也有取峻药缓治而用丸剂的，如十枣丸、抵当丸等；还有因方剂中含较多芳香走窜药物，不宜入汤剂煎煮而制成丸剂的，如安宫牛黄丸、苏合香丸等。某些毒性、刺激性药物制丸可延缓吸收，减弱其毒性与不良反应及刺激性，如小活络丸。常用的丸剂有蜜丸、水丸、水蜜丸、糊丸、蜡丸、浓缩丸、滴丸等。

1. 蜜丸　将药物细粉用炼蜜为黏合剂制成的丸剂，丸重在 0.5g 以上（含 0.5g）称为大蜜丸，丸重在 0.5g 以下为小蜜丸。蜜丸性质柔润，作用缓和，吸收缓慢，并有补益和矫味作用，常用于治疗慢性病和虚弱性疾病，如理中丸、六味地黄丸等。

2. 水丸　将药物细粉用水（冷开水或蒸馏水）或酒、醋、蜜水、药汁等为黏合剂制成的小丸，又称水泛丸。水丸较蜜丸易于崩解，吸收快，易于吞服，适用于多种疾病，如银翘解毒丸、左金丸等。

3. 水蜜丸　药材细粉以水和蜂蜜按适当比例混匀为黏合剂制成。水蜜丸的特点与蜜丸相似，作用缓慢、持久，但因用蜜较蜜丸少，故含水量低、易保存和服用。多用于补益类药物，如补中益气丸等。

4. 糊丸　将药物细粉用米糊、面糊等为黏合剂制成的小丸。糊丸黏合力强，质地坚硬，崩解、溶散迟缓，内服可延长药效，减轻毒剧药的不良反应和对胃肠的刺激，如舟车丸、黑锡丹等。

5. 蜡丸　用蜂蜡为黏合剂制成的丸剂。适用于含毒性、剧烈性或刺激性较强的药剂。

6. 浓缩丸　将药物或方中部分药物煎汁浓缩成膏，再与其他药物细粉混合干燥、粉碎，用水或蜂蜜或药汁制成丸剂。因其体积小，有效成分含量高，服剂量小，可用于治疗多种疾病。

7. 滴丸　将固体或液体药物与适当的基质加热熔化混匀后，滴入不相混溶的冷凝液中，收缩冷凝而制成的小丸状制剂。滴丸具有吸收迅速，生物利用度高，副作用小，易于质控，便于服用及运输等许多特点。主要供口服使用，也可外用。如苏冰滴丸、复方丹参滴丸等。

8. 微丸　由药物与辅料构成的直径约为 1mm，一般不超过 2.5mm 的球状实体。一般填充入空胶囊中、袋装或压成片剂使用。其主要特点在于稳定性好，流动性好，不易碎，在胃肠道分布面积较大，吸收较快，生物利用度高。根据临床需要，除普通微丸外，还有速释、缓释或其他用途的微丸制剂。如葛根芩连微丸。

三、散剂

散剂是一种将药物粉碎，混匀而制成的粉末状制剂。"散者散也，去急病用之。"散剂比表面积较大，具有易分散、奏效快的特点，因而应用历史较久，至今仍为常用剂型之一。根据其用途分内服和外用两类。内服散剂一般是研制细粉，以温开水冲服，量小者亦可直接吞服，如七厘散、行军散等。亦有制成粗末，临用时加水煎煮去渣取汁服的，称为煮散，如银翘散、败毒散等。外用散剂一般作为外敷、掺撒疮面或患病部位，如金黄散、生肌散等；亦有作点眼、吹喉等外用的，如八宝眼药、冰硼散等。散剂的特点是制备简便，吸收较快，节省药材，性质较稳定，不易变质，便于携带与服用。有效成分不溶于水，或不耐高温，或剧毒不易掌握用量的药物宜制成散剂，但腐蚀性强、易吸潮变质的药物不宜配成散剂。

四、膏剂

膏剂是将药物用水或植物油煎熬去渣而制成的剂型。有内服和外用两种，内服膏剂有煎膏、浸膏、流浸膏 3 种；外用膏剂分软膏、硬膏两种。其中浸膏与流浸膏多用于调配其他制剂使用，如合剂、糖浆剂、冲剂、片剂等。

1. 煎膏　又称膏滋。是将药物加水反复煎煮，去渣浓缩后，加炼蜜或炼糖制成的半液体剂型。其特点是体积小，含量高，便于服用，口味甜美，有滋润补益作用，一般用于慢性虚弱患者。如鹿胎膏、八珍益母膏等。为防止煎膏剂在贮存过程中出现"返沙"现象，应将蔗糖的转化率控制在 35% ～ 60% 范围内。

2. 浸膏、流浸膏　是指药材用适宜的溶剂提取，蒸去部分或全部溶剂，调整至规定浓度而成的制剂。大多为配制其他制剂的原料，少数直接供临床使用，如甘草浸膏与甘草流浸膏等。

3. 软膏　又称药膏。是将药物细粉与适宜的基质制成具有适当稠度的半固体外用制剂，其中用乳剂型基质的亦称乳膏剂。软膏具有一定的黏稠性，外涂于皮肤、黏膜或创面后渐渐软化或溶化，使药物慢慢吸收，持久发挥疗效，多适用于外科疮疡疖肿、烧烫伤等，如生肌玉红膏等。

4. 硬膏　又称膏药，古称薄贴。是用植物油将药物煎至一定程度后去渣，再煎至滴水成珠状，加红丹等搅匀、冷却制成的铅硬膏。用时加温软化后贴于患处或穴位上。硬膏具有药效持久，使用与携带方便的优点，可用于治疗局部和全身性疾病，如疮疡肿毒、跌打损伤、风湿痹证以及腰痛、腹痛等，常用有狗皮膏、暖脐膏等。

五、酒剂、酊剂

酒剂又称药酒，古称酒醴。是将药物用白酒或黄酒浸泡，或加温隔水炖煮，去渣取液而制成的澄明液体制剂，可供内服或外用。酒有活血通络、易于发散和助长药效的特性，故常用于祛风通络、补益活血、止痛消肿等，如风湿药酒、参茸药酒、五加皮酒等。小儿、孕妇、心脏病及高血压患者不宜服用。酒剂为了矫味，可酌加适量的冰糖或蜂蜜调味。

酊剂是将药材用不同浓度的药用乙醇经浸提或溶解而制成的澄明液体制剂，可供内服或外用。如土槿皮酊、补骨脂酊等。酊剂浓度一般随药物性质或用途不同而异，用普通药材制成的酊剂浓度一般为20%（g/mL），而含剧毒药材的酊剂浓度一般为10%（g/mL）。也有少数按照历来的成方规定或医疗习惯而制成适宜的浓度。

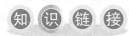

　　酒剂与酊剂均以酒剂为溶媒，均含乙醇。因蛋白质、黏液质、树胶等成分都不溶于乙醇，故酒剂与酊剂杂质少，澄明度好，长期贮存不易染菌变质；两者制法多用低温浸提或短时间加热后静置一定时间滤取澄清液，故适用于含挥发性成分或不耐热成分的药材。酒剂可采用冷浸法、热浸法、渗漉法、回流热浸法制备，酊剂可采用溶解法和稀释法、浸渍法、渗漉法制备。酒剂与酊剂的成品均应测定含醇量。

六、茶剂

　　茶剂是将药物粉碎加工而制成的粗末状制品，或加入适宜的黏合剂制成的块状制剂。用时以沸水泡汁或煎汁，不定时饮用。多用于治疗感冒、食积、腹泻等。近年来许多健身、减肥的新产品也多用茶剂，如午时茶、减肥茶、刺五加茶等。

七、露剂

　　露剂亦称药露。是用新鲜含有挥发性成分的药物，用蒸馏法制成的具芳香气味的澄明水溶液。一般作为饮料及清凉解暑剂，如金银花露等。

八、栓剂

　　栓剂是指药物与适宜基质制成的具有一定形状的供腔道内给药的固体制剂。栓剂在常温下为固体，塞入腔道后，在体温下能迅速软化熔融或溶解于分泌液中，逐渐释放药物而产生局部或全身作用。最常用的是肛门栓和阴道栓。栓剂不受或少受胃肠道pH值或酶的破坏，避免药物对胃黏膜的刺激性，通过中下直肠静脉吸收，可避免肝脏首过作用，适宜于不能或不愿口服给药的患者，或不宜口服的药物。如消痔栓、消糜栓等。

九、搽剂

　　搽剂是将药物与适宜溶媒制成的专供揉搽皮肤表面或涂于敷料贴用的溶液型、乳状液或混悬液制剂。搽剂有保护皮肤、镇痛、消炎及抗刺激作用。常用如松节油搽剂、樟脑油搽剂等。

十、冲剂

冲剂是将药材提取物加适量赋形剂或部分药物细粉制成的干燥颗粒状或块状制剂,用时以开水冲服。冲剂具有作用迅速,味道可口,体积较小,服用方便等特点。常用有板蓝根冲剂、胃苏冲剂等。

十一、片剂

片剂是将药物细粉或药材提取物与辅料混合压制成片状的剂型,可供内服与外用。片剂具有用量准确,体积小,便于服用,质量稳定等特点。包上糖衣还有矫正药物苦味及恶臭味的作用,使之易于服用。如需在肠道吸收的药物,则又可包肠溶衣,使之在肠道中崩解。近年来,随着生产技术与机械设备的发展,中药片剂在类型上除了一般压制片、糖衣片外,还有口含片、泡腾片、微囊片、外用片等。但片剂对于儿童和昏迷患者不易吞服,含挥发性成分的片剂贮存较久时含量下降。

十二、合剂(含口服液)

合剂是指药材用水或其他溶剂,采用适宜的方法提取、纯化、浓缩而制成的内服液体制剂。单剂量包装的合剂又称"口服液"。合剂是在汤剂的基础上改进而来的,它既保留了汤剂的特点,又省去了煎煮的麻烦。具有体积小、浓度高、服用量小、口感好、起效迅速、质量稳定、能成批生产、贮存时间长、便于携带等特点。常用如四物合剂、桂枝合剂等。缺点是贮存期间易发生沉淀,且不能随症加减,故不能完全代替汤剂。

十三、糖浆剂

糖浆剂是将药物煎煮、去渣取汁、浓缩后,加入适量蔗糖溶解制成的浓蔗糖水溶液。糖浆剂具有味甜量小,服用方便,吸收较快等特点。尤适用于儿童服用。常用如急支糖浆、养血安神糖浆等。

十四、胶囊剂

胶囊剂分硬胶囊、软胶囊(胶丸)和肠溶胶囊剂,大多供口服用。硬胶囊是将一定量的药材提取物与药粉或辅料制成均匀的粉末或颗粒,充填于空心胶囊中制成;或将药粉直接分装于空心胶囊中制成,如全天麻胶囊、羚羊感冒胶囊等。软胶囊剂是指将一定量的药材提取物密封于球形或椭圆形的软质囊材中,可用滴制法或压制法制备。常用有牡荆油胶丸、麻仁软胶囊等。肠溶胶囊剂系指硬胶囊或软胶囊经药用高分子材料处理或用其他适宜方法加工而成,其囊壳不溶于胃液,但能在肠液中崩解而释放活性成分。胶囊剂外观整洁，易于服用，可掩盖药物不良气味，提高药物稳定性，有的尚能定时定位释放药物，为较理想的药物剂型之一。

十五、注射剂

注射剂亦称针剂，是将药物经过提取、精制、配制等步骤制成的灭菌溶液、无菌混悬液、乳浊液或供配制成液体的无菌粉末，专供皮下、肌肉、静脉注射的一种制剂。具有剂量准确，药效迅速，给药方便，药物不受消化液和食物的影响等特点。主要适用于急救，对于神志昏迷、难以口服用药的患者尤为适宜。如清开灵注射液、生脉注射液等。

中药传统剂型中没有注射剂这种剂型，它是传统医药理论与现代生产工艺相结合的产物，突破了中药传统的给药方式，是中药现代化的重要产物，在治疗神志昏迷、不能口服药物的重症患者和急救等方面发挥着重要的作用。由于注射剂具有许多独特的优点，故几十年前就有人开始研制中药注射剂。目前已研制出茵栀黄注射液、丹参注射液、川芎嗪注射液、鱼腥草素注射液、刺五加注射液、银杏注射液、参附注射液、灯盏花注射液、脉络宁注射液等一大批中药注射剂，疗效显著，质量稳定，极大地满足了临床治疗的需求。

以上诸种剂型各有特点，临证应根据不同病证和中成药的特点，选择制作不同的剂型。此外尚有胶剂、灸剂、熨剂、灌肠剂、气雾剂等，都在临床中广泛应用，而且一些新的剂型还在不断地研制中。

📝 考纲摘要

1. 八法的含义及适应证。
2. 君、臣、佐、使的含义。
3. 方剂的三种变化形式。
4. 汤剂、丸剂、散剂等常见剂型的特点与分类。

复习思考

一、单项选择题

1. 制方的依据是（　　　）

    A. 证候　　　　　　　B. 治法　　　　　　　C. 药性

    D. 药物　　　　　　　E. 辨证

2. 清法适用于（　　　）

    A. 里实证　　　　　　B. 里虚证　　　　　　C. 里热证

D. 里寒证　　　　　　　　E. 表热证

3. 消除或减弱君、臣药的毒性与峻烈之性的药物是（　　　）

    A. 君药　　　　　　　　B. 臣药　　　　　　　　C. 佐药

    D. 使药　　　　　　　　E. 佐使药

4. 小承气汤与厚朴三物汤的变化属于（　　　）

    A. 药量加减的变化　　B. 药味加减的变化　　C. 剂型加减的变化

    D. 药物配伍的变化　　E. 随证加减的变化

5. 在具体组方时，唯一不可缺少的药物是（　　　）

    A. 君药　　　　　　　　B. 臣药　　　　　　　　C. 佐药

    D. 使药　　　　　　　　E. 佐使药

6. 对有效成分不溶于水，或不耐高温，或剧毒不易掌握用量的药物宜制成（　　　）

    A. 丸剂　　　　　　　　B. 颗粒剂　　　　　　　C. 汤剂

    D. 散剂　　　　　　　　E. 注射剂

二、多项选择题

1. 方剂的变化形式有（　　　）

    A. 药量加减　　　　　　B. 药味加减　　　　　　C. 随证加减

    D. 药物配伍变化　　　　E. 剂型加减

2. 丸剂具有下列哪些特点？（　　　）

    A. 吸收较慢　　　　　　B. 药力持久　　　　　　C. 节省药材

    D. 体积较小　　　　　　E. 便于携带与服用

三、材料分析题

1. 请以麻黄汤为例，说出君、臣、佐、使的含义。

2. 请以小承气汤与厚朴三物汤为例，说明药量加减变化对方剂的功效、主治的影响。

在今后的制药工作岗位上，投料下药应注意什么？

扫一扫，知答案

模 块 三

中成药基础知识

【学习目标】

掌握中成药的配伍方法、应用基本原则。

熟悉中成药的用法与用量；熟悉不良反应的概念与分类，能分析中成药产生不良反应的原因；熟悉中成药不良反应的预防措施；熟悉中成药贮存保管与外观性状检验。

了解中成药的处方来源、组方原则、分类与命名；了解引起中成药变质的原因。

中成药是指以中药材为原料，在中医理论指导下，按照规定的处方、生产工艺和质量标准，生产的复方制剂或提取加工而成的中药新剂型。中成药具有组方严谨、疗效确切、便于携带、服用方便、适宜工业化生产等特点，受到人们的普遍欢迎。中成药既有可供医生治病使用的处方药，又有可供具有一定医药知识的患者自行购用的非处方药。

项目一　中成药处方来源与组方原则

一、中成药处方来源

中成药的应用历史悠久，品种繁多，尤其是近现代以来，随着科技水平的提高和设备的不断更新，中成药品种与质量均得到了飞速的发展，在中医药防治疾病中发挥着重要的作用。总体说来，中成药处方的来源，大致可以归纳为以下4个方面。

1.医药文献　我国保存有丰富的历代中医药文献，这些文献中记载了大量的中药处方。这些处方有的原本就是中成药,如理中丸、逍遥散等;有的本是汤剂,经后人改制成其他剂型而成为中成药,如九味羌活丸是由古方九味羌活汤改型而来;还有一部分是选用古代医书中的有效原处方,药味剂量不变,或对其略为加减,再运用现代药理、化学方法进行拆方研究,结合当今用药经验,确定其功能主治,从而研制出具有完善质量标准、疗效更佳的中药新剂型。如由宋代古方苏合香丸改制成治疗冠心病的苏冰滴丸,安宫牛黄丸改制成清开灵注射液等。

来源于历代医药文献的处方数量庞大,是医药学家对历史上长期用药经验或对当时用药经验的总结,具有组方严谨,药味较少,针对性强,主治病症明确,疗效确切等特点。

2. 民间验方　民间验方是指历代文献中未收载而散在民间流传很广的有效经验方。这类处方有的出自民间医生之手,有的为药店经营者所拟定,内容丰富,为历代所传用。其特点是大多药味精专,药效奇特,简便易行,是研发药少力专新药的基础。如牛黄解毒片原即民间验方,现已被《中国药典》收录。值得注意的是,民间验方虽然有效,但有些处方为大方,药物庞杂,且近似品亦多,如透骨搜风丹含中药86味,而名为虎骨木瓜丸的处方达十余种之多。

3. 新研制方　新研制方是指在发掘古方,收集验方、秘方的基础上,运用现代科学方法,经过药理、药化、临床等研究试制,经国家或地方药政管理部门批准生产的中成药。新研制方大部分是按中医理论研制的,也有一部分是按现代医学理论与方法研制的。这类处方具有实验方法先进、科研设计合理、科技含量较高等特点,是研发中成药现代化制剂的重要依据。新研制方有的是古方新用,如生脉口服液、生脉注射液等;有的是结合西医学理论与技术研制的,如脉络宁注射液、疏血通注射液等;有的则是中药提纯精制品,如复方丹参滴丸、柴胡滴丸等;还有的是中西药复方制剂,取中西药物的复合作用,如维C银翘片、消渴丸等。

4. 协定处方　协定处方是指根据医院内部或某一地区医疗的具体需要,由医师与医院药剂科协商制定的处方。这类处方大多是某医院或某专科医生根据本院、本地区的特点,经临床长期实践经验总结的一些有效且具特色的处方,经药事管理委员会讨论批准协商制定的处方。这类处方组方针对性强,主治病证专一,有一定的临床基础,可重复性好,是新药研发的重要方剂来源。

二、中成药组方原则

1. 按配伍原则组方　来源于医药文献中的中成药,是遵循中医学理论,按照"君、臣、佐、使"的配伍原则组方的,能很好地体现中医的"整体观念"和"辨证论治"思想,可以在中医理论体系的指导下,最大限度地发挥药品的治疗作用。新研制的中成药部分是在总结临床经验的基础上，按照中医药理论组方的。

2. 按现代科学组方　经过药理、药化、临床等研究试制的新研方，一部分是在总结临床经验的基础上，按照中医理论组方。另外一部分则是根据药物的化学成分、动物实验结果或有关研究报道、资料而设计的，这类中成药不能完全运用中医理论来解释，可以理解为是中西医结合、中药与现代科学相结合的产物，应当根据药物的化学成分、药理作用等进行分析。

项目二　中成药命名与分类

一、中成药的命名

中成药品种繁多，在长期的医疗实践中，中成药的命名形式各异，但命名的总体原则应科学规范，并体现传统文化特色。

1. 以药物组成命名　以药物的全称命名的中成药如首乌片、丹参片、乌梅丸、人参片等；以药物名称的简称命名的如良附丸、香连丸、茵栀黄注射液、黛蛤散等；以组成方剂的主要药物命名的如天麻丸、大黄䗪虫丸、麦味地黄丸、杞菊地黄丸等。

2. 以功效命名　如具有补中益气、升阳举陷功效的补中益气丸；具有健脾和胃、消食止泻功效的健脾丸；具有养阴润燥、清肺利咽功效的养阴清肺丸以及具有清胃凉血功效的清胃散等皆属此类。

3. 以主治病证命名　如治疗风寒咳喘的寒喘丸；治疗脾虚湿盛所致带下病的白带丸；治疗风寒感冒、头痛发热的感冒清热颗粒等。

4. 以药味数及药量比例命名　如四物合剂、五苓散、十全大补丸、六味地黄丸等是以药味数命名；六一散，九一丹、七三丹等是以药量比例命名的。

5. 以服药剂量、服用方法、服药时间命名　如七厘散主治跌打损伤，每次仅服七厘，故名七厘散；十滴水原方每次用量 10 滴，故名十滴水；川芎茶调散是因服用时需以清茶调服而得名；鸡鸣散则是因需在清晨鸡鸣时服用而命名。

6. 以处方来源、产地命名　如金匮肾气丸，因始于张仲景所著的《金匮要略》一书而命名，万氏牛黄清心丸因来源于明代万宝斋《痘疹世医心法》而得名，均是以方剂来源命名；云南白药、天台乌药散、昆明山海棠片等均是按成药产地或成方主药产地而命名。

7. 以成方创制人命名　如冯了性风湿跌打药酒是由明代著名医药师冯了性所研究创制而命名；季德胜蛇药片系由一代著名蛇医季德胜先生所创制。此外，还有王氏保赤丸、马应龙麝香痔疮膏、华佗再造丸等，均属因创制人而得名。

8. **以成药性状命名** 如紫雪丹乃主治高热神昏抽搐之要药，因由朱砂、石膏、麝香等药组成，以研制后呈深紫色，质松如雪而得名。其他如桃花散、一捻金、紫金锭、白降丹等皆属此类。

9. **以古方命名** 如四逆汤口服液是以古方四逆汤而得名。

10. **以所用学科加功效命名** 如小儿回春丹、妇科千金片、伤科跌打片分别提示该药是为儿科、妇科和伤科用药等。

11. **以比喻、借代等修辞命名** 如玉屏风颗粒、更衣丸、导赤散等。

12. **以体现儒家思想命名** 如左金丸、小青龙口服液、白虎汤等。

13. **以传说、典故命名** 如史国公酒、青娥丸、行军散、玉泉丸等。

14. **以中医术语命名** 如交泰丸、泻白散、泻黄散、百合固金汤等。

15. **以中药提取物命名** 如丹参酮片、银杏叶片、川芎嗪注射液等。

二、中成药的分类

科学的分类既有利于库房对中成药进行储存、保管与养护，也便于医务工作者快捷、有效地向患者推荐中成药。中成药的分类方法大多和方剂分类相同，但由于中成药有其自身的特点和规律，所以在中成药分类上以功效、剂型分类为主。随着现代临床分科的细化，按照科别及病名对中成药进行分类非常普遍，也是中成药分类法的进一步发展。

1. **以功效分类** 如解表剂、泻下剂、清热剂、和解剂、温里剂等，此分类法概念清晰，便于学习掌握中成药知识，并能降低售药差错所带来的危害，适用于教学，故本教材采用了此分类法。

2. **以临床病证、病名分类** 如发热、腹痛、感冒、咳嗽类等，其优点是有利于医务工作者在临床快捷选用成药，适宜于药店、药房的药品陈列。

3. **以临床科属分类** 将中成药按内科、外科、妇科、儿科、五官科及其他科分类，此分类法突出了科别分类，便于临床专科医生使用专方。

4. **以剂型分类** 如按散剂、丸剂、酒剂、片剂等不同剂型分类，在中成药的仓库保管中多采用此分类法，有利于司药人员发药、贮藏、保管等。

5. **以辞典通用方式分类** 如按笔画顺序分类，这种按通用方式分类的方法，适用于信息量大、内容庞杂的工具书目，有利于读者查阅资料，如《中华人民共和国药典》。

项目三　中成药的配伍与应用

一、中成药的配伍

中成药的配伍是指根据病情的需要，将一种中成药与其他药物联合在一起使用的情况，属于联合用药形式。由于中成药的组成是固定的，其适应证具有特定性，相对于汤剂而言，难以适应临床上病情的复杂性，在某些情况下，需要采用联合用药方式，以满足临床治疗的需要。中成药的配伍分为中成药与中成药、中成药与汤剂、中成药与药引以及中成药与西药等4种形式。

（一）中成药与中成药配伍

根据辨证论治的需要，可将两种或两种以上中成药联合应用，以增强疗效，减少偏性和消除副作用，扩大治疗范围。中成药之间的配伍应符合中药配伍"七情"的用药规律。其配伍原则大致如下：

1. 相须配伍　将功用相近的中成药合用，以扩大治疗范围或增强疗效的配伍方法。如归脾丸和十全大补丸合用，不仅可以治疗气血不足、心脾两虚所致的心悸失眠，还可兼治气血不足之皮肤紫斑。

2. 相使配伍　将功用不同或某些功用相近的中成药合用，以一种药为主，另一种药为辅，相互补充，提高疗效，以治疗不同性质疾病的一种配伍方法。如藿香正气散和保和丸合用，治疗外感暑湿、内伤饮食较重者。

3. 相制配伍　将两种或两种以上中成药合用，彼此互相制约，以消除或减弱毒性、副作用的一种配伍方法。如长期服用青娥丸易有火升伤阴之弊，可以加服二至丸补肾阴，以纠正青娥丸过于温热之偏，起到补阳而不伤阴之效。

由于中成药多为复方制剂，两种或两种以上中成药配合使用时，应特别注意属于"十八反""十九畏"的药品不宜同用，以免产生不良反应与副作用。如附子理中丸中含有附子，藿香正气水中含有半夏，附子与半夏属于"十八反"的配伍禁忌，二者如合用，就可能产生不良反应或副作用；治疗瘿瘤瘰疬的中成药内消瘰疬丸含有天花粉、浙贝母，小金丹中含有草乌，也属于此类配伍禁忌；再如牛黄清心丸中含有丁香，活血通脉片中含有郁金，丁香与郁金属于"十九畏"配伍禁忌，二者亦不能配合使用；同样，女金丹中含有肉桂，安坤赞育丸中含有赤石脂，也属于此类情况，皆应避免配合使用。

（二）中成药与汤剂配伍

对于病情较为复杂或较重，单用中成药难以见效者，需用中成药与汤药配合使用，使其效果更佳。

1. 中成药与汤药同服　对于因含贵重药或挥发性成分的中成药，因不宜同饮片一起入煎，可以用汤药送服或化服中成药。如治疗高热、神昏、抽搐，可用清瘟败毒饮（汤药）配安宫牛黄丸或紫雪同服。

2. 中成药与汤药交替服用　是指同种处方组成的成药与汤剂交替使用。如白天服汤药，晚上服中成药；或根据病情先服汤药治其急，后服成药以巩固疗效。

3. 中成药与饮片同煎　为了促使中成药内服后尽快吸收起效，可将中成药装入布袋或直接与饮片同煎。

（三）中成药与药引配伍

药引又称引药，是中药学的一种独特的配伍形式。由于药引有引药归经、增强疗效、调和诸药以及矫味等作用，故与中成药适当配合，可收到相得益彰的效果。其常用的药引有：

1. 大枣　补中益气，养血宁神。适用于脾胃虚弱，中气不足等证。如治疗脾虚腹泻，可用大枣汤送服健脾丸或理中丸。

2. 生姜　温中止呕，解表止咳。适用于外感风寒，胃寒呕吐。如治疗风寒感冒，可用姜葱汤送服九味羌活丸。

3. 红糖　补血，散寒，祛瘀。适用于妇科血虚、血寒之月经不调、痛经、闭经或产后病。如治产后乳汁不下，用红糖水送服下乳涌泉散。

4. 酒　黄酒、白酒温通经脉，发散风寒。可配合治疗风寒湿痹证及跌打损伤。如用黄酒或白酒送服小活络丹，送服七厘散等。

5. 芦根　清热，生津，止渴。可配合用于外感风热及小儿麻疹初起。如用芦根汤送服银翘解毒丸治疗风热感冒。

6. 食盐　味咸入肾经，可配合补肾、涩精等功能的中成药使用。如用淡盐水送服知柏地黄丸、六味地黄丸等。

其他还有米汤、薄荷、苏叶、葱白、冰糖等，均可作为药引与中成药配合使用。

（四）中成药与西药配伍

中成药和西药配伍，现已被广泛应用。中西药合理配伍，固然可以增强疗效，但因中西药分属两个截然不同的医学体系，各自有着不同的理论基础和用药经验，相互配伍会产生诸多新问题，须当慎重。不兼通中西医药知识的医生和患者，切勿盲目将中西药配伍使用，以免引起不良后果。

1. 合理配伍

中成药与西药合理配伍，可增强疗效，从而取得比各自单独应用更能令人满意的效果，也可减轻或降低西药的毒副作用。如中成药板蓝根颗粒与西药磺胺增效剂合用，抗菌消炎作用明显增强，对扁桃体炎的疗效比单用板蓝根颗粒或磺胺增效剂要好；5-氟尿嘧啶和环磷酰胺是常用的抗肿瘤药，临床使用后会出现恶心呕吐等比较严重的胃肠道反应，如同时服用海螵蛸、白及等中药，便可保护胃黏膜，减轻环磷酰胺等引起的消化道反应；桂附地黄丸、济生肾气丸、人参汤等与降糖药联用，能减轻糖尿病患者的神经功能障碍和肾功能障碍，起到增效和降低不良反应的作用。

2. 配伍禁忌

（1）影响吸收，降低疗效：某些中成药与西药配伍后会形成难溶性物质，从而影响吸收，降低疗效。如铁、镁、钙、铅、铋等金属离子能同异烟肼、四环素、土霉素等四环素族抗生素生成难溶性络合物，而降低西药的疗效，故含钙的中成药如牛黄解毒丸、黄连上清片、利胆排石片、六一散、益元散、木香槟榔丸、橘红丸、蛤蚧定喘丸等，含铝、铁、钙、镁的中成药如牛黄上清丸、朱砂安神丸、明目上清丸、追风丸等，均不宜与四环素类抗生素合用。含槲皮素的中成药如逍遥散、桑菊感冒片、舒肝丸等与碳酸钙、维丁胶性钙、硫酸镁、硫酸亚铁、氢氧化铝、碳酸铋等西药合用，也会形成难溶性螯合物而影响疗效。丹参及含丹参的中成药可与抗酸药中的金属离子结合成络合物，从而降低丹参的生物利用度，影响疗效。

某些药物合用时，因生物效应的拮抗而使疗效降低，如青宁丸、四消丸等含有大黄成分的泻下药，与新霉素、土霉素等西药同服，因肠道细菌被抗生素所抑制，可影响大黄的致泻作用。再如丹参中所含的活性成分丹参酮能拮抗雄性激素的作用，若与甲基睾丸素、丙酸睾丸素等雄性激素配伍，可以降低雄性激素的活性，影响其疗效。还有些配伍则可因酶促作用而降低药效，如含乙醇的中成药如国公酒、藿香正气水、风湿止痛药酒、人参酒等与苯巴比妥、苯妥英钠、安乃近及降血糖西药合用，则因乙醇的药酶诱导作用，增加对肝药酶的活性，使上述西药在体内代谢加快、半衰期缩短，以致显著降低疗效。

（2）增加药物毒副作用：某些中成药或西药含有某些有毒物质或成分，若配伍不当，则可增强其毒性，对机体产生损害。如中药四季青、黄药子对肝脏有损害作用，如配伍四环素，除降低前二者的疗效外，还可增加它们的毒性；中药川乌、草乌、附子以及含有这类药物和生物碱的中成药如小活络丹、三七片、元胡止痛片、黄连素等，与氨基糖苷类药物合用，可增强对听神经的毒性；复方丹参注射液与抗癌药物配伍，如环磷酰胺、氟尿嘧啶、阿糖胞苷、丝裂霉素等，对肿瘤细胞不仅无抑制作用，反而会促进恶性肿瘤的转移；含牛黄的中成药，如牛黄解毒丸、安宫牛黄丸等，不宜与水合氯醛、吗啡、苯巴比妥等西药联用，因牛黄可增加水合氯醛、吗啡、苯巴比妥的中枢神经抑制作用，可能出现急性中毒，如昏睡、呼吸中枢抑制、低血压等；麻杏止咳糖浆、止咳定喘膏、防风通圣丸、哮喘冲剂、通宣理肺丸等含有麻黄的中成药与降压药同服，可因麻黄中的有效成分麻黄素的收缩动脉血管作用而抵消降压药的疗效，甚至会升高血压；含有钙离子的中药，如石膏、龙骨、瓦楞子等，均不宜与强心苷类药物合用，因强心苷类药物作用时通过心肌释放钙离子，而含大量钙离子的中药会加强强心苷的作用与毒性；复方甘草片与强心苷类药物配伍，易导致心脏对强心苷敏感而引起中毒；元胡止痛片、健胃片、大活络丸等，均不宜与阿托品、麻黄碱等生物碱类配伍，以免加重其毒副反应。

（3）引起酸碱度变化：含有酸性成分的山楂、五味子、乌梅、山茱萸、女贞子等中药均可酸化尿液，影响一些西药在肾小管内的重吸收与排泄，如碳酸氢钠、氧化镁、碳酸铋等。含碱性成分的煅龙骨、煅牡蛎、硼砂与阿司匹林、胃蛋白酶合剂等酸性药可发生中和反应，使二者作用互受影响。含蒽醌类成分的中药如大黄、虎杖、何首乌等不宜与碱性药物配伍，因为这类中药所含蒽醌苷在碱性溶液中易氧化而失效。

（4）产生有毒物质：朱砂安神丸、磁朱丸、苏合香丸等含朱砂成分的中成药，不宜与有还原性的三溴片、碘化钾等西药同服，因朱砂中含硫化汞，在胃肠道遇碘或溴后可生成对肠道有刺激性和毒性的溴化汞或碘化汞沉淀物，从而引起药源性肠炎。含雄黄的中成药如牛黄解毒丸、六神丸、牛黄至宝丹、清热解毒丸等，不宜与硝酸盐、硫酸盐同服，因同服后在胃液内产生少量硝酸或硫酸，使雄黄所含硫化砷氧化生成三氧化二砷，毒性增加，长期应用可引起砷中毒。牛黄解毒片、麻黄丸、四季青片、清宁片等中成药和地榆、大黄、山茱萸、石榴皮、五倍子、虎杖等中药，不宜与胰酶、淀粉酶、胃蛋白酶、洋地黄类、麻黄素、硫酸亚铁、维生素 B_1 等合用，因前者中所含大量鞣质与上述西药能相互结合，生成鞣酸盐沉淀，可引起多发性神经炎、消化不良、食欲不振等。

综上可见，中西药联用并不是简单的机械叠加，应根据中西药所含有效化学成分、理化性质、药理作用、不良反应、个体差异以及中西药物各方面的科学理论，合理地选用中西药物配伍应用，以发挥中西药物结合在防病治病中的互补作用，真正达到药物应用的取长补短，增强疗效、减少副作用的发生。

二、中成药的应用

中成药大多是从方剂成方中衍生、制备而成，其临床使用和方剂一样，都是以中医药理论为基础，四诊合参，辨证施治。但由于中成药品种繁多，剂型各异，用法多种多样，要达到预期的治疗效果，尚需了解其特点，掌握中成药的用药原则及用法用量等。

（一）中成药临床应用基本原则

1. **辨证用药**　依据中医理论，辨认、分析疾病的证候，针对证候确定具体治法，依据治法，选定适宜的中成药。

2. **辨病与辨证结合用药**　辨病用药是针对中医或西医诊断明确的疾病，根据疾病特点选用相应的中成药。临床使用中成药时，可将中医辨证与中医辨病相结合，西医辨病与中医辨证相结合，选用相应的中成药，但不能仅根据西医诊断选用中成药。

3. 选择合理的剂量与剂型　应根据患者的体质强弱、病情轻重缓急及各种剂型的特点，选择适宜的剂型。对于有明确使用剂量的中成药，慎重超剂量使用。

4. 合理选择给药途径　能口服给药的，不采用注射给药；能肌内注射给药的，不选用静脉给药。

5. 其他

（1）用药前应仔细询问过敏史，过敏体质者应慎用。

（2）严格按照药品说明书规定的功能主治使用，辨证施药，禁止超功能主治用药。

（3）中药注射剂应按照药品说明书推荐的剂量、调配要求、给药速度和疗程使用药品，不超剂量、过快滴注和长期连续用药。

（4）中药注射剂应单独使用，严禁混合配伍，谨慎联合用药。对长期使用的，在每疗程间要有一定的时间间隔。

（5）加强用药监护。用药过程中应密切观察用药反应，发现异常，立即停药，必要时采取积极救治措施；尤其对老人、儿童、肝肾功能异常等特殊人群和初次使用中药注射剂的患者应慎重使用，加强监测。

（二）联合用药原则

1. 中成药联合用药基本原则

（1）当疾病复杂，一种中成药不能满足所有证候时，可以联合应用多种中成药。

（2）多种中成药的联合应用，应遵循药效互补原则及增效减毒原则。功能相同或基本相同的中成药原则上不宜叠加使用。

（3）药性峻烈或含毒性成分的药物应避免重复使用。

（4）合并用药时，注意中成药的各药味、各成分间的配伍禁忌。

（5）一些病证可采用中成药的内服与外用药联合用药。

2. 中药注射剂联合使用基本原则

（1）两种以上中药注射剂联合使用，应遵循主治功效互补及增效减毒原则，符合中医传统配伍理论的要求，无配伍禁忌。

（2）谨慎联合用药，如确需联合使用时，应谨慎考虑间隔时间以及药物相互作用等问题。

（3）需同时使用两种或两种以上中药注射剂时，严禁混合配伍，应分开使用。除有特殊说明的，不宜2个或2个以上品种同时共用一条通道。

3. 中成药与西药联合使用基本原则

针对具体疾病制定用药方案时，考虑中西药物的主辅地位确定给药剂量、给药时间、给药途径。

（1）中成药与西药如无明确禁忌，可以联合应用，给药途径相同时应分开使用。

（2）应避免副作用相似的药物的联合使用。

4. 中西药注射剂联用原则

（1）应遵循谨慎联合用药的原则。如果中西注射剂确需联合用药，应根据中西医诊断和各自的用药原则选药，充分考虑药物之间的相互作用，尽可能减少联用药物的种数和剂量，根据临床情况及时调整用药。

（2）尽可能选择不同的给药途径（如穴位注射、静脉注射）。必须同一途径用药时，应将中西药分开使用，谨慎考虑两种注射剂的使用间隔时间以及药物相互作用。

（三）妊娠期妇女使用中成药原则

1. 必须用药时，应选择对胎儿无损害的中成药。

2. 尽量采取口服途径给药，应慎重使用中药注射剂；应尽量缩短妊娠期妇女用药疗程，及时减量或停止使用中成药。

3. 含有可以导致妊娠期妇女流产或对胎儿有致畸作用成分的中成药，应视为妊娠禁忌使用的药物。该类药物多是毒性较强或药性猛烈的药物，如砒霜、雄黄、轻粉、斑蝥、蟾酥、麝香、马钱子、乌头、附子、土鳖虫、水蛭、虻虫、三棱、莪术、商陆、甘遂、大戟、芫花、牵牛子、巴豆等。

4. 含有可能会导致妊娠期妇女流产或对胎儿有致畸作用成分的中成药，应视为妊娠慎用的药物。包括通经祛瘀类的桃仁、红花、牛膝、蒲黄、五灵脂、穿山甲、王不留行、凌霄花、虎杖、卷柏、三七等；辛热燥烈类的干姜、肉桂、半夏、天南星、白附子、硫黄等；滑利通窍类的冬葵子、瞿麦、木通、漏芦等。

（四）儿童使用中成药原则

1. 儿童使用中成药应注意其生理特殊性，根据不同年龄阶段儿童的生理特点选择恰当的药物和用药方法，达到预期的治疗目的。

2. 儿童中成药用药剂量必须兼顾有效性和安全性。一般情况下，儿童专用中成药的说明书都列有各年龄与体重相应的对照量表，应根据对照量表选择相应药量。

3. 直接选用儿童专用药最好；非儿童专用中成药应结合具体病情，在保证有效性和安全性的前提下，根据儿童年龄与体重选择相应药量。

4. 含有较大毒副作用成分的中成药，或含有对小儿有特殊毒副作用成分的中成药，应充分衡量其风险/收益，除必须使用外，其他情况下儿童不应使用。

5. 儿童患者使用中成药的种类不宜多，应尽量采取口服或外用途径给药，慎重使用中药注射剂。

6. 根据中成药治疗效果，应尽量缩短儿童用药疗程，及时减量或停药。

三、服药时间

1. 无特殊规定的一般口服中成药，一日量分 2～3 次，于早、晚或早、中、晚饭后 0.5～1 小时各服一次。

2. 补益性中成药宜饭前服，补阴药宜晚上 18～20 时一次服，补阳药宜在早上 6～8 时服，以此保持药效与人体阴阳、脏气节律的消长一致。

3. 危急重症使用中成药必须及时，为了保证药力持续发挥，可将所需药量酌情分次给予或不拘时数服用。

4. 镇静安神性中成药应在睡前 1～2 小时服用。

5. 截疟药应在发作前 3～5 小时给予。

6. 祛痰、制酸的中成药宜饭前服。

7. 消食及对胃有刺激性的中成药均宜饭后服。

四、服药方法

（一）内服法

1. 送服　又称吞服，即用水或药引将成药经口送入体内。此法适用于片剂、丸剂、散剂、冲剂、膏剂、酒剂、胶囊剂、丹剂等。送服药物时，要注意服药的姿势和送药的饮水量，一般以站立服药、饮水量超过 100mL 为佳。同时还要注意：大蜜丸宜掰成小块吞服；肠溶片剂整粒吞服，不可压碎；液体药剂宜摇匀后服。某些疾病若出现服药后呕吐，可先饮生姜汁少许或用生姜片擦舌之后再服药。

2. 直接口服　是指露剂、合剂、乳剂、酊剂、糖浆剂、流浸膏剂、口服安瓿剂等液体制剂，宜摇匀后直接口服。止咳、润喉的液体制剂可缓缓口服，使其在咽喉、食管沾一薄层以利于药物被病变局部充分吸收，效果更佳。

3. 调服　即用糖水、乳汁或温开水将成药调成糊状后服用。散剂直接倒入口中用水送服容易呛入气管，一般宜调成糊状；蜜丸、水丸为了加快吸收，也可压碎调成糊状服。

4. 含化　系将成药含于口中，使其缓缓溶解，再慢慢咽下。如治咽喉病的六神丸即用此法。

5. 冲服　指将颗粒剂、膏滋剂等用适量沸水冲服。

6. 炖服　阿胶、鹿角胶、龟板胶等胶剂常用开水或黄酒炖化冲服。

7. 泡服　茶剂、袋泡剂等可用开水泡后饮用。

8. 吸入　中药气雾剂采用喷雾方式，经呼吸道吸入。

（二）外用法

1.涂搽 指将患处洗净后，将药物均匀地搽在病灶局部。适用于外用软膏、油剂、水剂，如京万红、烫伤膏、癣药水、风湿油等。

2.撒布 将患处洗净后，将药物均匀地撒布在上面，再用膏药或消毒纱布固定。适用于外用散剂、丹剂，如生肌玉红散、红升丹、白降丹等。

3.调敷 将外用散剂用水或其他液体辅料调成糊状敷布于患处，垫油纸后用纱布固定。常用液体辅料有茶水、酒、蜂蜜、醋、麻油等。如用茶水或醋调敷如意金黄散，白酒调敷九分散等。

4.吹布 即用纸卷成直径约2～3mm的小管，一端挑少许药粉，一端对准耳内、咽喉或牙龈等病灶将成药粉直接吹入的方法。

5.贴敷 大膏药微热烘软后贴患处，小膏药、橡胶膏直接贴患处或规定部位。

6.塞入 是将栓剂按医嘱纳入肛门或阴道的一种外治法。

7.其他外用方法 尚有熨、灸、滴耳、点眼等。

（三）注射法

中成药注射剂采用注射法给药。注射法有皮下注射、肌肉注射、静脉注射、穴位注射及患处局部注射之分，按注射法要求严格使用。

五、服药剂量

中成药必须按照规定剂量服用。用量过小，则药力不济，难以起到治疗作用；用量过大，则药力过猛，会对身体造成损害。所以，在一般情况下，无论医生临床用药或患者自行购药，都应按照说明书的规定剂量用药，尤其是药性过猛或含有毒性成分的中成药，其用量更应慎重。

中成药的应用还要根据药物的性能、患者的年龄、性别、病程、病势、体质、发病季节等具体情况合理确定中成药的使用剂量，才能取得良好的治疗效果，达到安全有效的用药目的。一般性质平和的中成药用量可大些，药性峻猛或有毒的中成药应严格控制剂量。单服用一种中成药剂量宜大，若联合用药剂量宜小。新病患者正气损伤较小，用量可稍重；久病体虚，用量宜轻。病急病重者，用量宜重；病缓病轻者，用量宜轻。体质壮实者，用量宜稍重；体弱者用量宜轻。老年人气血渐衰，对药耐受力较弱，易发生药物蓄积，引起毒性反应，尤其是作用峻猛及有毒中成药，用量宜低于成人量；儿童用药，一般1岁以内可用成人量的1/4～1/6，2～5岁儿童用成人量的1/3，5～10岁用成人量的1/2，10岁以上者用成人量的2/3，剧毒药例外。

项目四　中成药不良反应

一、药物不良反应的基本概念

药物不良反应是指在预防、诊断、治疗疾病或调节生理功能过程中，人接受正常剂量的药物出现的任何有伤害的和与用药目的无关的反应。不良反应在病因学上可分为两类：

1.A类药物不良反应　又称剂量相关性不良反应。由药物本身或其代谢物所引起，为固有药理作用增强或持续所致。具有剂量依赖性和可预测性，发生率较高，但危险性小，病死率低，个体易感性差异大，与年龄、性别、病理状态等因素有关，包括药物的副作用、毒性作用以及继发反应、首剂效应、后遗效应等。

2.B类药物不良反应　又称剂量不相关性不良反应，与药物固有的正常药理作用无关，而与药物变性和人体特异体质有关。发生率较低，危险性大，病死率高。B类不良反应可进一步分为变态反应和特异质反应。

（1）变态反应：也称药物过敏反应，由抗原抗体的相互作用引起，与药物的药理作用无关。过敏反应严重程度不一，可以很轻，也可以致死。

（2）特异质反应：由于遗传因素使机体产生的不良反应，为患者先天性代谢紊乱表现的特殊形式，即只有在给予药物后才表现出来的先天性代谢异常。

二、中成药常见不良反应

1. 变态反应　为临床上最常见、发病率最高的不良反应，临床表现形式多样。以发热、皮肤过敏最为常见，多表现为过敏性药疹或荨麻疹样皮炎，在全身或局部相继出现高出表皮、大小不等的鲜红色斑丘疹，疹面皮肤潮红、瘙痒，压之褪色。有时可见全身肌肤灼热如焚，或致全身剥脱性皮炎，还可表现为过敏性紫癜甚至过敏性休克。

2. 消化系统反应　其临床主要表现为恶心呕吐，腹痛腹泻，食欲不振，便秘，消化道出血以及肝功能异常。

3. 心血管系统反应　主要有胸闷心悸，面色苍白，血压下降，心率加快或心律不齐。

4. 神经系统反应　主要表现为头痛头晕，嗜睡，口唇麻木，肌肉震颤，语言不清，瞳孔缩小或扩大，严重者可见抽搐、昏迷等。

5. 呼吸系统反应　以口唇紫绀，面部潮红，呼吸急促，咳嗽哮喘，呼吸困难等为主要表现。

6. 其他反应　肝脏损害，药物热，代谢障碍，静脉炎，产生药物依赖等。

三、产生中成药不良反应的原因

（一）药物自身因素

1. **所含化学成分** 中成药是由中药材加工而成的，中药材中所含化学成分直接关系到其不良反应。如马钱子所含马钱子碱，曼陀罗所含莨菪碱，乌头所含乌头碱等，均可产生相应的毒副作用；双黄连注射液所含的绿原酸是其产生不良反应的主要成分。

2. **原料品种混乱** 中药材往往存在同名异物、同物异名等现象，不同基源上的中药所含化学成分也不相同，如长期以马兜铃科植物广防己的根作防己用，以关木通作木通用，而导致肾脏损害。有的地区误将莽草的果实作八角茴香的果实入药而引起严重的中毒反应等。

3. **中药炮制不当** 药材的质量还与其炮制有关。科学合理的炮制可降低药材的毒性、刺激性及副作用，不合规程要求的炮制，往往导致不良反应的产生。如附子、草乌中的有毒成分乌头碱，用甘草、黑豆炮制后，其毒性大大降低。小活络丸引起的心悸、心律失常及大活络丹引起的口唇疱疹可能与乌头的炮制质量有关。

4. **制剂工艺不合理** 制剂工艺不合理可能会使中成药中有毒成分增加，而有效成分含量降低。如双黄连注射液的处方组成为金银花、黄芩、连翘，这3种中药药性平和，尚未发现毒性成分。而研究发现，制剂工艺不同，双黄连注射液中黄芩苷和汉黄芩苷的含量不同，黄芩苷与过敏反应有关，汉黄芩苷与毒性反应有关。

某些中成药在制剂过程中常常要添加一些辅料如硬脂酸镁、淀粉、糊精、色素等，这些物质在制剂过程中或在体内有可能与药物本身的化学物质发生反应，产生对人体有害的物质，引起不良反应。如鱼腥草注射液是由鲜鱼腥草经过重蒸馏而得到的灭菌蒸馏液，其主要含挥发性成分，难溶于水，在生产过程中，厂家为了提高有效成分的溶解度、稳定性等而加入一些辅料如增溶剂、抑菌剂、止痛剂等，这些附加剂进入人体后可能和机体产生反应生成有害物质，甚至发生呼吸困难、喉头水肿、休克、心跳呼吸骤停和死亡等严重不良反应。

5. **药材质量因素** 中药材的生长环境、采收季节、药用部位、贮藏运输、环境与农药污染等均可使中药材所含的化学成分受到影响，甚至重金属含量超标，发生霉变等现象，导致不良反应的发生。

6. **药物剂型因素** 某些中成药的不良反应是与其制剂有关的。如藿香正气水是对原藿香正气丸处方进行剂型改进而成的中药制剂，藿香正气丸不良反应较为少见，而藿香正气水可能因为其作用较快，有些成分产生较强的刺激性而产生过敏反应及其他不良反应。

（二）个体因素

患者由于体质、性别、年龄、病理状态等不同，对药物作用的感受性也不一致，而产生对药物的不同反应。中药中含有多种蛋白质和多糖类物质，是产生变态反应的基础，少数过敏体质的患者服用后会产生过敏反应。妇女对药物反应比较敏感，尤其是在月经期、妊娠期、哺乳期和更年期，对有毒药物的耐受力较差；老年人代谢功能低下，分泌、排泄机能减退，解毒、防毒能力较差，中毒症状严重，恢复也较慢；婴幼儿处于生长发育阶段，许多器官、系统发育尚未完善，会影响药物在体内的代谢与排泄，对药物的毒性反应也较成人敏感。肝肾功能不良者，对药物的解毒排毒能力降低，服用主要从肝脏和肾脏代谢、排泄的药物时容易引起不良反应。

（三）作用因素

1. 超时、超量用药　患者普遍认为中成药比较安全，无不良反应，加之很多中成药说明书中也很少提及不良反应，导致患者在服药剂量方面要求不严格，随意增加药量或长期服用，引起蓄积中毒。如有的患者自行加量或长期服用含马兜铃、关木通、鸦胆子等有毒成分的中成药引起肝肾损害，甚至造成成瘾性；长期或过量服用含朱砂的中成药可产生急慢性汞中毒；肾病患者长期使用含马兜铃酸的制剂可导致慢性肾功能衰竭；长期使用黄花夹竹桃（含强心苷）会发生洋地黄样蓄积中毒等。

2. 药证不符　辨证论治是中医的灵魂，使用中成药必须以中医理论为指导，辨证施治。只有辨证准确，对症下药，才能起到应有的治疗效果。若违反这一原则，寒热不分，虚实不明，随意用药，药不对证，往往导致不良反应的发生。目前，由于大多数中成药均属于非处方药，在缺乏医师或药师指导的情况下滥用中成药而引起不良反应的情况非常普遍。而在综合性医院，大部分西医医生也存在着以药名套用病名的现象，不良反应在所难免。

3. 配伍不当　大多数中成药是由多种中药组成的，药物之间存在"十八反""十九畏"的配伍禁忌，这在古代早有记载。违反药物配伍禁忌，则有可能引发不良反应。同时，临床上为了增强疗效，中西药物联用情况非常普遍。中西药合用虽然增加了药物之间相互作用的机会，但由此引发的不良反应也较为常见。如含汞的中成药朱砂安神丸等与西药溴化钠、碘化钠等同用会引发药源性肠炎。

4. 给药途径不合理　如作为肌注用的丹参注射剂用于静脉注射易发生不良反应。

四、中成药不良反应的预防措施

李时珍在《本草纲目》中所言："药物用之得宜，皆有功力，用之失宜，参术为害。"根据中成药所产生的不良反应，应采取以下措施，尽量避免和减少不良反应的发生。

1. **辨证用药** 不能仅以疾病选药，而忽视辨证施治。辨证选药是安全使用中成药的首要条件。如支气管炎，咳嗽，临床要分清是寒痰咳嗽还是热痰咳嗽。寒痰咳嗽可选用小青龙口服液等，热痰咳嗽则可选择蛇胆川贝口服液等。若选用不当，则难以保证治疗效果，甚至加重病情。

2. **全面了解中成药** 全面、准确地了解中成药是应对中成药不良反应的必要条件。中成药说明书中标示了该成药的名称、主要成分、功能与主治、用法用量、不良反应、禁忌证、注意事项、有效期、批准文号等信息，是了解中成药作用和使用中成药的法定依据。必须严格按照规定的用法、用量服用，对说明书中的禁忌证和注意事项应该严格遵守。

3. **注意合理配伍** 中成药与中成药联合用药时应注意"十八反""十九畏"等药物配伍原则；中成药与西药联用时应遵循药简力专、取长补短、发挥独特药效和各自优势的原则，避免药物之间相互作用引起不良反应。对单种中药和西药疗效可靠的疾病，一般不主张联合用药。

4. **选择合适的剂量与剂型** 中成药不良反应与药物的服用量成正比，切不可认为中成药不良反应相对小，而盲目加大用药剂量或随意长期服用，特别是含有剧毒的中成药，应严格控制用量。剂型与疗效安全性关系密切，一般来说，急证、重证宜选取注射剂；同一药物剂型不同，其作用强度也不尽相同，而同一种疾病，在不同的发病阶段也有轻重缓急之别，临床上在治疗同一疾病的过程中，可以根据病情的轻重缓急，使用同一药物的不同剂型。

5. **提高药品生产质量** 严格控制中药种植、采收、加工、炮制、制备工艺等各个环节的质量标准，增强量化指标。严格控制中成药新剂型的质量。改变给药途径后，药物的体内过程也可能随之改变。同时，中草药成分复杂，在生产过程中要全面考虑其所含成分及其在制剂生产过程中是否会发生变化，添加剂与有效成分之间可能产生的相互影响等，严格控制质量，把中药变态反应减少到最低程度。

6. **加强监察** 加强对中成药不良反应的监察，完善不良反应的报告制度，建立规范的中药安全评价体系。临床药师应参与临床药物治疗，监测患者安全用药过程，对药物做出综合评价，发现和报告药物出现的不良反应，最大限度地降低药物的不良反应及有害药物相互作用的发生，从而更好地保证中成药的临床合理用药，减少和避免药源性损害。

项目五 中成药贮存保管与外观性状检验

妥善贮存保管中成药，是保证用药安全有效的重要环节。中成药所含成分复杂，剂型多样，受外界环境因素影响，经常会发生霉变、虫蛀、变色、泛油等现象，导致药品变质或失去疗效。每年都有大量中成药因贮存保管不当而发生变质，不少患者因服用发霉变质的中成药而引起药源性疾病。因此，掌握科学贮存保管中成药的知识是十分必要的。

　　中成药贮藏保管时，首先应掌握引起中成药变质的原因。针对每类中成药采用相应的防范措施，是科学贮存保管中成药的重要一步。中成药的质量检查是指通过感官经验鉴别、显微鉴别、理化鉴别、生物学鉴别及微生物鉴别等控制中成药的质量。在中成药的临床应用中，掌握中成药感官质量检查的基本常识，懂得中成药外观性状检查的质量要求，对于把好中成药临床应用关，具有十分重要的意义。

一、引起中成药变质的原因

　　1. 温度　中成药对温度都有一定的适应范围。温度过高，中成药的某些成分氧化、分解加速，变量变质。如含芳香挥发性成分的药物可因加速挥发而损失药效；含脂肪油成分的药物易"泛油"或酸败；胶囊剂易黏软变形；片剂易裂片变色；糖衣易溶化粘连；软膏易溶化分层。温度过低，含乙醇制剂、糖浆剂、露剂等易产生沉淀、结晶，甚至变性失效，玻璃容器有时还会冻裂。故多数药物应在阴凉处（不超过20℃）贮藏保管。

　　2. 湿度　水既是很多化学反应的介质，又是某些固体中成药的赋型剂。空气中湿度过大，有些中成药就会发生潮解、变形、生虫、霉变或稀释；湿度过低，则又会发生风化或干裂。因此，可以通过调节控制湿度来保障中成药的质量。一般中成药贮藏相对湿度以60%～70%为宜。

　　3. 光线　光是氧化、分解、聚合反应的催化剂，可促使药品变色、分解、氧化，如保管不当，被光线直接照射后会引起药品变质。如含油脂的成药能产生酸败，酒类易产生浑浊，含苷类及色素类的成药能产生分解。因此，大多数中成药要求避光保管。

　　4. 空气　空气是各种气体的混合物，其中对中成药影响最大的是氧气。氧气是引起药物氧化反应的基本因素，也是好氧性微生物生长繁殖的必要条件。在室温条件下，由于空气中氧气自发引起的氧化反应，称为"自氧化反应"，可加速中药中的有机质特别是含脂肪油类的中成药变质。这种反应与氧的浓度关系不大或无关。它受微量金属离子、光、热的催化，仅需少量氧气就可引起氧化反应。中成药中大多数氧化反应属于自氧化反应。此外，需氧菌和霉菌等好氧性微生物都必须在有氧条件下才能生长、繁殖，尤其是含糖的药物受污染后，当遇到适当的温度、湿度，就会长出菌丝，发生霉变。如限制含氧量，就能抑制需氧菌和霉菌生长发育。因此，中成药一般需要密闭或密封贮藏保管。

　　5. 时间　有些中成药因其性质不稳定，尽管贮藏保管条件适宜，时间过久仍会变质、失效。因此，《中华人民共和国药典》要求中成药的标签必须有生产批号和有效期。药物应在有效期内使用。

二、中成药贮存保管方法

1. 散剂　中药散剂保管养护的关键是防潮。一般散剂用防潮、韧性大的纸或塑料薄膜包装折口或熔封后，再装入外层袋内封口。含挥发性成分的散剂，应用玻璃管或玻璃瓶装，塞紧，沾蜡封口，必要时可加吸湿剂。应在阴凉干燥处密闭保存。另外，尚需防鼠害和虫蛀。

2. 丸剂　蜜丸因含蜂蜜，受潮易霉变、黏结、虫蛀、蜜味减失；水丸因颗粒比较疏松，与空气接触面积较大，易吸收空气中的水分而引起霉变、虫蛀、松碎等；糊丸、浓缩丸也类同。因此，丸剂宜密封，置阴凉干燥处贮藏，防潮湿和微生物污染。

3. 片剂　片剂因含药材粉末或浸膏量较多，极易吸收空气中的水分，使药片松散、破碎，甚至黏结、发霉、变质。湿度过低时药片又易干裂。因此宜密封贮藏，宜置于室内凉爽、干燥、通风、避光处保存，严格防潮。

4. 颗粒剂　颗粒剂因含有浸膏及大量糖分、淀粉等辅料，极易受潮结块、发霉。通常装入塑料袋，袋口热熔封严，再装入盒内，置于室内阴凉、干燥处，遮光、防潮、防高温保存。

5. 胶囊剂　胶囊剂易吸收水分，轻者可膨胀，胶囊表面浑浊，严重时可霉变、粘连，甚至软化、破裂。遇热则易软化、粘连，故贮存温度不宜超过30℃。而过于干燥，水分过少，则又易脆裂。故应贮藏于密闭塑料袋内或玻璃、塑料瓶中，置于阴凉干燥处保管。

6. 糖浆剂　蔗糖为糖浆剂的常用辅料。蔗糖是一种营养物质，其水溶液很容易被霉菌、酵母菌等污染，使糖浆被分解而酸败、混浊。除另有规定外，糖浆剂含蔗糖量最好为60%（g/mL），近于饱和溶液。盛装容器一般为容积不超过 500mL 的棕色细颈瓶，灌装后密封，贮藏于室内阴凉干燥处，并避光、防潮、防热等。

7. 含乙醇的中药制剂　中药酊剂、药酒、流浸膏等制剂皆含乙醇，具有良好的防腐作用，故贮藏过程中相对比较稳定。但由于乙醇易挥发，应密闭存放。夏季应避热，冬季应防冻，置于室内阴凉干燥处贮藏保管。

8. 注射剂　中药注射剂目前多是提取其水溶性有效成分制成。一些高分子化合物，如鞣质、树脂、树胶、色素等，在贮藏过程中可因光、热等条件的变化，发生氧化、水解、聚合等反应，逐渐出现浑浊或沉淀。因此，应密封于中性硬质玻璃安瓿，避光、避热、防冻保管，并按规定的条件贮藏。

9. 膏剂　膏剂分煎膏、膏药和软膏等类。煎膏剂如枇杷膏、益母草膏，若保管不当，可出现结皮、霉变、发酵、变酸以及糖晶析出等现象，应密封，置于室内阴凉干燥处保存。膏药中多含有挥发性药物，如冰片、樟脑、麝香等，如贮藏时间过久，有效成分易散失；如贮藏环境过热，膏药易渗过纸或布面；如贮藏环境过冷或吸湿，黏性降低，贴时易脱落。故宜密闭贮藏，置于干燥阴凉处，防热、防潮、避风保管。软膏的熔点过低，受热后极易熔化，质地变稀薄，出现外溢现象，故应在遮光容器中密闭贮存，置于阴凉、干燥处保管。

10. 合剂　合剂的成分较为复杂，久贮容易变质，生产中应注意清洁，必要时可加入防腐剂，装罐后密封，置于阴凉处保管。合剂在贮存期间允许有少量轻摇易散的沉淀。

11. 其他剂型　胶剂应密闭贮存，防止受潮。酒剂应密封，置于阴凉处贮存，贮存期间允许有少量轻摇易散的沉淀。露剂应密封，置阴凉处贮存。栓剂应在 30℃ 以下密闭贮存，置于室内阴凉干燥处。酊剂应遮光密封，置阴凉处贮存。流浸膏与浸膏剂应遮光密封，流浸膏剂应置于阴凉处贮存。凝胶剂应避光、密闭贮存，并应防冻。茶剂应密闭贮存，含挥发性及易吸潮药物的茶剂应密封贮存。鼻用制剂应密闭贮存。眼用制剂应遮光密封，置阴凉处贮存。气雾剂、喷雾剂均应置于阴凉处贮存，并避免曝晒，防高热、撞击等。

此外，家庭贮藏保管中成药时，建议设置一个固定的存药位置，避免日光照射、高温、潮湿，避免微生物的污染。还应注意检查药物的使用期，对于过期药物最好不要服用；对于霉变、黏结、酸败、虫蛀等变质药物，根据不同剂型适当处理后丢弃；对于有疑问的药物，不要贸然使用。药店药库贮藏保管中成药时，首先要有完善的库房设施，药库应有防潮、防火、防鼠及防虫蛀的相应设施，并定期灭菌消毒，消除污染源。还要做好入库检查，检查包装是否完整，有无渗漏、潮湿、发霉及包装破损等。不符合入库要求者，不宜贮存。根据不同剂型，选择相应的贮存方法，贵重药、剧毒药应专柜加锁，专人保管。遵守出库原则，做到先进先出，后进后出，易变先出，近效期先出，降低药品的报损率。

三、中成药外观性状检验

1. 散剂　应干燥、疏松、混合均匀，色泽一致。取适量混合好的药粉，平铺在光滑的白纸上，将其表面压平，在光亮处观察，应呈现均匀的色泽。

2. 丸剂　丸剂外观应圆整均匀，色泽一致。大蜜丸、小蜜丸应细腻滋润，软硬适中；蜡丸表面应光滑无裂纹，丸内不得有蜡点和颗粒；滴丸应圆整均匀，色泽一致，无粘连现象，表面无冷凝介质黏附；包衣丸剂要求包衣材料均匀包裹全丸，表面光洁，无花斑。

3. 片剂　应完整光洁，色泽均匀，杂色点 0.15 ～ 0.18mm，并小于 5%，除个别片剂出现麻面外（应小于 10%），不得有严重花斑及特殊异物。包衣片剂有畸形者，不得超过 0.3%。应无潮解、发霉变质现象。要有适宜的硬度，以避免在包装和运输过程中发生碎片。

4. 颗粒剂　应干燥，颗粒均匀，色泽一致，无吸潮、软化、结块、潮解等现象。

5. 胶囊剂　应整洁，不得有黏结、渗漏、变形或囊壳破裂现象，并应无异味。软硬胶囊剂内容物都应干燥、疏松、混合均匀。

6. 糖浆剂　除另有规定外，糖浆剂应澄清。含有中药提取物的糖浆剂，允许有少量轻摇易散的沉淀。不得有酸败、异臭、产生气体或其他变质现象。

7. 膏剂　煎膏剂应无焦臭、异味，无糖的结晶析出；贴膏剂膏料应均匀涂布，膏面应光洁，色泽一致，无脱膏、失黏现象，背衬面应平整、洁净、无漏膏现象，每片长度和宽度按中线部位测量，均不得小于标示尺寸；黑膏药膏体应乌黑光亮，油润细腻，老嫩适宜，摊涂均匀，无红斑，无飞边缺口，加温后能敷贴于皮肤上，不脱落，不移动，对皮肤无刺激。

8. 注射剂　溶液型注射剂应澄明；乳状液型注射剂应稳定，不得有相分离现象。

其他制剂，应参考标瓶签进行简易质量检查。

考纲摘要

1. 中成药配伍方法；临床应用基本原则。
2. 中成药的配伍形式；联合用药原则；中成药的用法与用量。
3. 药物不良反应的概念；产生中成药不良反应的原因；中成药不良反应的预防措施。
4. 中成药储存保管方法与外观性状检验。

复习思考

一、单项选择题

1. 中成药的处方来源不包括（　　）

　　A. 传统文献

　　B. 民间验方

　　C. 协定处方

　　D. 临床医生随症开方

　　E. 新研制方

2. 补益性中成药宜（　　）

　　A. 饭前服

　　B. 饭后服

C. 不拘时服

D. 临睡前服

E. 每隔 2 小时服

3. 药物不良反应的概念是（　　　）

　　A. 人接受正常剂量的药物时出现的任何有伤害的和与用药目的相关的反应

　　B. 人接受正常剂量的药物时出现的任何有伤害的和与用药目的无关的反应

　　C. 人接受超剂量的药物时出现的任何有伤害的和与用药目的无关的反应

　　D. 人接受超剂量的药物时出现的任何有伤害的和与用药目的有关的反应

　　E. 以上均不是

4. 中药颗粒剂易（　　　）

　　A. 虫蛀

　　B. 吸湿

　　C. 结块

　　D. 粘连

　　E. 软化

5. 中西药联用能降低西药不良反应的药组是（　　　）

　　A. 龙骨与洋地黄类药

　　B. 济生肾气丸与降糖药

　　C. 洋金花与强心苷类药

　　D. 复方枇杷糖浆与降压药

　　E. 五味子糖浆与磺胺类药

二、多项选择题

1. 中成药不良反应的预防措施有（　　　）

　　A. 辨证用药

　　B. 全面了解中成药

　　C. 选择合适的剂量与剂型

　　D. 合理配伍

　　E. 提高药品生产质量

2. 属于中成药联合用药原则的是（　　　）

　　A. 一个中成药不能满足所有证候时，可以联合应用多种中成药

　　B. 多种中成药的联合应用，应遵循药效互补原则及增效减毒原则

　　C. 药性峻烈的或含毒性成分的药物应避免重复使用

　　D. 合并用药时，注意中成药的各药味、各成分间的配伍禁忌

E. 中成药不能采用内服与外用药联合使用

三、材料分析题

患者，女，23岁。经常饮食生冷，平素易于腹泻。最近因天气炎热，进食大量冰西瓜，加之吹空调受凉，出现发热畏寒，恶心呕吐，脘腹胀痛，不思饮食，大便稀溏，舌淡苔白腻，脉濡。患者去药店咨询，店员为患者推荐附子理中丸与藿香正气水联合服用。具体用法用量：附子理中丸，一次1丸，一日3次；藿香正气水一次1支（10mL），一日2次。请问：该店员为患者推荐的药物合理吗，为什么？

扫一扫，知答案

各 论

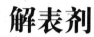

模块四

解表剂

扫一扫，看课件

【学习目标】

　　掌握麻黄汤、桂枝汤、小青龙汤、银翘散、桑菊饮、麻黄杏仁甘草石膏汤、九味羌活汤、藿香正气散的功效、主治、药物间的配伍关系、用法用量、使用注意及其他制剂；能正确进行本类方剂的审方与调配。

　　熟悉解表剂的概念、适应证、分类、使用注意和各类的功能与主治。熟悉感冒清热颗粒、正柴胡饮颗粒、双黄连颗粒、羚羊感冒片、连花清瘟胶囊、荆防颗粒等中成药的功效、主治、用法用量、使用注意；能对本类中成药进行对比荐药。

　　了解其他方剂及中成药的功效与主治，并能对比荐药。

案例导入

　　患者陈某，15岁。昨日外出游玩，傍晚回家后突然出现恶寒发热，在家自测体温38.5℃，头身疼痛，口渴喜冷饮，咽喉肿痛，舌尖红苔薄黄，脉浮数。今晨去医院就诊，经门诊医生诊查，诊断为"感冒"。

　　请问该患者感冒中医辨证属于何种证型？请为该患者推荐合适的方剂或中成药，并说明选用的依据。

凡以解表药为主组成，具有发散表邪作用，治疗表证的方剂，称解表剂。属于八法中"汗法"范畴。

解表剂主要用于外感六淫或时行疫毒之邪，邪在肺卫、肌表形成之表证。症见恶寒发热，头身疼痛，苔薄，脉浮。麻疹、水肿、疮疡、痢疾初起兼有表证者，亦可适用。外邪侵袭肌表，常以风邪为主导，兼夹寒邪、热邪、暑邪、湿邪之不同，同时患者体质亦有虚实之别，因此，解表剂可分为辛温解表剂、辛凉解表剂、解表胜湿剂、祛暑解表剂及扶正解表剂5类。

使用解表剂要辨证准确，辨明邪之内外、寒热及有无兼夹证。对于表邪未尽，又现里证，则先解表，后治里；表里并重者，应表里双解。若表邪已解，或病邪已入里，均不宜使用解表剂。由于解表剂多以辛散轻宣之品组方，故不宜久煎，以免药性耗散，影响疗效。同时，为了助药发汗和避免复感，服用解表剂一般应温服，服药后可增加衣被或辅之以热粥。服药期间，应忌食生冷、油腻等不易消化之品，以免影响药物的吸收。

项目一　辛温解表剂

辛温解表剂具有发散风寒作用，适用于外感风寒表证。症见恶寒发热、头痛项强，肢体酸痛，苔薄白，脉浮紧或浮缓。常以辛温解表药如麻黄、桂枝等为主组成方剂。代表方如麻黄汤、桂枝汤、小青龙汤等。

麻黄汤
《伤寒论》

【组成】麻黄9g　桂枝6g　杏仁6g　甘草（炙）3g

【功效】发汗解表，宣肺平喘。

【主治】外感风寒表实证。症见恶寒发热，头疼身痛，无汗而喘，舌苔薄白，脉浮紧。

【方解】本方证为外感风寒，肺气失宣所致。风寒外袭肌表，卫阳被遏，腠理闭塞，营阴郁滞，经脉不通，故见恶寒发热，无汗，头身疼痛；风寒闭肺，肺失宣肃，肺气上逆则喘。舌苔薄白，脉浮紧均为风寒袭表之象。治当发汗解表，宣肺平喘。

方中麻黄为君药，具有发汗解表、宣肺平喘之功。桂枝为臣，解肌发表，温通经脉，既助麻黄发汗解表，使其发汗之力倍增，又通行营阴，使疼痛之症得解。二药相须为用，是辛温发汗的常用组合。杏仁为佐，宣降肺气，止咳平喘，与麻黄相伍，一宣一降，加强宣肺平喘之力。炙甘草既调和麻、杏之宣降，又缓和麻、桂相合之峻烈，为佐使之药。

配伍特点：一为麻、桂相须，具有发汗解表功效；二为麻、杏相使，则有宣肺平喘之效。

【剂型规格】汤剂。

【用法用量】水煎服。麻黄先煎，去上沫，再与余药共煎，一日2次，服后温覆取微汗。

【临床应用】常用于治疗感冒、流行性感冒、急性支气管炎、支气管哮喘等属风寒表实证者。

【使用注意】本方为辛温发汗之峻剂，不可过服；阴血亏虚、外感风温、表虚自汗者，不宜使用。

【方歌】麻黄汤中臣桂枝，杏仁甘草四般施。

　　　　发汗解表宣肺气，伤寒表实无汗宜。

【附方】

1. 三拗汤《太平惠民和剂局方》　麻黄　杏仁　甘草各等分　为粗末，每服15g，生姜5片，水煎服。功效：宣肺解表。主治：感冒风邪，鼻塞声重，语音不出，或伤风冷，头痛目眩，四肢拘蜷，咳嗽痰多，胸满气短。

2. 大青龙汤《伤寒论》　麻黄12g　桂枝4g　甘草（炙）5g　杏仁6g　石膏12g　大枣3枚　生姜9g　水煎服。功效：发汗解表，清热除烦。主治：外感风寒，里兼蕴热证。恶寒发热，寒热俱重，身体疼痛，不汗出而烦躁，脉浮紧。

桂枝汤
《伤寒论》

【组成】桂枝9g　芍药9g　生姜9g　甘草（炙）6g　大枣12枚

【功效】解肌发表，调和营卫。

【主治】外感风寒表虚证。症见头痛发热，汗出恶风，或鼻鸣干呕，口不渴，苔薄白，脉浮缓或浮弱。

【方解】本方证为外感风寒，营卫不和所致。风寒外袭，邪正相争，则头痛，发热，脉浮；营卫不和，卫阳浮而不固，营阴不能内守，故汗出；风寒袭表，肺系不利，肺胃失和，则鼻鸣干呕；苔白不渴，脉浮缓或浮弱，皆为风寒表虚之象。治当解肌发表，调和营卫。

方中桂枝为君药，解肌发表，以散风寒。芍药为臣，益阴和营，以敛营阴。桂枝与芍药相配，散收并举，调和营卫。生姜辛温发散，既助桂枝解肌调卫，又温胃止呕；大枣甘平滋润，补中益气，养血益营；姜枣相合，加强桂枝、芍药调和营卫之功，共为佐药。炙甘草为使，调和药性，又补气和中，与桂枝辛甘化阳以实卫，合芍药酸甘化阴以和营。五药合用，使外邪去，营卫和，则发热汗出等症可愈。

【剂型规格】汤剂。

【用法用量】水煎服。服后即时啜热稀粥或喝少量热开水，并温覆避风助汗，汗出停服，不必尽剂。

【其他制剂】

1. 桂枝颗粒《部颁标准》 口服。一次 1 袋，一日 3 次，开水冲服。

2. 桂枝合剂《部颁标准》 口服。一次 10 ~ 15mL，一日 3 次，摇匀后服。

【临床应用】常用于普通感冒、流行性感冒、上呼吸道感染、荨麻疹、皮肤瘙痒症、冬季皮炎、病后或产后低热等证属营卫不和者。

【使用注意】表实无汗或温病内热口渴者禁用；服药期间忌食生冷、油腻、酒肉、辛辣等。

【方歌】桂枝芍药等量伍，姜枣甘草微火煮。

解肌发表调营卫，中风表虚自汗出。

小青龙汤
《伤寒论》

【组成】麻黄 9g 桂枝 6g 芍药 9g 干姜 3g 细辛 3g 半夏 9g 五味子 6g 甘草（炙）6g

【功效】解表散寒，温肺化饮。

【主治】外寒内饮证。症见恶寒发热，无汗，头身疼痛，喘咳，痰多而稀，胸痞，或痰饮喘咳，不得平卧，或身体疼重，头面四肢浮肿，舌苔白滑，脉浮。

【方解】本方证为素有内饮，复感风寒，外寒引动内饮所致。风寒束表，皮毛闭塞，卫阳被遏，营阴郁滞，故恶寒发热，无汗，身体疼痛；素有水饮，感受外邪，表寒引动内饮，肺失宣降，故咳喘痰多而稀，甚则不得平卧；水饮内停，阻滞气机，故胸痞；饮溢肌肤，则身体疼重，头面四肢浮肿；舌苔白滑，脉浮，是为外寒里饮之征。治当解表散寒，温肺化饮。

方中麻黄、桂枝相须为君，发汗散寒以解表邪，且麻黄又能宣肺平喘，桂枝温通经脉，助阳化气，以利行水。干姜、细辛为臣，温肺化饮，兼助麻、桂解表祛邪。素有痰饮者脾肺本虚，佐以五味子敛肺止咳，益气生津；芍药和营养血。二药与君、臣辛散之品相配，一散一收，既增强止咳平喘之功，又制约辛散温燥太过。半夏燥湿化痰，和胃降逆，亦为佐药。炙甘草兼为佐使之药，既益气和中，又调和辛散酸收之品。诸药配伍，使风寒解，水饮去，宣降恢复，诸症自平。

【剂型规格】汤剂。

【用法用量】水煎服。一日 2 ~ 3 次。

【其他制剂】

1. 小青龙合剂《中国药典》　口服。一次 10 ～ 20mL，一日 3 次，摇匀后服。

2. 小青龙颗粒《中国药典》　开水冲服。一次 1 袋，一日 3 次。

3. 小青龙冲剂《部颁标准》　开水冲服。一次 1 袋，一日 3 次。

4. 小青龙口服液《部颁标准》　口服。一次 10mL，一日 3 次。

5. 小青龙糖浆《部颁标准》　口服。一次 15 ～ 20mL，一日 3 次。

【临床应用】常用于治疗慢性气管炎急性发作、支气管哮喘、肺炎、百日咳、肺心病、过敏性鼻炎、卡他性眼炎、卡他性中耳炎等证属外寒内饮者。

【使用注意】风热表证、里热证及阴虚内热者，不宜使用。

【方歌】解表蠲饮小青龙，麻桂姜辛夏草从。

　　　　芍药五味敛气阴，表寒内饮建奇功。

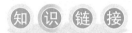

古有"左青龙右白虎"之说。青龙，是神话中东方木神，色主青，主发育万物。张秉成曰："名小青龙者，以龙为水族，大则可兴云致雨，飞腾于宇宙之间；小则亦能治水驱邪，潜隐于波涛之内耳。(《成方便读》)"二方发汗逐饮之功，犹如青龙之兴云治水，但依其发汗力强弱而命名"大、小青龙汤"。

感冒清热颗粒
《中国药典》

【组成】荆芥穗 200g　防风 100g　柴胡 100g　葛根 100g　薄荷 60g　紫苏叶 60g　桔梗 60g　苦杏仁 80g　白芷 60g　苦地丁 200g　芦根 160g

【功效】疏风散寒，解表清热。

【主治】风寒感冒。症见头痛发热，恶寒身痛，鼻流清涕，咳嗽咽干。

【方解】本方证为外感风寒，兼火热内郁；或风寒表证未解，有化热趋势者。邪在体表，毛窍闭塞，肺卫失宣，故发热恶寒，头痛身痛，鼻流清涕；内有郁热，肺失宣降，故咳嗽咽干。治当发散表邪为主，苦寒清泄为辅。

荆芥穗、防风均辛散而微温，善解表祛风；防风胜湿止痛，共为君药。紫苏叶、白芷辛温行散，发表散寒，通窍止痛；柴胡、葛根、薄荷辛凉透表，解肌退热，清利头目。五药助君药透发表邪为臣药，所谓"邪在皮毛者，汗而发之"。芦根甘寒清透，清热生津；苦地丁苦寒清泄，善清热解毒，散结消肿；桔梗配苦杏仁，一升一降，主宣降肺气，祛痰止咳。四药协助君臣药治疗兼证咳嗽咽干，故为佐药。全方发散表邪，兼清里热，共奏疏风散寒、解表清热之功。

【剂型规格】颗粒剂。每袋装 12g、6g（无蔗糖）、3g（含乳糖）。

【用法用量】开水冲服。一次 1 袋，一日 2 次。

【其他制剂】

1. 感冒清热口服液《中国药典》 口服。一次 10mL，一日 2 次。

2. 感冒清热咀嚼片《中国药典》 咀嚼溶化后吞服。一次 2 片，一日 2 次。

3. 感冒清热胶囊《中国药典》 口服。一次 3 粒，一日 2 次。

【临床应用】常用于治疗普通感冒、流行性感冒、上呼吸道感染等证属外感风寒，内有伏热者。

【使用注意】服药期间，忌食辛辣、油腻食物；与环孢素 A 同用，可能引起环孢素 A 血药浓度升高。

正柴胡饮颗粒
《中国药典》

【组成】柴胡 100g　陈皮 100g　防风 80g　甘草 40g　赤芍 150g　生姜 70g

【功效】发散风寒，解热止痛。

【主治】外感风寒所致的发热恶寒，无汗，头痛，鼻塞，喷嚏，咽痒咳嗽，四肢酸痛；流感初起、轻度上呼吸道感染见上述证候者。

【方解】本方证属外感风寒表证之轻者。风寒束表，毛窍闭塞，卫阳被遏，因感邪较轻，故微恶风寒，发热无汗，头身疼痛；肺失宣肃，则鼻塞喷嚏，咽痒咳嗽。外感风寒，治宜解表散寒；然表寒轻证，只需轻疏肌表，微发其汗，病邪自可外达，不必用辛温重剂，徒伤其表。

方中柴胡辛散表邪，疏散退热，为君药。防风祛风除湿，散寒止痛，为臣药。生姜发汗解表，助柴胡、防风解表透邪；陈皮疏畅气机，以助祛邪外出；芍药益阴和营，防止辛散太过而伤阴，共为佐药。甘草调和诸药为使。本方药性平和，对于气血不虚而外感风寒较轻者颇宜。

【剂型规格】颗粒剂。每袋装 10g、3g（无蔗糖）。

【用法用量】开水冲服。一次 1 袋，一日 3 次，小儿酌减或遵医嘱。

【其他制剂】

正柴胡饮胶囊《部颁标准》 口服。一次 2 粒，一日 3 次。

【临床应用】常用于感冒、流行性感冒、疟疾初起以及妇女经期、妊娠、产后感冒等属外感风寒而气血不虚者。

【使用注意】风热感冒慎用。

项目二　辛凉解表剂

辛凉解表剂具有发散风热作用，适用于外感风热表证。症见发热，微恶风寒，无汗或有汗不畅，头痛口渴，咳嗽咽痛，舌尖红，苔薄白或薄黄，脉浮数。常以辛凉解表药如桑叶、菊花、薄荷、牛蒡子等为主组成方剂。代表方如银翘散、桑菊饮、羚羊感冒片等。

银翘散
《温病条辨》

【组成】连翘30g　金银花30g　苦桔梗18g　薄荷18g　竹叶12g　生甘草15g荆芥穗12g　淡豆豉15g　牛蒡子18g

【功效】辛凉透表，清热解毒。

【主治】温病初起。症见发热，微恶风寒，无汗或有汗不畅，头痛口渴，咳嗽咽痛，舌尖红，苔薄白或薄黄，脉浮数。

【方解】本方证为温病初起，邪在卫分。卫气被郁，开合失司，故发热、微恶风寒、无汗或有汗不畅；温热之邪自口鼻而入，上犯于肺，则咳嗽；风热搏结气血，蕴结成毒，热毒侵袭肺系门户，则咽喉红肿疼痛；温邪伤津，故口渴；舌尖红，苔薄白或微黄，脉浮数，均为温病初起之征。治宜辛凉透表，清热解毒。

方中金银花、连翘疏散风热，清热解毒，重用为君。薄荷、牛蒡子疏散风热，清利头目，解毒利咽；荆芥穗、淡豆豉辛而微温，解表散邪，配入辛凉解表方中，增强辛散透表之力，四药俱为臣药。芦根、竹叶清热生津；桔梗宣肺，祛痰利咽，同为佐药。甘草既可调和药性，护胃安中，又合桔梗利咽止咳，属佐使之用。

配伍特点：辛凉之中配伍少量辛温之品，既有利于透邪，又不悖辛凉之旨；疏散风邪与清热解毒相配，具有外散风热、内清热毒之功，构成疏清兼顾、以疏为主之剂。

【剂型规格】散剂。

【用法用量】鲜芦根煎汤送服，一次18g。或作汤剂，用量按原方比例酌减。

【其他制剂】

1.银翘解毒丸（浓缩蜜丸）《中国药典》 芦根汤或温开水送服。一次1丸，一日2～3次。

2.银翘解毒片《中国药典》 口服。一次4片，一日2～3次。

3.银翘解毒软胶囊《中国药典》 口服。一次2粒，一日3次。

4.银翘解毒胶囊《中国药典》 口服。一次4粒，一日2～3次。

5.银翘解毒颗粒《中国药典》 开水冲服。一次15g或5g（含乳糖），一日3次；重症者加服 1 次。

【临床应用】常用于急性发热性疾病初起阶段，如感冒、流行性感冒、急性扁桃体炎、上呼吸道感染、肺炎、麻疹、流行性脑膜炎、乙型脑炎、腮腺炎等证属温病初起、邪郁肺卫者。皮肤病如风疹、荨麻疹、疮痈疖肿亦多用之。

【使用注意】凡外感风寒及湿热病初起者禁用；不宜久煎。

【方歌】银翘散治上焦疴，竹叶荆蒡豉薄荷；

　　　　　甘桔芦根凉解法，辛凉平剂用时多。

桑菊饮
《温病条辨》

【组成】桑叶 7.5g　菊花 3g　杏仁 6g　连翘 5g　薄荷 2.5g　苦桔梗 6g　生甘草 2.5g 芦根 6g

【功效】疏风清热，宣肺止咳。

【主治】风温初起，表热轻证。咳嗽，身热不甚，口微渴，脉浮数。

【方解】本方证为温热病邪从口鼻而入，邪犯肺络，肺失清肃，故以咳嗽为主症；受邪轻浅，则身不甚热，口渴亦微。治当疏风清热，宣肺止咳。

方中桑叶甘苦性凉，疏散风热、清肺润燥；菊花甘苦微寒，散风，清热，解毒。二药相须为用，长于疏散肺中风热，共为君药。薄荷疏散风热，清利头目，且能利咽；杏仁降气止咳平喘；桔梗开宣肺气，桔梗与杏仁相合，是宣降肺气的常用组合，三者共为臣药。连翘味苦微寒，清热解毒，消肿散结，疏散风热；芦根清热生津，除烦利尿，二药助君臣清透上焦热邪，又防热邪伤津，为佐药。甘草调和诸药为使。诸药相伍，使上焦风热得以疏散，肺气得以宣降，则表证解、咳嗽止。

本方从"辛凉微苦"立法，其配伍特点：一以轻清宣散之品，疏散风热以清头目；二以苦辛宣降之品，理气肃肺以止咳嗽。

【剂型规格】汤剂。

【用法用量】水煎服。一日 2 次。

【其他制剂】

1. 桑菊感冒丸《中国药典》　口服。一次 25～30 丸，一日 2～3 次。

2. 桑菊感冒片《中国药典》　口服。一次 4～8 片，一日 2～3 次。

3. 桑菊感冒合剂《中国药典》　口服。一次 15～20mL，一日 3 次，用时摇匀。

4. 桑菊感冒冲剂《部颁标准》　开水冲服。一次 11～22g，一日 2～3 次。

【临床应用】常用于感冒、急性支气管炎、上呼吸道感染、肺炎、急性结膜炎、角膜炎等属风热犯肺或肝经风热者。

【使用注意】风寒咳嗽不宜使用；不宜久煎。

【方歌】桑菊饮中桔杏翘，芦根甘草薄荷绕；

　　　　清疏肺卫轻宣剂，风温咳嗽服之消。

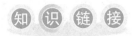 知 识 链 接

　　银翘散与桑菊饮都是治疗温病初起的辛凉解表方剂，组成中都有连翘、桔梗、甘草、薄荷、芦根五药，但用量不同。银翘散用量较大，且用金银花配伍荆芥、豆豉、牛蒡子、竹叶，解表清热之力强，为"辛凉平剂"；桑菊饮用量较小，用桑叶、菊花配伍杏仁，肃肺止咳之力大，而解表清热作用较银翘散为弱，故为"辛凉轻剂"。

麻黄杏仁甘草石膏汤
《伤寒论》

【组成】麻黄 9g　杏仁 9g　石膏 18g　甘草（炙）6g

【功效】辛凉疏表，清肺平喘。

【主治】外感风邪，邪热壅肺证。症见身热不解，咳逆气急，甚则鼻扇，口渴，有汗或无汗，舌苔薄白或黄，脉浮而数。

【方解】本方证是表邪入里化热，壅遏于肺，肺失宣降所致。邪热充斥内外，故身热不解，汗出口渴，苔黄，脉数；热壅于肺，肺失宣降，故咳逆气急，甚则鼻扇。若表邪未尽，卫气被郁，毛窍闭塞则无汗；苔薄白、脉浮亦是表证未尽之征。治当辛凉透邪，清热平喘。

　　方中麻黄辛温，发汗散寒，宣肺平喘；石膏辛甘大寒，清热泻火，除烦止渴。二药一辛温，一辛寒；一以宣肺为主，一以清肺为主，且俱能透邪于外，既消除致病之因，又调理肺之宣发，共用为君。石膏倍于麻黄，使本方不失为辛凉之剂；麻黄得石膏，宣肺平喘而不助热。杏仁味苦，降肺气而平喘咳，与麻黄相配则宣降相因，与石膏相伍则清肃协同，是为臣药。炙甘草既益气和中，又与石膏相合而生津止渴，更能调和于寒温宣降之间，为佐使药。四药合用，解表与清肺并用，以清为主；宣肺与降气结合，以宣为主。共奏辛凉疏表，清肺平喘之功。

【剂型规格】汤剂。

【用法用量】水煎服。一日 2 次。

【其他制剂】

1. 麻杏甘石合剂《部颁标准》　口服。一次 10 ~ 20mL，一日 3 次，或遵医嘱。

2. 麻杏止咳糖浆《部颁标准》 口服。一次 15mL，一日 3 次。

3. 麻杏止咳糖丸《部颁标准》 口服。一次 3g，一日 3 次，小儿酌减。

【临床应用】常用于感冒、上呼吸道感染、急性支气管炎、支气管肺炎、大叶性肺炎、支气管哮喘、麻疹合并肺炎等属表证未尽、热邪壅肺者。

【使用注意】风寒咳喘，痰热壅盛者不宜使用。

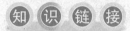 知 识 链 接

麻杏甘石汤与麻黄汤比较

二方均用麻黄、杏仁、甘草而治喘咳，但前方以麻黄配石膏，清热宣肺为主，兼以解表祛邪，治疗表邪入里化热，壅遏于肺之证；后方主治风寒束表，肺气失宣所致之喘咳，故以麻黄配桂枝，相须为用，发汗解表为主，兼以宣肺平喘。二方仅一药之差，功用及主治证病机却大相径庭。

双黄连颗粒
《中国药典》

【组成】金银花 1500g　连翘 3000g　黄芩 1500g

【功效】疏风解表，清热解毒。

【主治】外感风热所致的感冒。症见发热，咳嗽，咽痛。

【方解】本方证为外感风热疫毒，致卫表失和，肺失宣肃，故发热，咳嗽，咽痛。治宜疏散风热，清热解毒。

方中金银花甘寒清透，清热解毒，疏散风热，为君药。黄芩苦寒清泄，泻火解毒，善清肺热；连翘味苦微寒，清热解毒，疏散风热，消肿散结。二药合用，助君药清热解毒，疏散风热，故为臣药。全方配伍，清解疏散，故善治风热感冒所致的发热、咽痛、咳嗽等症。

【剂型规格】颗粒剂。每袋装 5g，相当于净饮片 15g 或 30g（无蔗糖）。

【用法用量】口服或开水冲服。一次 10g，一日 3 次；6 个月以下，一次 2～3g；6 个月至 1 岁，一次 3～4g；1 岁至 3 岁，一次 4～5g；3 岁以上小儿酌量或遵医嘱。无蔗糖颗粒服用量减半。

【其他制剂】

1. 双黄连口服液《中国药典》 口服。一次 20mL，一日 3 次，小儿酌减或遵医嘱。

2. 双黄连片《中国药典》 口服。一次 4 片，一日 3 次，小儿酌减或遵医嘱。

3. 双黄连栓《中国药典》 直肠给药。一次 1 粒，一日 2～3 次。

4.双黄连胶囊《中国药典》　口服。一次4粒，一日3次，小儿酌减或遵医嘱。

5.双黄连滴眼剂《中国药典》　滴入眼睑内（临用前将1支药粉与1支溶剂配制成溶液，充分溶解后使用）。一次1～2滴，一日4次。

【临床应用】常用于普通感冒、流行性感冒、急性扁桃体炎、麻疹初起、流行性腮腺炎、乙型脑炎初起见有表证者。

【使用注意】风寒感冒不宜；服药期间，忌用滋补性中药；忌烟、酒及辛辣、生冷、油腻食物。

羚羊感冒片
《中国药典》

【组成】羚羊角3.4g　牛蒡子109g　淡豆豉68g　金银花164g　荆芥82g　连翘164g　淡竹叶82g　桔梗109g　薄荷素油0.68mL　甘草68g

【功效】清热解表。

【主治】流行性感冒。症见发热恶风，头痛头晕，咳嗽胸闷，咽喉肿痛。

【方解】流行性感冒属于中医"时行感冒"范畴，其病因兼具风邪及热邪特征，亦可兼夹其他时邪，具有较强的传染性。本病是风热疫邪自口鼻而入，首先犯肺，多呈"卫—气—营—血"传变规律。轻症患者以"风热犯肺""热毒袭肺"两证型多见，重症及危重症又可出现"气营两燔""毒热内陷""内闭外脱"之证。早期患者，病程较短，病变多在卫气，治宜清热解毒，疏风解表。

方中羚羊角咸寒无毒，归肝、心经，具平肝息风、清肝明目、散血解毒功效，善于治疗热病高热烦躁，神昏谵语，痉厥抽搐等；金银花、连翘清热解毒，疏散风热；三药合用，重在清热解毒，疏散风热，共为君药。薄荷、牛蒡子、淡豆豉疏散风热，利咽解毒；荆芥穗疏风解表，俱为臣药。淡竹叶清心泄热，除烦止咳；桔梗引诸药入肺，同为佐药。甘草清热解毒，调和诸药，是属佐使之用。诸药共奏清热解表作用而治疗流行性感冒。

【剂型规格】片剂。薄膜衣片：每片重0.32g、0.36g。

【用法用量】口服。一次4～6片，一日2次。

【其他制剂】

1.羚羊感冒胶囊《部颁标准》　口服。一次2粒，一日2～3次。

2.羚羊感冒颗粒《部颁标准》　开水冲服。一次6g，一日2～3次。

【临床应用】常用于流行性感冒、病毒性感冒、上呼吸道感染等见上述病证者。

【使用注意】忌烟、酒及辛辣、生冷、油腻食物；服药期间，不宜同服滋补性中药；风寒感冒者不宜。

连花清瘟胶囊
《中国药典》

【组成】连翘255g　金银花255g　麻黄（炙）85g　苦杏仁（炒）85g　石膏255g　板蓝根255g　绵马贯众255g　鱼腥草255g　广藿香85g　大黄51g　红景天85g　薄荷脑7.5g　甘草85g

【功效】清瘟解毒，宣肺泄热。

【主治】流行性感冒属热毒袭肺证。症见发热，恶寒，肌肉酸痛，鼻塞流涕，咳嗽，头痛，咽干咽痛，舌偏红，苔黄或黄腻。

【方解】方中连翘苦微寒而清解，金银花甘寒质轻，二药均清热解毒，疏散风热，相须为用，功力更强，为君药。炙麻黄辛温发散，微苦略降，宣肺平喘；石膏辛甘大寒，清解肺热，与麻黄相配，清热不留邪，宣肺不助热；炒苦杏仁降气止咳平喘，润肠通便，与麻黄相配则宣降相因。三药合用，助君药清泻肺火，宣肺平喘，故为臣药。板蓝根清热解毒，凉血利咽；绵马贯众清热解毒；鱼腥草辛寒透达，清热解毒，消痈排脓；广藿香芳香辛散，发表解暑，和中止呕，芳香化湿；薄荷脑辛凉清散，疏散风热，清利头目；大黄泻下攻积，清热泻火，凉血解毒，导热下行；红景天益气活血，通脉平喘。以上七药助君臣药清肺解毒，宣肺泄热，理气和中，共为佐药。甘草既清热解毒又调和诸药，为使药。

全方配伍，辛凉宣泄，苦寒清泄，共奏清热解毒、宣肺泄热之功。

【剂型规格】胶囊剂。每粒装0.35g。

【用法用量】口服。一次4粒，一日3次。

【其他制剂】

1.连花清瘟片《中国药典》　口服。一次4片，一日3次。

2.连花清瘟颗粒《中国药典》　口服。一次1袋，一日3次。

【临床应用】常用于流行性感冒、乙型流感、人禽流感、甲型H1N1流感等证属热毒袭肺者。

【使用注意】风寒感冒者慎服。

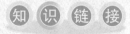 知 识 链 接

连花清瘟胶囊在药名中强调了"清瘟"概念。流行性感冒、SARS、禽流感都是由病毒致病，具有较强的传染性，属中医"瘟疫"范畴。本药虽以"清瘟解毒，宣泄肺热"为治疗大法，但适当配伍了活血化瘀、通腑泄热、芳香避秽等药；尤其是配伍了益气养阴的红景天调节免疫，扶正祛邪。既能调动机体抗病康

复能力，又防大黄攻下之弊。根据严谨的临床试验验证，该药退热迅速，抗炎强劲，可消除扁桃体肿大。

项目三 解表胜湿剂

解表胜湿剂具有祛风解表、散寒除湿的作用，适用于外感风寒湿表证。症见恶寒发热，头重痛，肢体酸痛，或伴见胸脘满闷，舌淡苔白或腻，脉浮。常以解表除湿药如羌活、独活等为主组成方剂。代表方如九味羌活汤等。

九味羌活汤
《此事难知》

【组成】羌活9g 防风9g 苍术9g 细辛3g 川芎6g 白芷6g 黄芩6g 生地黄6g 甘草6g

【功效】发汗祛湿，兼清里热。

【主治】外感风寒湿邪，内有蕴热证。恶寒发热，无汗，头痛项强，肢体酸楚疼痛，口苦微渴，舌苔白或微黄，脉浮。

【方解】本方证为外感风寒湿邪，内有蕴热所致。风寒湿邪侵袭肌表，郁遏卫阳，闭塞腠理，营阴郁滞，故恶寒发热，无汗，头痛项强，肢体酸痛，脉浮；里有蕴热，故口苦微渴，舌苔微黄。治宜发汗祛湿，兼清里热。

方中羌活为君，解表散寒，祛风除湿，止痛，为治风寒湿邪在表之要药。防风祛风解表，胜湿止痛；苍术除湿力强，两药助羌活散寒除湿止痛，共为臣药。细辛、白芷、川芎均辛温透达，祛风散寒，通行气血，以止头身疼痛；生地、黄芩清泄里热，并防辛温燥烈之品伤津，为佐药。甘草为使。九味配伍，既能统治风寒湿邪，又能兼顾协调表里，共成发汗祛湿、兼清里热之剂。

配伍特点：一是升散药和清热药结合运用；二是体现了"分经论治"的思想。其中细辛善止少阴头痛，白芷擅解阳明头痛，川芎长于止少阳、厥阴头痛，羌活善于解太阳头痛，苍术擅入太阴、阳明经，诸药合用，为本方"分经论治"的基本结构。

【剂型规格】汤剂。

【用法用量】水煎服。一日2～3次。

【其他制剂】

1. 九味羌活丸《中国药典》 姜葱汤或温开水送服。一次6～9g，一日2～3次。

2. 九味羌活口服液《中国药典》 口服。一次20mL，一日2～3次。

3. 九味羌活颗粒《中国药典》 姜汤或开水冲服。一次1袋，一日2～3次。

59

4.九味羌活片《部颁标准》 姜汤或温开水送服。一次 4～5 片，一日 2～3 次。

【临床应用】常用于普通感冒、流行性感冒、风湿性关节炎、偏头痛、急性荨麻疹、坐骨神经痛等证属外感风寒湿邪兼内有蕴热者。

【使用注意】风热表证与阴虚内热者均不宜使用。

【方歌】九味羌活防风苍，辛芷芎草芩地黄；

　　　　发汗祛湿兼清热，分经论治变通良。

荆防颗粒
《部颁标准》

【组成】荆芥 75g 防风 75g 羌活 75g 独活 75g 柴胡 75g 前胡 75g 川芎 75g 枳壳 75g 茯苓 75g 桔梗 75g 甘草 25g

【功效】发汗解表，散风祛湿。

【主治】感冒风寒，头痛身痛，恶寒无汗，鼻塞流涕，咳嗽。

【方解】本方证为外感风寒湿邪所致。风寒湿邪袭表，卫阳被遏，故头痛身痛，恶寒无汗；风寒犯肺，肺气郁闭，失于宣肃，则鼻塞流涕，咳嗽。治宜发汗解表，散风祛湿。

方中荆芥、防风相须为用，疏风解表，胜湿止痛，治疗外感风寒或兼湿邪，为君药。羌活善散在表在上之风寒湿邪；独活善祛在里在下之风寒湿邪；川芎活血行气，祛风止痛。三药合用，助君药祛风寒、除痹痛，故为臣药。柴胡疏风退热；前胡疏风清热，降气化痰；桔梗开宣肺气，祛痰止咳；茯苓利湿健脾；枳壳理气行滞，气行则水行。五药合用，助君臣药宣肺解表，理气化湿，共为佐药。甘草调和诸药为使。全方合用，共奏发汗解表、散风祛湿之功。

【剂型规格】颗粒剂。每袋装15g。

【用法用量】开水冲服。一次 1 袋，一日 3 次。

【其他制剂】

荆防合剂《部颁标准》 口服。一次 10～20mL，一日 3 次，用时摇匀。

【临床应用】常用于上呼吸道感染、支气管炎、荨麻疹、湿疹等证属外感风寒湿者。

【使用注意】风热感冒或暑湿证慎用；服药期间，忌食辛辣、生冷、油腻食物。

午时茶颗粒
《中国药典》

【组成】苍术 柴胡 羌活 防风 白芷 川芎 广藿香 前胡 连翘 陈皮 山楂 枳实 炒麦芽 甘草 桔梗 紫苏叶 厚朴 六神曲（炒） 红茶

【功效】祛风解表，化湿和中。

【主治】外感风寒，内伤食积证。症见恶寒发热，头痛身楚，胸脘满闷，恶心呕吐，腹痛腹泻。

【方解】本方由外感风寒同时内伤食积所致。风寒外袭肌表，卫阳被遏，故恶寒发热，头痛身楚；饮食不当，停滞中焦，阻滞气机，故胸脘满闷；损伤脾胃，水湿内生，故恶心呕吐，腹痛腹泻。治当祛风解表，化湿理气，消食和中。

广藿香芳香化浊，和中止呕，发表解暑；苍术燥湿运脾，发汗解表；紫苏叶解表散寒，行气和胃，三药配伍，外散风寒，内化湿滞，故为君药。方中陈皮行气健脾，燥湿化痰；厚朴行气宽肠；羌活、防风祛风解表，除湿止痛；白芷、川芎祛风止痛。六药合用，助君药燥湿和中、解表散寒，故为臣药。山楂、炒麦芽、炒神曲消食健胃和中；枳实降气，柴胡疏泄，一升一降，更助消食之功；前胡降气化痰；连翘清热解毒；桔梗开宣肺气，宽胸利膈；红茶化痰消食，和中化滞。九药合用，助君臣和中消食，疏风解表，为佐药。甘草健脾和中，调和诸药，为使药。全力配伍，共奏祛风解表、化湿和中之功。

【剂型规格】颗粒剂。每袋装6g。

【用法用量】开水冲服。一次1袋，1～2次。

【其他制剂】

1.午时茶胶囊《中国药典》 口服。一次10～20mL，一日3次，用时摇匀。

2.午时茶（袋泡茶）《部颁标准》 开水泡服。一次2袋，一日1～2次。

【临床应用】常用于上呼吸道感染、胃肠型感冒等证属外感风寒、内伤食积证者。

【使用注意】风热感冒或暑湿证慎用；服药期间，忌食辛辣、生冷、油腻食物。

项目四　祛暑解表剂

祛暑解表剂具有祛暑解表作用，适用于夏月外感风寒、暑湿伤中证。症见发热，头痛昏重，胸膈痞闷，脘腹胀痛，呕吐泄泻，舌淡苔腻，脉濡等。常由解表药及解暑化湿、理气和中类药物组成。代表方如藿香正气散等。

藿香正气散
《太平惠民和剂局方》

【组成】大腹皮5g　白芷5g　紫苏5g　茯苓5g　半夏曲10g　白术10g　陈皮10g　厚朴10g　桔梗10g　藿香15g　甘草（炙）12g

【功效】解表化湿，理气和中。

【主治】外感风寒，内伤湿滞证。症见恶寒发热，头痛，胸膈满闷，脘腹疼痛，恶心呕吐，肠鸣泄泻，舌苔白腻，以及山岚瘴疟等。

【方解】本方主治外感风寒，内伤湿滞之证，为夏月常见病证。风寒外束，卫阳郁遏，故见恶寒发热等表证；内伤湿滞，湿浊中阻，升降失常，则上吐下泻；湿阻气滞，寒主收引，则胸膈满闷，脘腹疼痛。治宜外散风寒，内化湿浊，兼以理气和中。

方中藿香功能芳香化浊，和中止呕，发表解暑，为君药。半夏曲、陈皮理气燥湿，和胃降逆；白术、茯苓健脾渗湿，厚朴、大腹皮下气除满。此六药共助君药理气化湿，以止吐泻，为臣药。紫苏、白芷解表散寒，紫苏尚可宽中和胃；桔梗宣肺利膈，利于解表，又助化湿；生姜、大枣内调脾胃，外和营卫，此五药助君臣药疏散风寒，理气和中，为佐药。甘草调和药性，为使药。诸药合用，使风寒外散，湿浊内化，气机通畅，脾胃调和。

【剂型规格】散剂。

【用法用量】生姜、大枣煎汤送服，每服9g。或作汤剂，用量按原方比例酌定。

【其他制剂】

1.藿香正气口服液《中国药典》 口服。一次5～10mL，一日2次，用时摇匀。

2.藿香正气水《中国药典》 口服。一次5～10mL，一日2次，用时摇匀。

3.藿香正气软胶囊《中国药典》 口服。一次2～4粒，一日2次。

4.藿香正气滴丸《中国药典》 口服。一次1～2袋，一日2次。

5.藿香正气合剂《部颁标准》 口服。一次10～15mL，一日3次，用时摇匀。

6.藿香正气丸（浓缩丸）《部颁标准》 口服。1次8丸，一日3次。

7.藿香正气片《部颁标准》 口服。一次4～8片，一日2次。

【临床应用】常用于急性胃肠炎或胃肠型感冒属湿滞脾胃，外感风寒者。

【注意事项】服后宜温覆以助解表；湿热吐泻者不宜。

【方歌】藿香正气腹皮苏，甘桔陈苓朴白术；

夏曲白芷加姜枣，风寒暑湿岚瘴除。

知 识 链 接

藿香正气水和藿香正气口服液的区别：藿香正气水主要采取乙醇渗漉法和水煎煮法制取，浸出制剂含乙醇量40%～50%，性味辛苦；藿香正气口服液主要采取加水回流蒸馏法和水煎煮法，浸出制剂不含乙醇，性味辛微甜。可见，两种剂型的区别之一在于是否含有乙醇。其次，藿香正气水作用峻猛，疗效最明显，但口感较差；而藿香正气口服液是藿香正气水的换代产品，不含酒精，口感好，对肠胃无刺激，尤其适合老人、妇女及儿童服用。

保济丸

《中国药典》

【组成】钩藤　菊花　蒺藜　厚朴　木香　苍术　天花粉　广藿香　葛根　化橘红　白芷　薏苡仁　稻芽　薄荷　茯苓　神曲

【功效】解表，祛湿，和中。

【主治】暑湿感冒。症见发热头痛，腹痛腹泻，恶心呕吐，肠胃不适；亦可用于晕车晕船。

【方解】本方证因夏季感受暑湿时邪，又兼贪凉饮冷，致使体内暑湿为风寒所遏，疏泄受阻，因而发病。本病病位在肌表与中焦脾胃，故症见外则发热头痛，头身困重；内则肠胃不适，腹痛腹泻，恶心呕吐。治当清暑，祛湿，解表，和中。

方中广藿香芳香化浊，和中止呕，发表解暑；苍术燥湿健脾，祛风散寒；白芷解表散寒，燥湿止痛。三药合用，既解表祛湿，又和中，共为君药。化橘红理气宽中，燥湿化痰；厚朴燥湿除满，下气和中；菊花疏散风热，清热解毒；蒺藜祛风明目，散风止痒；钩藤清肝热，透散风热；薄荷疏散风热，清利头目。六药合用，助君药化湿和中，清宣透邪，故为臣药。茯苓健脾利湿；薏苡仁清热渗湿止泻；神曲、稻芽祛风消滞，健胃和中；木香醒脾开胃，行气止痛；葛根解肌发表，升阳止泻；天花粉清热生津。七药合用，助君臣药健脾除湿，理气和中，开胃消食，以疗脾胃升降失司之恶心呕吐，腹痛腹泻，肠胃不适，共为佐药。全方配伍，辛香温燥，兼清暑邪，共奏解表、祛湿、和中之功。

【剂型规格】水丸。每瓶装 1.85g、3.7g。

【用法用量】口服。一次 1.85～3.7g，一日 3 次。

【临床应用】用于治疗暑湿感冒或伤食引起的肠胃不适，腹泻，晕车晕船。

【使用注意】外感燥热者不宜。

项目五　扶正解表剂

扶正解表剂具有扶助正气、疏散表邪的作用，适用于平素体质虚弱而复感外邪的感冒病证。症见身热恶寒，头痛，兼有气虚、阳虚、血虚或阴虚的不同症状。常以解表药为主，并根据正气虚弱的不同而分别配以益气、助阳、滋阴、养血等药物组成方剂。代表方如败毒散、参苏丸等。

败毒散

《太平惠民和剂局方》

【组成】柴胡900g　前胡900g　川芎900g　枳壳（麸炒）900g　羌活900g　独活900g　茯苓900g　桔梗900g　人参900g　甘草900g

【功效】散寒祛湿，益气解表。

【主治】气虚外感风寒湿证。症见憎寒壮热，头项强痛，肢体酸痛，无汗，鼻塞声重，咳嗽有痰，胸膈痞满，舌淡苔白腻，脉浮而无力。

【方解】本方证为正气素虚，又感风寒湿邪所致。风寒湿邪袭于肌表，卫阳被遏，正邪交争，故憎寒壮热，无汗，头项强痛，肢体酸痛；风寒犯肺，肺失宣降，故咳嗽有痰，鼻塞声重，胸膈痞满；舌苔白腻，脉浮无力，正是虚人外感风寒兼湿之征。治当散寒祛湿，益气解表。

方中羌活、独活发散风寒，除湿止痛，共为君药。川芎活血行气，祛风止痛；柴胡疏散退热，且能理气，二药既助君药解表祛邪，又行气活血，宣痹止痛，俱为臣药。桔梗宣肺利膈，枳壳理气宽中，二药一升一降，是畅通气机、宽胸利膈的常用组合；前胡降气化痰，散风清热；茯苓利水渗湿，健脾消痰，皆为佐药。生姜、薄荷为引，以助解表之力；甘草调和药性，兼益气和中，共为佐使。方中人参亦属佐药，用之益气以扶其正，一则助正气以鼓邪外出，并寓防邪复入之义；二则令全方散中有补，不致耗伤真元。综观全方，用羌独活、芎、柴、枳、桔、前等与参、苓、草相配，构成祛邪扶正兼顾、祛邪为主的配伍形式。

【剂型规格】散剂。

【用法用量】口服。生姜、薄荷煎汤送服，每服6g。或作汤剂，用量按原方比例酌定。

【临床应用】常用于感冒、流行性感冒、支气管炎、风湿性关节炎、痢疾，过敏性皮炎、湿疹等属外感风寒湿邪兼气虚者。

【使用注意】外感风热及阴虚外感者均忌用；时疫、湿温、湿热蕴结肠中而成之痢疾，切不可用。

【方歌】人参败毒草苓芎，羌独柴前枳桔同；

　　　　生姜薄荷煎汤服，祛寒除湿功效宏。

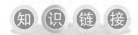

荆防颗粒与败毒散比较

荆防颗粒乃败毒散去人参、生姜、薄荷，再加荆芥、防风而成，解表发散之力增强，而无益气扶正之效，适宜于外感风寒湿邪而正气不虚之表证及疮疡、瘾疹。

参苏丸

《中国药典》

【组成】党参 75g　紫苏叶 75g　葛根 75g　前胡 75g　茯苓 75g　半夏（制）75g　陈皮 50g　枳壳（炒）50g　桔梗 50g　甘草 50g　木香 50g　生姜 30g　大枣 30g

【功效】益气解表，疏风散寒，祛痰止咳。

【主治】身体虚弱，感受风寒所致感冒。症见恶寒发热，头痛鼻塞，咳嗽痰多，胸闷呕逆，乏力气短。

【方解】本方证因素体虚弱，肺脾不足，卫气温煦、防御无力，外感风寒所致。外邪袭表，故恶寒较甚，发热无汗，身楚倦怠等；肺脾不足，脾失健运，内生痰湿，气机受阻，上储于肺，故胸闷呕逆，痰多咳嗽；气虚感受外邪，邪不易解，更伤肺脾之气，故咳痰无力，倦怠乏力，舌苔淡白，脉浮无力等症更著。治宜益气健脾，疏风解表，化痰止咳。

方中党参益气扶正，紫苏表散风寒，共为君药。葛根解肌发表；前胡疏散风热，降气祛痰；半夏燥湿化痰，降逆止呕；桔梗宣肺祛痰，利咽。四药合用，疏风解表，祛痰止咳，共为臣药。木香行气和中；枳壳理气宽中，行滞消胀；茯苓健脾渗湿以消痰；陈皮理气健脾、燥湿化痰。四药合用，理气与化痰兼顾，与臣药相配，推动气机升降有序。生姜解表散寒、温中止呕、化痰止咳；大枣补中益气，二药合用助君臣药益气和中、解表散寒。以上六味共为佐药。甘草补气和中，调和诸药，为使药。诸药合用，益气解表，疏风散寒，祛痰止咳，适用于平素肺脾气虚，感受风寒所致的感冒、咳嗽。

【剂型规格】丸剂。大蜜丸：每丸重 9g；小蜜丸：每 10 丸重 1.3g；水蜜丸：每 10 丸重 0.8g；水丸：每 10 丸重 0.6g。

【用法用量】口服。一次 6～9g，一日 2～3 次。

【其他制剂】

参苏片《部颁标准》　口服。一次 3～5 片，一日 2～3 次。

【临床应用】常用于治疗老年人感冒、上呼吸道感染、急性支气管炎等证属体弱感受风寒者。

【使用注意】风热感冒及单纯痰热型咳嗽、气喘不宜用本品；因含半夏，孕妇慎用。

【方歌】参苏丸内用陈皮，枳壳前胡半夏齐；

　　　　葛根木香甘桔茯，姜枣相合最相宜。

表4-1　其他解表类中成药

药品名称	组成	功效	主治	用法用量	使用注意
表实感冒颗粒	紫苏叶、葛根、白芷、麻黄、防风、桔梗、桂枝、甘草、陈皮、生姜、苦杏仁（炒）	发汗解表，祛风散寒	感冒风寒表实证。症见恶寒重发热轻，无汗，头项强痛，鼻流清涕，咳嗽，痰白稀	开水冲服。一次1～2袋，一日3次，小儿酌减	高血压、心脏病患者慎服
表虚感冒颗粒	桂枝、葛根、白芍、苦杏仁（炒）、生姜、大枣	散风解肌，和营退热	感冒风寒表虚证。症见发热恶风，有汗，头痛项强，咳嗽痰白，鼻鸣干呕，苔薄白，脉浮缓	开水冲服。一次10～20g，一日2～3次	服药后多饮热开水或热粥，覆被保暖，取微汗，不可发大汗，慎防重感；忌食生冷、油腻
通宣理肺丸	紫苏叶、前胡、麻黄、桔梗、苦杏仁、甘草、陈皮、半夏（制）、茯苓、枳壳（炒）、黄芩	解表散寒，宣肺止嗽	风寒束表，肺气不宣所致的感冒咳嗽。症见发热、恶寒、咳嗽、鼻塞流涕，头痛，无汗，肢体酸痛	口服。水蜜丸一次7g，大蜜丸一次2丸，一日2～3次	风热咳嗽、痰热咳嗽、阴虚干咳者慎用；含麻黄，高血压、糖尿病患者及孕妇应在医师指导下服用
感冒退热颗粒	大青叶、板蓝根、连翘、拳参	清热解毒，疏风解表	上呼吸道感染、急性扁桃体炎、咽炎属外感风热、热毒壅盛证。症见发热，咽肿痛	开水冲服。一次1～2袋，一日3次	
银黄颗粒	金银花提取物、黄芩提取物	清热疏风，利咽解毒	外感风热，肺胃热盛所致的咽干咽痛，喉核肿大，口渴发热；急慢性扁桃体炎，急慢性咽炎，上呼吸道感染见上证者	开水冲服。一次1～2袋，一日2次	
小儿热速清口服液	柴胡、黄芩、板蓝根、葛根、金银花、水牛角、连翘、大黄	清热解毒，泻火利咽	小儿外感风热所致的感冒。症见高热头痛，咽喉肿痛，鼻塞流涕，咳嗽，大便干结	口服。周岁以内一次2.5～5mL，1～3岁一次5～10mL，3～7岁一次10～15mL，7～12岁一次15～20mL；一日3～4次	风寒感冒或脾虚大便稀薄者慎用；如病情较重或服药24小时后疗效不明显者，可酌情增加剂量；若高热持续不退，应去医院就诊

续表

药品名称	组成	功效	主治	用法用量	使用注意
儿感清口服液	荆芥穗、薄荷、化橘红、黄芩、紫苏叶、法半夏、桔梗、甘草	解表清热，宣肺化痰	小儿外感风寒，肺胃蕴热证。症见发热恶寒，鼻塞流涕，咳嗽有痰，咽喉肿痛，口渴	口服。1～3岁，一次10mL，一日2次；4～7岁，一次10mL，一日3次；8～14岁，一次20mL，一日3次	服药3天症状无改善或症状加重者，应及时就医；本品如有少量沉淀，可摇匀后服用；性状发生改变时禁用
解肌宁嗽丸	紫苏叶、前胡、葛根、苦杏仁、桔梗、半夏（制）、陈皮、浙贝母、天花粉、枳壳、茯苓、木香、玄参、甘草	解表宣肺，止咳化痰	外感风寒，痰浊阻肺所致的小儿感冒发热，咳嗽痰多	口服。小儿周岁一次半丸，2～3岁一次1丸，一日2次	痰热咳嗽者慎用
六合定中丸	苏叶、香薷、木香、檀香、厚朴（姜）、枳壳（炒）、陈皮、桔梗、甘草、茯苓、木瓜、白扁豆（炒）、山楂（炒）、六神曲（炒）、麦芽（炒）、稻芽（炒）	祛暑除湿，和中消食	夏伤暑湿，宿食停滞，寒热头痛，胸闷恶心，吐泻腹痛	口服。一次3～6g，一日2～3次	湿热泄泻、食滞郁热胃痛者慎用；服药期间，饮食清淡易消化，忌辛辣油腻食物；腹泻脱水严重者适当补液
鼻窦炎口服液	辛夷、荆芥、薄荷、桔梗、竹叶柴胡、苍耳子、白芷、川芎、黄芩、栀子、茯苓、川木通、黄芪、龙胆草	疏散风热，清热利湿，宣通鼻窍	风热犯肺、湿热内蕴所致的鼻塞不通，流黄稠涕；急慢性鼻炎、鼻窦炎见上述证候者	口服。一次10mL，一日3次；20天为一疗程	

✎ **考纲摘要**

1. 解表剂的功能、主治、分类、使用注意事项及各类的功能、主治。

2. 桂枝合剂、感冒清热颗粒、正柴胡饮颗粒、银翘解毒丸（片）、板蓝根颗粒、桑菊感冒片、双黄连口服液（颗粒）、羚羊感冒胶囊、连花清瘟胶囊、九味羌活丸、荆防颗粒、午时茶颗粒、藿香正气水（口服液）、保济丸、参苏丸、六和定中丸等中成药的功效、主治、用法用量、使用注意；功能相似成药的鉴别应用。

3. 桂枝合剂、银翘解毒片、九味羌活丸、藿香正气水、小青龙合剂的药物组成及配伍意义。

复习思考

一、单项选择题

1. 风温初起，以咳嗽为主要症状，应选用（　　）

    A. 桂枝汤　　　　　　B. 银翘散　　　　　　C. 桑菊饮

    D. 败毒散　　　　　　E. 麻黄汤

2. 小青龙汤的君药是（　　）

    A. 麻黄　　　　　　　B. 麻黄、桂枝　　　　C. 干姜、半夏

    D. 细辛　　　　　　　E. 五味子

3. 小青龙汤中运用五味子的作用是（　　）

    A. 敛肺止咳　　　　　B. 敛阴止汗　　　　　C. 收敛止泻

    D. 滋阴敛液　　　　　E. 补心安神

4. 六合定中丸除和胃消食外，又能（　　）

    A. 辟瘟解毒　　　　　B. 祛暑除湿　　　　　C. 清热解毒

    D. 益气生津　　　　　E. 祛风除湿

5. 保济丸的主治是（　　）

    A. 风寒感冒证　　　　　　　　　　B. 风热感冒证

    C. 暑湿感冒证　　　　　　　　　　D. 外感风寒夹湿证

    E. 外感风寒、内伤食积证

6. 某女，13岁。身体素来虚弱，近日因外出旅游受风感冒，症见恶寒发热，头痛鼻塞，咳嗽痰多，胸闷呕逆，乏力气短。宜选用的中成药是（　　）

    A. 桂枝合剂　　　　　B. 荆防颗粒　　　　　C. 保济丸

    D. 藿香正气水　　　　E. 参苏丸

二、多项选择题

1. 桂枝汤中调和营卫的一对药是（　　）

    A. 桂枝　　　　　　　B. 炙甘草　　　　　　C. 白芍

    D. 生姜　　　　　　　E. 杏仁

2. 正柴胡饮颗粒的功效是（　　）

    A. 发散风寒　　　　　B. 和解退热　　　　　C. 辛凉解表

    D. 清热解毒　　　　　E. 解热止痛

3. 败毒散配伍人参的意义是（　　）

    A. 益气以扶其正

    B. 助正以鼓邪外出

C. 助正以防邪入里

D. 大补元气以固脱

E. 散中有补，不致耗伤真元

4. 某患者，早上起床不久，觉恶寒发热，头痛，胸膈满闷，脘腹疼痛，恶心呕吐，肠鸣泄泻。医生辨证为外感风寒、内伤湿滞证，予以藿香正气水，该中成药的功效有（　　　）

A. 解表　　　　　　　B. 清热　　　　　　　C. 化湿

D. 理气　　　　　　　E. 和中

5. 银翘散的组成有（　　　）

A. 连翘、金银花　　　B. 芥穗、淡豆豉　　　C. 牛蒡子、薄荷

D. 芦根、竹叶　　　　E. 桔梗、生甘草

三、材料分析题

1. 患者，男，30岁。感冒3天，症见恶寒发热，无汗，头痛项强，肢体酸楚疼痛，口苦微渴，舌苔微黄，脉浮。请分析该患者中医辨证为何种证型？并为该患者推荐常用的中成药，说明用法用量和注意事项。

2. 桂枝9g，芍药9g，生姜9g，甘草（炙）6g，大枣3g。4付，水煎分2次温服。请说出这首方剂的名称，并写出它的功效、主治、使用注意及其他剂型的用法用量。

扫一扫，知答案

扫一扫，看课件

模块五

清热剂

【学习目标】

　　掌握白虎汤、清营汤、黄连解毒汤、导赤散、龙胆泻肝汤、左金丸、六一散、青蒿鳖甲汤的功效、主治、药物间的配伍关系、用法用量、使用注意及其他制剂；能正确进行本类方剂的审方与调配。

　　熟悉清热剂的概念、适应证、分类、使用注意和各类的功能与主治。熟悉牛黄解毒片、牛黄上清片、清热解毒口服液、六神丸、黄连上清片、清胃黄连丸等中成药的功效、主治、用法用量、使用注意；能对本类中成药进行对比荐药。

　　了解其他方剂及中成药的功效与主治，并能对比荐药。

案例导入

　　石某，男，35岁。因贪凉饮冷而下痢。症见高热不已，腹痛腹泻，里急后重，下利脓血便，日行十数次，舌红苔黄，脉数。体温39.2℃，大便常规检查：脓细胞＋＋＋，红细胞＋＋＋。诊断为"急性细菌性痢疾"。

　　请问该病中医辨证属何种证型？请为该患者推荐合适的方剂或中成药，并说明选用的依据。

　　凡以清热药为主组成，具有清热泻火、凉血解毒等作用，治疗里热证的方剂，称清热剂。属八法中"清法"范畴。

　　温、热、火三者异名同性，温盛为热，热极为火，其区别只是程度不同。里热证的形成不外内生与外感两个途径。外感六淫皆可入里化热；五志过极，脏腑偏盛，亦可化火；内伤久病，阴液耗损，虚热乃生。里热证致病范围甚广，临床表现复杂，常见有脏腑实热（温病气分）证、脏腑湿热证、热毒内蕴证、血分热证（温病营血分证）等里实热证及阴虚内热等里虚热证，症见身热、口渴喜冷饮、面红尿赤、舌红苔黄、脉数等。因见症不同，治法方药各异，故本章方剂分为清气分热剂、清营凉血剂、清热解毒剂、清脏腑热剂、清解暑热剂、清退虚热剂六大类。

　　清热剂使用时首先要掌握其适应范围，一般是在表证已解，热已入里，而且是里热虽盛，但尚未结实的情况下使用；对于邪热在表，或里热成实，或表邪未解、热已入里者，均不宜使用。其次要辨清里热证的部位，若热在气而治血，必将引邪入里；热在血而治气，则无济于事。另外，还要辨明里热证的虚实真假，对于屡用清热剂而热仍不退者，为阴虚火旺，当用甘寒滋阴清热之法，使其阴复而热退；若为真寒假热，不可误用寒凉，以免雪上加霜，益增其寒。

　　因苦寒药物易伤阳败胃、化燥伤阴，故应注意顾护脾胃，必要时可配伍健脾和胃之品，且应中病即止，不可久服；对于热邪炽盛，服凉药入口即吐者，可用凉药热服法或少佐温热药，意在消除寒热格拒的现象。

项目一　清气分热剂

　　清气分热剂具有清气泄热作用，适用于热在气分证。症见高热、烦渴、多汗、脉洪大等。气分证是温热病的一个阶段，以无形热邪弥漫，伴有不同程度的阴津损伤为其特点，故治宜清热泻火、除烦止渴。常用辛甘大寒的石膏、苦寒质润的知母等药为主组方。代表方如白虎汤。

白虎汤
《伤寒论》

【组成】石膏 50g　知母 18g　甘草（炙）6g　粳米 9g

【功效】清热生津。

【主治】阳明气分热盛证。症见壮热面赤，烦渴引饮，汗出恶热，脉洪大有力。

【方解】本方证由伤寒化热内传阳明之经，或温病邪传气分所致，即阳明气分热盛证。伤寒之邪或外感温热之邪传入阳明经，未成阳明腑实而在阳明气分，阳明主肌肉，邪化为热，迫使津液外泄，则有汗或汗多；伤津，故易口渴；阳明乃多气多血之经，故壮热；热从肌肉向外发，故不恶寒反恶热，脉洪大有力。此虽阳明气分实热，但未见腑实，故不宜攻下；热盛必伤津液，若用苦寒直折，又恐化燥伤津。故治当以清泻为主，兼除烦生津。

　　方中生石膏辛甘大寒，清泄肺胃而除烦热，为君药；知母助石膏清肺胃之热，并借苦寒质润以滋其燥，为臣药。炙甘草、粳米益胃护津，使大寒之剂而无损伤肺胃之虑，共为佐使药。四药共用，具有清热生津、除烦止渴之功，使其热清烦除，津生渴止，诸症自愈。

配伍特点：辛寒清热为主，兼以滋阴生津，益胃护中，使邪去而不伤正。

【剂型规格】汤剂。

【用法用量】水煎服。一日 3 次。

【临床应用】常用于感染性疾病，如大叶性肺炎、流行性乙型脑炎、流行性出血热、牙龈炎及小儿夏季热、糖尿病等气分热盛者。

【使用注意】凡表证未解，发热无汗，口不渴者不可用本方；血虚发热及真寒假热者，禁用本方；水煎至米熟或糜烂为度。

【方歌】白虎膏知甘草粳，气分大热此方清；

　　　　　热渴汗出脉洪大，加入人参生气津。

【附方】

白虎加人参汤《伤寒论》 知母 18g　石膏（碎，绵裹）50g　甘草（炙）6g　粳米 9g　人参 9g　上五味，以水一斗，米熟，汤成去滓，温服一升，日三服。功效：清热，益气，生津。主治：汗吐下后，里热炽盛，而见白虎汤证者；白虎汤证见有背微恶寒，或饮不解渴，或脉浮大而芤，以及暑热病见有身大热属气津两伤者。

项目二　清营凉血剂

清营凉血剂具有清营透热、凉血散瘀、清热解毒的作用，适用于邪热传营，热入血分诸证。入营之证见有身热夜甚，神烦少寐，时有谵语，或外布隐隐斑疹等；入血之证见有出血、发斑、如狂、谵语、舌绛起刺等。常以清热凉血药如水牛角、生地、丹皮、赤芍等为主组成方剂。代表方如清营汤、犀角地黄汤。

清营汤
《温病条辨》

【组成】犀角 9g（水牛角代 30g）　生地黄 15g　玄参 9g　竹叶心 3g　麦冬 9g　丹参 6g　黄连 5g　金银花 9g　连翘 6g

【功效】清营解毒，透热养阴。

【主治】热入营分证。症见身热夜甚，神烦少寐，时有谵语，目常喜开或喜闭，口渴或不渴，斑疹隐隐，舌绛而干，脉细数。

【方解】本证为邪热初入营分，气分证尚未全解。热扰营阴，则身热夜甚，口不渴或渴，舌绛而干，脉细数；热扰心神，则神烦少寐，时有谵语；热窜血络，则斑疹隐隐。治宜清营为主，辅以透热养阴。

方中犀角（现以水牛角代）苦咸性寒，清热凉血解毒，寒而不遏，且能散瘀，为君药。生地黄专于凉血滋阴，麦冬清热养阴生津，玄参滋阴降火解毒，三药共用，既可养阴保津，又可助君药清营凉血解毒，共为臣药。金银花、连翘清热解毒，轻宣透邪，使营分之邪透出气分而解，为佐药。竹叶心专清心热，黄连苦寒清心泻火，丹参凉血活血、清心除烦，助君清热凉血，且防热与血结，为使药。

配伍特点：以清营解毒为主，养阴生津和"透热转气"为辅，使入营之邪透出气分而解。

【剂型规格】汤剂。

【用法用量】水煎服。一日 3 次。

【临床应用】常用于乙型脑炎、流行性脑脊髓膜炎、败血症、肠伤寒或其他热性病属营分热盛者。

【使用注意】使用本方应注意舌诊，必须是舌绛而干，若舌质绛而苔白滑，是夹有湿邪，误用本方则助湿留邪，延误病情。

【方歌】清营汤治热传营，身热烦渴眠不宁；
　　　　犀地银翘玄连竹，丹麦清热更护阴。

犀角地黄汤
《备急千金要方》

【组成】犀角 9g（水牛角代 30g）　生地黄 24g　　芍药 12g　　牡丹皮 9g

【功效】清热解毒，凉血散瘀。

【主治】

1. 热入血分证。症见身热谵语，斑色紫黑，舌绛起刺，脉细数。

2. 热伤血络证。症见吐血、衄血、便血、尿血等，舌红绛，脉数。

3. 蓄血瘀血证。症见喜忘如狂，漱水不欲咽，大便色黑易解等。

【方解】本方证由营热不解，深陷血分所致。营为血之浅层，营热不解，每多深入血分，势必迫血妄行，阳络伤则血外溢，阴络伤则血内溢。热燔血分，上升者出于口鼻，则吐血、衄血、牙龈出血；下泄者出于二便，则便血、尿血；外溢者现于肌肤，则发斑。心主血脉，其华在面，开窍于舌又与小肠相表里，由于热毒炽盛于血分，故舌红苔黄，脉数有力，面赤或口干身热，或尿黄或便秘。热扰心神，故神昏谵语，烦乱不安。若在表之邪热，循经入里，热与血结，故成蓄血证；邪热与血相搏，心神被扰，故有发狂。邪居阴分，热蒸阴液上潮，故漱水不欲咽，血为热迫积于肠间，故大便色黑。治宜清热解毒，凉血散瘀。

方中犀角（水牛角代）苦咸寒，清心肝而解热毒，且寒而不遏，直入血分而凉血，为君药。生地甘苦性寒，清热凉血、养阴生津，可复已失之阴血，可助君药解血分之热，又能止血，为臣药。赤芍、丹皮清热凉血、活血散瘀，既能增强凉血之力，又可防止留瘀之弊，共为佐使药。本方四药相合，清热养阴、凉血散血并用，使热清血宁而无耗血动血之虑，凉血止血又无冰伏留瘀之弊。本方现又称"清热地黄汤"。

【剂型规格】汤剂。

【用法用量】水煎服。一日 3 次。

【临床应用】常用于急性重症肝炎、肝昏迷、弥散性血管内凝血、尿毒症、紫癜、急性白血病、败血症等属血分热盛者。

【使用注意】忌食辛辣；孕妇忌用；阳虚失血及脾胃虚弱者不宜。

【方歌】犀角地黄芍药丹，血热妄行吐衄斑；

蓄血发狂舌质绛，凉血散血服之安。

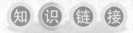

清营汤与犀角地黄汤功用比较

清营汤与犀角地黄汤均以水牛角、生地为主，以治热入营血证。清营汤是清热凉血中配清气之品，以使入营之热转从气分而出，适用于邪初入营尚未动血证；犀角地黄汤着重清热解毒、凉血散瘀，用治热毒深入血分，见耗血、动血证。

项目三　清热解毒剂

清热解毒剂具有清热、泻火、解毒作用，适用于温疫、温毒或疮疡疔毒等证。症见烦热、错语、吐衄、身热面赤、胸膈烦热、口舌生疮、便秘溲赤、发斑及外科疔毒痈疡等。常以清热解毒泻火药如黄芩、黄连、连翘、金银花、蒲公英等为主组成。代表方如黄连解毒汤、普济消毒饮、牛黄解毒片等。

黄连解毒汤
《外台秘要》

【组成】黄连 9g　黄芩 6g　黄柏 6g　栀子 9g

【功效】泻火解毒。

【主治】三焦火毒热盛证。症见大热烦躁，口燥咽干，错语不眠；或热病吐血，衄血；或热甚发斑，身热下利，湿热黄疸；外科痈疡疔毒，小便黄赤，舌红苔黄，脉数有力。

【方解】本方证为火毒炽盛，充斥三焦所致。火毒热盛，充斥三焦，则大热烦躁；火毒内盛，表里皆热，神明被扰，则错语、不眠；血为热迫，随火上逆，则吐血、衄血、发斑；瘀热熏蒸外越，则为黄疸；热壅肌肉，则致痈肿疔毒。治宜泻火解毒。

方中黄连泻中焦之火，清心经之热，为君药。黄芩泻上焦之火，清肺热；黄柏泻下焦之火，清肾经虚热，共为臣药。栀子清泻三焦之火，导火下行，为佐药。四药合用，苦寒直折火势，使火邪去而热毒解，诸症可愈。

【剂型规格】汤剂。

【用法用量】水煎服。一日 2 次。

【其他制剂】

黄连解毒丸《国家中成药标准汇编》 口服。一次 3g，一日 1 ～ 3 次。

【临床应用】常用于败血症、脓毒血症、痢疾、肺炎、泌尿系感染、流行性脑脊髓膜炎、乙型脑炎及感染性炎症等属热毒者。

【使用注意】本品为大苦大寒之剂，久服易伤脾胃，非火盛者不宜使用。

普济消毒饮
《东垣试效方》

【组成】黄芩（酒炒）15g　黄连（酒炒）15g　连翘 3g　板蓝根 3g　马勃 3g　牛蒡子 3g　薄荷 3g　陈皮 6g　甘草 6g　玄参 6g　柴胡 6g　桔梗 6g　僵蚕 2g　升麻 2g

【功效】清热解毒，疏风散邪。

【主治】大头瘟。症见恶寒发热，头面焮痛，目不能开，咽喉不利，舌燥口渴，舌红苔黄，脉浮数有力。

【方解】本方主治大头瘟，乃感受风热疫毒之邪，壅于上焦，攻冲头面所致。头为诸阳之会，热毒蕴结，上攻头面，气血经络凝滞，则头面红肿焮痛，目不能开；热毒壅盛，郁于肌表，邪正交争，邪盛正旺，则恶寒发热；咽为肺系，热壅于肺，则咽喉不利；邪热内盛，则口渴舌燥、舌红苔黄、脉浮数有力。治宜清热解毒、疏风散邪。

方中重用黄芩、黄连清泄上焦之热毒，皆用酒炒，令其通行全身，直达病所，为君药。牛蒡子、连翘、薄荷、僵蚕辛凉疏散头面风热，共为臣药。玄参味甘微苦性凉，善凉血解毒散结；马勃散郁热，清肺胃，乃喉症良药；板蓝根清热解毒、利咽消肿；甘草、桔梗清利咽喉；陈皮理气而疏通壅滞，共为佐药。升麻、柴胡疏散风热，并引诸药上达头面，且寓"火郁发之"之意，为使药。

【剂型规格】汤剂。

【用法用量】上药为末，汤调，时时服之，或蜜拌为丸，噙化。

【临床应用】常用于丹毒、腮腺炎、急性扁桃体炎、淋巴结炎伴淋巴管回流障碍等属风热毒邪者。

【使用注意】阴虚及脾虚便溏者慎用。

【方歌】普济消毒荬芩连，甘桔蓝根勃翘玄；

升柴陈薄僵蚕入，大头瘟毒此方先。

牛黄解毒片
《中国药典》

【组成】人工牛黄 5g　石膏 200g　黄芩 150g　大黄 200g　冰片 25g　雄黄 50g　桔梗 100g　甘草 50g

【功效】清热解毒。

【主治】火热内盛证。症见咽喉肿痛，牙龈肿痛，口舌生疮，目赤肿痛。

【方解】本方证为火热内盛所致。火热毒邪内盛，壅塞于上焦，故咽喉、牙龈肿痛，口舌生疮，目赤肿痛。治宜清热解毒。

方中牛黄味苦性凉，善清热凉心解毒，为君药。石膏味辛能散，性大寒可清热泻火，除烦止渴；黄芩苦寒，清热燥湿，泻火解毒；大黄苦寒沉降，清热泻火，泻下通便，共为臣药。雄黄、冰片清热解毒，消肿止痛；桔梗味苦辛，宣肺利咽，共为佐药。甘草味甘性平，调和诸药，为使药。诸药合用，共奏清热解毒泻火之效。

【剂型规格】片剂。小片：每片重 0.3g；大片：每片重 0.6g。

【用法用量】口服。一次 3 片（小片）或一次 2 片（大片），一日 2～3 次。

【其他制剂】

1.牛黄解毒丸《中国药典》　口服。一次 2g（水蜜丸）或一次 1 丸（大蜜丸），一日 2～3 次。

2.牛黄解毒胶囊《中国药典》　口服。一次 2 粒（大粒）或一次 3 粒（小粒），一日 2～3 次。

3.牛黄解毒软胶囊《中国药典》　口服。一次 4 粒，一日 2～3 次。

【临床应用】常用于咽喉炎、扁桃体炎、原发性血小板增多症等属热毒炽盛者。外用可治疗带状疱疹。

【使用注意】孕妇禁用；脾胃虚弱者慎用；虚火上炎所致的口疮、牙痛、喉痹慎用；因含有毒成分雄黄，不宜过量、久服。

板蓝根颗粒
《中国药典》

【组成】板蓝根 500g

【功效】清热解毒，凉血利咽。

【主治】肺胃热盛所致的咽喉肿痛，口咽干燥，腮部肿胀。

【方解】本方主治肺胃热盛所致的咽喉肿痛、口咽干燥、腮部肿胀。咽喉乃肺胃之门户，肺胃热毒炽盛上攻咽喉，轻则红肿疼痛、腮部肿胀，重则腐败溃烂；热盛伤津，则口干咽燥。治宜清热解毒，凉血利咽。

方中板蓝根味苦性寒，清热解毒，凉血利咽，常用于瘟疫时毒、发热咽痛、温毒发斑、痄腮、烂喉丹痧、大头瘟疫、丹毒、痈肿等，故愈此证。

【剂型规格】颗粒剂。每袋装 5g、10g、3g（无蔗糖）、1g（无蔗糖）。

【用法用量】开水冲服。一次 5 ～ 10g（规格：5g、10g），或一次 1 ～ 2 袋（规格：3g、1g），一日 3 ～ 4 次。

【其他制剂】

1. 板蓝根茶《中国药典》 开水冲化。一次 1 块，一日 3 次。
2. 板蓝根糖浆《部颁标准》 口服。一次 15mL，一日 3 次。

【临床应用】常用于急慢性咽炎、扁桃体炎、腮腺炎等证属热毒炽盛者。

牛黄上清片
《中国药典》

【组成】人工牛黄 2g　薄荷 30g　菊花 40g　荆芥穗 16g　白芷 16g　川芎 16g　栀子 50g　黄连 16g　黄柏 10g　黄芩 50g　大黄 80g　连翘 50g　赤芍 16g　当归 50g　地黄 64g　桔梗 16g　甘草 10g　石膏 80g　冰片 10g

【功效】清热泻火，散风止痛。

【主治】热毒内盛、风火上攻所致的头痛眩晕，目赤耳鸣，咽喉肿痛，口舌生疮，牙龈肿痛，大便燥结。

【方解】本方证因热毒内盛、风火上攻所致。热毒内盛、风火上攻，则头痛眩晕、目赤耳鸣、咽喉肿痛、口舌生疮、牙龈肿痛；热盛伤津，大肠失濡，则大便燥结。治宜清热泻火、散风止痛。

方中人工牛黄、黄连、黄芩、黄柏、石膏清泻心肺胃火；栀子清泻三焦之火，引火从小便而去；大黄泻火通便，引火从大便而下。以上诸药共为君药。辅以连翘、冰片清热解毒；赤芍、地黄、当归清热凉血，活血消肿，共为臣药。薄荷、菊花、川芎、荆芥穗、白芷散风清热，共为佐药。桔梗引药上行，甘草调和诸药，共为使药。

【剂型规格】片剂。每片重0.265g。

【用法用量】口服。一次4片，一日2次。

【其他制剂】

1. 牛黄上清丸《中国药典》 口服。一次3g（水丸），或一次6g（大蜜丸），或一次6g（小蜜丸），或一次4g（水蜜丸），一日2次。

2. 牛黄上清胶囊《中国药典》 口服。一次3粒，一日2次。

3. 牛黄上清软胶囊《中国药典》 口服。一次4粒，一日2次。

【临床应用】常用于急慢性咽炎、扁桃体炎及眼睑脓肿、重型急性卡他性结膜炎、急性虹膜睫状体炎等属于热毒炽盛者。

【使用注意】孕妇、哺乳期妇女慎用；脾胃虚寒者慎用。

清热解毒口服液
《中国药典》

【组成】石膏670g 金银花134g 玄参107g 地黄80g 连翘67g 栀子67g 甜地丁67g 黄芩67g 龙胆67g 板蓝根67g 知母54g 麦冬54g

【功效】清热解毒。

【主治】热毒壅盛所致的发热面赤，烦躁口渴，咽喉肿痛。

【方解】本方证由热毒壅盛上焦所致。热毒上攻，则发热面赤、烦躁口渴、咽喉肿痛。治宜清热泻火，解毒消肿。

方中石膏辛甘大寒，清热泻火；金银花、连翘、板蓝根、地丁清热解毒，消肿利咽；玄参、地黄凉血以清血中之热，又能生津止渴；栀子清泄三焦之火，黄芩清肺火，龙胆清肝胆之火；知母、麦冬养阴，清心除烦。诸药同用，共奏清热解毒之功。

【剂型规格】口服液。每支装10mL。

【用法用量】口服。一次10～20mL，一日3次；小儿酌减或遵医嘱。

【其他制剂】

清热解毒片《中国药典》 口服。一次4片，一日3次，小儿酌减。

【临床应用】常用于流感、上呼吸道感染等证属热毒壅盛者。

六神丸
《部颁标准》

【组成】牛黄4.5g 麝香4.5g 珍珠4.5g 冰片3g 蟾酥3g 雄黄3g

【功效】清热解毒，消炎止痛。

【主治】烂喉丹痧，咽喉肿痛，喉风喉痈，单双乳蛾，小儿热疖，痈疡疔疮，乳痈发背，无名肿毒。

【方解】本方证为外感疫毒或热毒蕴结所致。疫毒上攻，则烂喉丹痧、咽喉肿痛、喉风喉痈、单双乳蛾；热毒蕴结肌肤，则小儿热疖、痈疡疔疮、乳痈发背、无名肿毒。治宜清热解毒，消炎止痛。

方中牛黄、麝香清热解毒，消肿散结，为君药；冰片清热解毒，化腐消肿，蟾酥解毒消肿止痛，为臣药；珍珠解毒化腐生肌，雄黄解毒散结，共为佐药。诸药合用，共奏清热解毒、化腐消肿止痛之功。

【剂型规格】水丸。每1000粒重3.125g。

【用法用量】口服。一日3次，温开水吞服；1岁每服1粒，2岁每服2粒，3岁每服3～4粒，4～8岁每服5～6粒，9～10岁每服8～9粒，成年每服10粒。另可外敷在皮肤红肿处，取丸10数粒，用冷开水或米醋少许，化散敷搽，每日数次。如红肿已出脓或已穿烂，切勿再敷。

【临床应用】常用于慢性咽炎、扁桃体炎、肺源性心脏病合伴心衰、牙齿炎症、中耳炎等属于热毒炽盛者。

【使用注意】孕妇、心脏病患者忌服；不可久服；用药剂量应从严掌握。

【方歌】六神麝香与珍珠，牛黄雄黄蟾酥助；

再加冰片六味全，清热解毒功效添。

项目四　清脏腑热剂

清脏腑热剂具有清解脏腑、经络邪热的作用，适用于邪热偏盛某一脏腑所致的火热证。本类方剂按所治脏腑火热证候不同，分别使用不同的清热方药。如心经热盛，用黄连、栀子、莲子心、木通等以泻火清心；肝胆实火，用龙胆、夏枯草、青黛等以泻火清肝；肺中有热，以黄芩、桑白皮、石膏、知母等清肺泻热；热在脾胃，用石膏、黄连等以清胃泻热；热在大肠，用白头翁、黄连、黄柏等以清肠解毒。代表方如导赤散、龙胆泻肝汤、左金丸等。

导赤散
《小儿药证直诀》

【组成】生地黄30g　木通30g　生甘草梢30g

【功效】清心养阴，利水通淋。

【主治】

1. 心火亢盛证。症见心胸烦热，口渴面赤，意欲冷饮，以及口舌生疮。

2. 心火下移小肠。症见小便赤涩刺痛，舌红脉数。

【方解】本方证乃心经热盛或移热小肠所致。心火内盛则心胸烦热；心开窍于舌，心火上炎则面赤、口舌生疮；热盛伤津则口渴，意欲冷饮；心与小肠相表里，心移热于小肠则小便赤涩刺痛。治宜清心与养阴兼顾，利水以导热下行。

方中木通清心降火，利水通淋；生地清心热而凉血滋阴，两药合用，利水而不伤阴，补阴而不恋邪，共为君药。竹叶甘淡寒，清热除烦，生津利尿，为臣药。甘草梢清心解毒，梢者，取其直达茎中以止淋痛，且调和诸药，为佐使药。四药合用，共成清热利水养阴之剂。

【剂型规格】散剂。

【用法用量】口服。上药为末，每服9g，水一盏，入竹叶同煎至五分，食后温服。亦可作汤剂，用量按原比例酌情增减。

【临床应用】常用于口腔炎、小儿夜啼属心经有热者及泌尿系感染属于下焦湿热者。

【使用注意】脾胃虚弱者慎用。

【方歌】导赤木通生地黄，草梢煎加竹叶尝；

　　　　清心利水又养阴，心经火热移小肠。

龙胆泻肝汤
《医方集解》

【组成】龙胆草（酒炒）6g　黄芩（炒）9g　栀子（酒炒）9g　泽泻12g　木通6g　当归（酒炒）3g　生地黄（酒炒）9g　柴胡6g　生甘草6g　车前子9g

【功效】泻肝胆实火，清下焦湿热。

【主治】

1. 肝胆实火上炎证。症见头痛目赤，胁痛口苦，耳鸣耳聋，耳肿疼痛，舌红苔黄，脉弦数。

2. 肝经湿热下注证。症见阴肿，阴痒，筋痿，阴汗，小便淋浊，妇女带下黄臭等，舌红苔黄腻，脉弦数。

【方解】本方证由肝胆实火循经上扰或肝胆湿热下注所致。肝胆实火，循经上扰，则目赤肿痛，巅顶头痛，口苦咽干，耳聋、耳肿、耳痛、耳内疮疖。湿热下注，则阴痒、阴肿，小便淋浊，带下黄稠、臭秽。治宜清泻肝胆实火、清利肝经湿热。

方中龙胆上清肝胆实火，下泻肝胆湿热，为君药。黄芩、栀子苦寒，泻火解毒，燥湿清热，为臣药。车前子、木通、泽泻清利湿热，使湿热之邪从小便排出；当归、生地黄养血益阴，使祛邪而不伤正，上五味共为佐药。柴胡疏畅肝胆，并能引诸药入肝经；柴胡与归、芍相伍，以养肝柔肝；甘草益气和中，调和诸药，共兼佐使之用。全方共奏清肝胆、利湿热之效。

【剂型规格】汤剂。

【用法用量】水煎服。一日 2 ～ 3 次。

【其他制剂】

1.龙胆泻肝丸《中国药典》 口服。一次 3 ～ 6g（水丸）或一次 1 ～ 2 丸（大蜜丸），一日 2 次。

2.龙胆泻肝颗粒《部颁标准》 开水冲服。一次 1 袋，一日 2 次。

3.龙胆泻肝口服液《新药转正标准》 口服。一次 10mL，一日 3 次。

【临床应用】常用于高血压、甲状腺功能亢进、黄疸型传染性肝炎、泌尿系感染、睾丸炎、胆囊炎、阴囊湿疹等属于肝经实火、湿热者。

【使用注意】中病即止，不宜多服久服；孕妇及脾胃虚寒者慎用。

【方歌】龙胆泻肝栀芩柴，生地车前泽泻开；

　　　　木通甘草当归同，肝经湿热力能排。

左金丸
《丹溪心法》

【组成】黄连 180g　吴茱萸 30g

【功效】清泻肝火，降逆止呕。

【主治】肝火犯胃证。症见胁肋疼痛，嘈杂吞酸，呕吐口苦，舌红苔黄，脉弦数。

【方解】本方证是肝郁化火所致。肝经自病则两胁疼痛，犯胃则嘈杂吞酸，呕吐口苦等；舌红苔黄，脉弦数为肝胃有火之象。治宜清泻肝火，降逆止呕。

方中黄连苦寒，善清泻肝火，肝火得清，自不横逆犯胃；亦可清胃火，胃火降则其气自降，标本兼顾，一举两得，为君药。吴茱萸助黄连和胃降逆；其性辛热，制黄连之性寒，相伍则泻火而无凉遏之弊，为佐使药。

【剂型规格】丸剂。

【用法用量】口服。一次 3 ～ 6g，一日 2 次。

【其他制剂】

左金胶囊《中国药典》 口服。一次 2 ～ 4 粒，一日 2 次。

【临床应用】常用于胃炎、食道炎、胃溃疡等见有肝火犯胃者。

【使用注意】嘈杂吐酸属虚寒者忌用。

【方歌】茱连六一左金丸，肝郁胁疼吞吐酸；

　　　　更有痢门通用剂，香连丸子服之安。

黄连上清片

《中国药典》

【组成】黄连10g　栀子（姜制）80g　连翘80g　蔓荆子（炒）80g　防风40g　荆芥穗80g　白芷80g　黄芩80g　菊花160g　薄荷40g　大黄（酒炒）320g　黄柏（酒炒）40g　桔梗80g　川芎40g　石膏40g　旋覆花20g　甘草40g

【功效】散风清热，泻火止痛。

【主治】风热上攻、肺胃热盛所致的头晕目眩，暴发火眼，牙齿疼痛，口舌生疮，咽喉肿痛，耳痛耳鸣，大便秘结，小便短赤。

【方解】本方证为风热上攻、肺胃热盛所致。风热上攻于头面，肺胃热盛，清窍被扰，则头晕目眩，暴发火眼，牙齿疼痛，口舌生疮，咽喉肿痛，耳痛耳鸣；热邪伤津，大肠失濡，则便秘；热邪下移膀胱，则小便短赤。治宜散风清热，泻火止痛。

方中黄连、黄芩、黄柏、石膏清热泻火，栀子、大黄引热从二便而出，共为君药。以连翘清热解毒，菊花、荆芥穗、白芷、蔓荆子、川芎、防风、薄荷疏散风热，共为臣药。旋覆花降逆和中，为佐药。桔梗宣肺利咽，引药上行；甘草调和诸药，共为使药。诸药相合，清上泻下，风热双解。

【剂型规格】片剂。薄膜衣片：每片重0.31g；糖衣片：片心重0.3g。

【用法用量】口服。一次6片，一日2次。

【其他制剂】

黄连上清丸《中国药典》 口服。一次3～6g（水丸或水蜜丸）或一次1～2丸（大蜜丸），一日2次。

【临床应用】常用于急性扁桃体炎、口腔溃疡、急性中耳炎、牙龈炎、结膜炎、急性咽喉炎、粉刺等属风热上攻、肺胃热盛者。

【使用注意】服药期间忌食辛辣食物；孕妇慎用；脾胃虚寒者禁用。

清胃黄连丸

《中国药典》

【组成】黄连80g　石膏80g　桔梗80g　甘草40g　知母80g　玄参80g　地黄80g　牡丹皮80g　天花粉80g　连翘80g　栀子200g　黄柏200g　黄芩200g　赤芍80g

【功效】清胃泻火，解毒消肿。

【主治】肺胃火盛所致的口舌生疮，齿龈、咽喉肿痛。

【方解】本方证因肺胃火热炽盛，循经上炎，热盛肉腐，血败成痈，则口舌生疮；胃火炽盛，循经上炎，则齿龈、咽喉肿痛。

　　方中以大苦大寒的黄连为君，以清胃泻火。石膏、黄芩、栀子、黄柏清泻胃火及三焦之热；地黄、丹皮、赤芍凉血清热；连翘、桔梗清热解毒，利咽消肿，共为臣药。玄参、知母、天花粉清火养阴生津，共为佐药。甘草清热解毒，调和诸药，为使。诸药相合，共奏清胃泻火、解毒消肿之功。

　　【剂型规格】丸剂。大蜜丸：每丸重9g；水丸：每袋装9g。

　　【用法用量】口服。一次1～2丸（大蜜丸）或一次9g（水丸），一日2次。

　　【其他制剂】

　　清胃黄连片《中国药典》　口服。一次8片（糖衣片：片心重0.32g，薄膜衣片：片心重0.33g）或一次4片（薄膜衣片：片心重0.33g），一日2次。

　　【临床应用】常用于口腔炎、牙周炎、口腔溃疡等属胃热炽盛者。

　　【使用注意】孕妇慎用。

项目五　清解暑热剂

　　清解暑热剂具有清解暑热作用，适用于夏月暑热证。症见身热烦渴，汗出体倦，小便不利，脉数等。常以药如滑石、荷叶、西瓜翠衣等组成方剂。代表方如六一散、仁丹等。

六一散
《伤寒直格》

　　【组成】滑石18g　甘草3g

　　【功效】清暑利湿。

　　【主治】暑湿证。症见身热烦渴，小便不利，或泄泻。

　　【方解】本方证由暑湿所致。暑热伤津则口渴，暑湿下渗大肠则泄泻，湿热下注以致膀胱气化不利则小便不利。暑为阳邪而通于心，故伤于暑者多见身热心烦。治宜清暑利湿。

　　方中重用滑石，甘淡性寒，质重而滑，淡能渗湿，寒能清热，重能下降，滑能利窍，既清心解暑热，又渗湿利小便，使湿热之邪从小便而解，为君药。甘草益气和中，泻火解毒，与滑石配伍，一则甘寒生津，使小便利而津液不伤，清热而不留湿，利水而不伤正；二则可防滑石之寒滑重坠伐胃，为佐药。因其用量比例为6：1，故称"六一散"。为治暑湿证的常用良方。

　　【剂型规格】散剂。每袋装9g。

　　【用法用量】调服或包煎服。每次6～9g，一日1～2次。外用：扑撒患处。

　　【临床应用】常用于膀胱炎、尿道炎、急性肾盂肾炎、泌尿系结石等属湿热者。

【使用注意】孕妇及小便清长者慎用；服药期间忌食辛辣食物。

【方歌】六一散用滑石草，清暑利湿此方好；

或加青黛名碧玉，目赤咽痛俱可消。

仁 丹

《部颁标准》

【组成】陈皮 50g 檀香 100g 砂仁 100g 豆蔻（去果皮）100g 甘草 80g 木香 30g 丁香 50g 广藿香叶 100g 儿茶 150g 肉桂 300g 薄荷脑 80g 冰片 20g 朱砂 100g

【功效】清暑开窍，辟秽排浊。

【主治】中暑呕吐，烦躁恶心，胸中满闷，头目眩晕，晕车晕船，水土不服。

【方解】本方用于暑热侵袭、秽浊蒙窍引起的恶心呕吐，头目眩晕，胸中满闷以及水土不服、晕车晕船等。暑为阳邪，其性炎热，暑热上扰，则发热头昏；暑多夹湿，中焦气机受阻，则胸闷恶心。

方中以广藿香叶、薄荷脑解暑清热，芳香化湿，散风解表，共为主药。辅以檀香、丁香、豆蔻、砂仁、木香、陈皮、肉桂等理气醒脾，和胃散寒，降逆止呕，祛湿解暑。佐以儿茶、朱砂、冰片清凉祛暑，解毒开窍，醒脑安神。使以甘草和中解毒，调和诸药。全方共奏清热祛暑，除烦止呕，提神醒脑之功。对晕车晕船呕吐、水土不服者也有良效。

【剂型规格】丸剂。每 10 粒重 0.3g；每袋重 1.5g；每瓶重 15g。

【用法用量】含化或用温开水送服，一次 10～20 粒。平时含化 3～5 粒，不拘时间。

【临床应用】常用于夏日中暑、急性胃肠炎、水土不服、晕车晕船等属暑湿者。

【使用注意】不宜在服药期间同时服用滋补性中成药；暑热已伤津气者不宜用；内含朱砂，不可过量、久服。

十滴水

《中国药典》

【组成】樟脑 25g 干姜 25g 大黄 20g 小茴香 10g 肉桂 10g 辣椒 5g 桉油 12.5mL

【功效】健胃，祛暑。

【主治】中暑引起的头晕，恶心，腹痛，胃肠不适。

【方解】本方证为夏月外感暑湿，气机阻滞所致。暑湿内蕴，气机不畅，清阳不升，则头晕；湿阻中焦，胃气上逆，则恶心、腹痛、胃肠不适。治宜清解暑热，健胃温中。

方中大黄清热解暑，降气通腑；桉油疏风凉解，祛暑化湿；肉桂、小茴香、干姜、辣椒温中散寒，和胃止呕，缓痛止泻；樟脑通窍辟秽止痛。诸药配伍，共奏健脾散风、清凉解暑之功。

【剂型规格】酊剂。每瓶装 5mL。

【用法用量】口服。一次 2 ～ 5mL；小儿酌减。

【其他制剂】

十滴水软胶囊《中国药典》　口服。一次 1 ～ 2 粒，小儿酌减。

【临床应用】常用于中暑、胃肠炎、小儿痱子、小面积烧伤等暑热证者。

【使用注意】孕妇忌服；驾驶员和高空作业者慎用。

项目六　清退虚热剂

清退虚热剂具有养阴透热、清热除蒸的作用，适用于热病后期，邪留未尽，阴液已伤，出现夜热早凉，舌红少苔者；或由肝肾阴虚所致骨蒸潮热或久热不退的虚热证。常以滋阴清热的鳖甲、知母、生地与清透伏热的青蒿、秦艽、地骨皮等组合成方。代表方如青蒿鳖甲汤。

青蒿鳖甲汤
《温病条辨》

【组成】青蒿 6g　鳖甲 15g　生地 12g　知母 6g　丹皮 9g

【功效】养阴透热。

【主治】温病后期，邪伏阴分证。症见夜热早凉，热退无汗，舌红苔少，脉细数。

【方解】本方证为温病后期，阴液已伤，余热未清，阴虚邪伏所致。邪伏阴分，未能尽解，则夜热早凉；阴津不足，汗源难及肌表，则热退无汗、舌红苔少、脉细数。治宜养阴透热。

方中鳖甲咸寒质重，直入阴分，可滋阴退热，入络搜邪；青蒿质轻，苦辛性寒，气味芳香，清热透络，引邪外出，共为君药。生地滋阴清热凉血，知母滋阴生津泻火，助鳖甲养阴退虚热，共为臣药。丹皮清血中伏热，助青蒿清透邪热，与青蒿相伍有清透之妙，为佐药。五药相合，清热、透邪、滋阴三法并施，滋中有清，清中寓透，既透伏热，又滋补阴液，养阴而不恋邪，清热而不伤阴，标本兼顾，共奏养阴透热之功。

【剂型规格】汤剂。

【用法用量】水煎服。一日 2 次。

【其他制剂】

青蒿鳖甲片《部颁标准》　口服。一次 4 ～ 6 片，一日 3 次。

【临床应用】常用于原因不明的发热、慢性肾盂肾炎、肾结核等属阴虚内热，低热不退者。

【使用注意】阴虚欲作抽搐者不宜用本方；青蒿不耐高温，宜后下，或用沸水浸泡。

【方歌】青蒿鳖甲地知丹，热自阴来仔细辨；

夜热早凉无汗出，养阴透热服之安。

表5-1 其他清热类中成药

药品名称	组成	功效	主治	用法用量	使用注意
抗病毒口服液	板蓝根、石膏、芦根、地黄、郁金、知母、石菖蒲、广藿香、连翘	清热祛湿，凉血解毒	风热感冒，温病发热及上呼吸道感染，流感、腮腺炎病毒感染者	口服。一次10mL，一日2～3次，小儿酌减	症状较重、病程较长或合并细菌感染者，应加服其他治疗药物
抗癌平丸	珍珠菜、藤梨根、香茶菜、肿节风、蛇莓、半枝莲、兰香草、白花蛇舌草、石上柏、蟾酥	清热解毒，散瘀止痛	热毒瘀血壅滞肠胃而致的胃癌、食道癌、贲门癌、直肠癌等消化道肿瘤	口服。一次0.5～1g，一日3次	孕妇禁用；脾胃虚寒者慎用；服药期间忌食辛辣、油腻、生冷；含有毒的蟾酥，不可过量久服
西黄丸	牛黄或体外培育牛黄、麝香或人工麝香、乳香（醋）、没药（醋）	清热解毒，消肿散结	热毒壅结所致的痈疽疔毒，瘰疬，流注，癌肿	口服。一次3g，一日2次	孕妇禁服
牛黄至宝丸	连翘、栀子、大黄、芒硝、石膏、青蒿、陈皮、木香、广藿香、人工牛黄、冰片、雄黄	清热解毒，泻火通便	胃肠积热所致的头痛眩晕，目赤耳鸣，口燥咽干，大便燥结	口服。一次1～2丸，一日2次	孕妇忌服；冷秘慎用；不宜久服；忌食辛辣刺激性食物
新雪颗粒	磁石、石膏、滑石、南寒水石、硝石、芒硝、栀子、竹心、广升麻、穿心莲、珍珠层粉、沉香、人工牛黄、冰片	清热解毒	外感热病、热毒壅盛证。症见高热烦躁。扁桃体炎、上呼吸道感染、气管炎、感冒见上述证候者	口服。一次1袋（瓶），一日2次	孕妇禁用；外感风寒者慎用
梅花点舌丹	白梅花、蟾酥、乳香、没药、血竭、冰片、朱砂、雄黄、石决明、硼砂、沉香、葶苈子、牛黄、熊胆、麝香、珍珠	清热解毒，消肿止痛	疔毒恶疮，痈疽发背，坚硬红肿，已溃未溃，无名肿毒等	一次2～3粒，一日2次，先饮水一口，将药放在舌上。以口麻为度，用温黄酒或温开水送下。外敷用醋化开，涂患处	忌食辛辣油腻；孕妇忌服

续表

药品名称	组成	功效	主治	用法用量	使用注意
一清颗粒	黄连、大黄、黄芩	清热泻火解毒，化瘀凉血止血	火毒血热所致的身热烦躁，目赤口疮，咽喉牙龈肿痛，大便秘结，吐血，咯血，衄血，痔血；咽炎、扁桃体炎、牙龈炎见上述证候者	开水冲服。一次1袋，一日3~4次	出现腹泻，酌情减量
芩连片	黄芩、连翘、黄连、黄柏、赤芍、甘草	清热解毒，消肿止痛	脏腑蕴热，头痛目赤，口鼻生疮，热痢腹痛，湿热带下，疮疖肿痛	口服。一次4片，一日2~3次	孕妇、中焦虚寒、阴虚及素体虚弱者慎用
黛蛤散	青黛、海蛤壳	清肝利肺，降逆除烦	肝火犯肺所致的头晕耳鸣，咳嗽吐衄，痰多黄稠，咽膈不利，口渴心烦	口服。一次6g，一日1次，随处方入煎剂	孕妇及阳气虚弱者慎用；忌食辛辣、生冷、油腻
清暑益气丸	人参、白术（炒）、麦冬、五味子（醋）、黄芪（蜜炙）、苍术（米泔炙）、泽泻、当归、黄柏、青皮（醋）、葛根、陈皮、六神曲、升麻、甘草	祛暑利湿，补气生津	中暑受热，气津两伤。症见头晕身热，四肢倦怠，自汗心烦，咽干口渴	姜汤或温开水送服。一次1丸，一日2次	孕妇慎用；忌食辛辣油腻之品
金银花露	金银花	清热解毒	暑热内犯肺胃所致的中暑、痱疹、疖肿	口服。一次60~120mL，一日2~3次	
甘露消毒丸	滑石、茵陈、石菖蒲、木通、射干、豆蔻、连翘、黄芩、川贝母、藿香、薄荷	芳香化湿，清热解毒	暑湿蕴结，身热肢酸，胸闷腹胀，尿赤黄疸	口服。一次6~9g，一日1~2次	孕妇禁用；寒湿内阻者慎用；服药期间忌食辛辣油腻食物
三九胃泰颗粒	三叉苦、九里香、两面针、木香、黄芩、茯苓、地黄、白芍	清热燥湿，行气活血，柔肝止痛	湿热内蕴、气滞血瘀所致的胃痛。症见脘腹隐痛，饱胀反酸，恶心呕吐，嘈杂纳减	开水冲服。一次1袋，一日2次	胃寒患者慎用；忌油腻、生冷、难消化食物
复方草珊瑚含片	肿节风浸膏、薄荷脑、薄荷素油	疏风清热，消肿止痛，清利咽喉	外感风热所致的喉痹。症见咽喉肿痛，声哑失音；急性咽喉炎见上述证候者	含服。一次2片（0.44g）或一次1片（1.0g），一日6次	

药品名称	组成	功效	主治	用法用量	使用注意
胆宁片	大黄、虎杖、青皮、白茅根、陈皮、郁金、山楂	疏肝利胆，清热通下	肝郁气滞、湿热未清所致的右上腹隐隐作痛，食入作胀，胃纳不香，嗳气便秘；慢性胆囊炎见上述证候者	口服。一次5片，一日3次	每日排便增至3次以上者，应酌情减量
小儿咽扁颗粒	金银花、射干、金果榄、桔梗、玄参、麦冬、人工牛黄、冰片	清热利咽，解毒止痛	小儿肺卫热盛所致的喉痹、乳蛾。症见咽喉肿痛，咳嗽痰盛，口舌糜烂；急性咽炎、急性扁桃体炎见上述证候者	开水冲服。1～2岁一次4g或2g（无蔗糖），一日2次；3～5岁一次4g或2g（无蔗糖），一日3次；6～14岁一次8g或4g（无蔗糖），一日2～3次	虚火乳蛾、喉痹者慎用；服药期间忌食辛辣油腻生冷食物
小儿泻速停颗粒	地锦草、儿茶、乌梅、山楂（炒焦）、茯苓、白芍、甘草	清热利湿，健脾止泻，缓急止痛	小儿泄泻，腹痛，纳差	开水冲服。一日3～4次；1岁以内，一次1.5～3g；1～3岁，一次3～6g；3～7岁，一次6～9g	虚寒泄泻者不宜；服药期间忌食生冷油腻及不易消化食物
小儿化毒散	人工牛黄、珍珠、雄黄、大黄、黄连、甘草、天花粉、川贝母、赤芍、乳香（制）、没药（制）、冰片	清热解毒，活血消肿	热毒内蕴、毒邪未尽所致的口疮肿痛，疮疡溃烂，烦躁口渴，大便秘结	口服。一次0.6g，一日1～2次；3岁以内小儿酌减。外用，敷于患处	肺胃阴虚喉痹、阴虚火旺、虚火上炎的口疮慎用；含雄黄，不可过量久服；脾胃虚弱、体弱者慎用
养血退热丸	熟地黄、鳖甲（醋）、地骨皮、牡蛎（煅）、六神曲、谷芽（炒）、茯苓、山药、丹参、牡丹皮、陈皮、酸枣仁、党参、麦冬、山楂	滋阴养血，退虚热	阴血亏虚，骨蒸潮热，盗汗，眩晕，咳嗽痰少	口服。一次1丸，一日2～3次	忌食辛辣

📝 **考纲摘要**

1.清热剂的功能、主治、分类、使用注意事项及各类的功能、主治。

2.牛黄解毒片（丸、胶囊、软胶囊）、板蓝根颗粒（茶、糖浆）、牛黄上清片（丸、胶囊）、清热解毒口服液、六神丸、龙胆泻肝丸（颗粒、口服液）、左金丸（胶囊）、黄连上清片（丸）、清胃黄连丸、六一散、十滴水（软胶囊）等中成药的功效、主治、用法用量、使用注意；功能相似成药的鉴别应用。

3.六神丸、龙胆泻肝丸、左金丸、六一散的药物组成及配伍意义。

复习思考

一、单项选择题

1.以"清心与养阴两顾，利水并导热下行"为特点的方剂是（　　　）

    A.八正散 　　　　　　B.小蓟饮子 　　　　　C.龙胆泻肝汤

    D.导赤散 　　　　　　E.五苓散

2.龙胆泻肝汤中多用苦燥渗利伤阴之品，为使祛邪不伤正，故方中伍用（　　　）

    A.熟地、麦冬 　　　　B.熟地、当归 　　　　C.生地、麦冬

    D.生地、当归 　　　　E.熟地、生地

3.左金丸中黄连与吴茱萸的用量比例为（　　　）

    A.1∶1 　　　　　　　B.2∶1 　　　　　　　C.3∶1

    D.6∶1 　　　　　　　E.4∶1

4.青蒿鳖甲汤的组成中含有（　　　）

    A.知母、石膏 　　　　B.石膏、丹皮 　　　　C.丹皮、生地

    D.生地、当归 　　　　E.当归、芍药

5.仁丹主治（　　　）

    A.阳明气分热盛证 　　B.热毒壅盛证 　　　　C.大头瘟

    D.中暑 　　　　　　　E.肝火犯胃证

6.下列除哪项外，均为龙胆泻肝汤的主治（　　　）

    A.心胸烦热、渴欲饮冷 　　　　　　　　B.胁痛、头痛

    C.口苦目赤、耳聋耳肿 　　　　　　　　D.阴痒阴肿、妇人带下

    E.小便淋浊

7.普济消毒饮具有疏风散邪、清热解毒之功，主治（　　　）

    A.阳明气分热盛

    B.邪热传营

    C.一切实热火毒，三焦热盛之证

    D.瘟疫热毒，充斥内外，气血两燔

    E.大头瘟

8.功效为泻火解毒的方剂是（　　　）

A.黄连解毒汤　　　　B.普济消毒饮　　　　C.凉膈散

D.仙方活命饮　　　　E.犀角地黄汤

9.十滴水的功效是（　　　）

A.清热解毒　　　　　　　　　　B.清暑开窍，辟秽排浊

C.清热解毒，凉血利咽　　　　　D.健胃祛暑

E.清暑利湿

10.牛黄解毒片中有毒的成分是（　　　）

A.人工牛黄　　　　　B.石膏　　　　　C.冰片

D.黄芩　　　　　　　E.雄黄

11.白虎汤主治（　　　）

A.阳明气分热盛　　　　　　　　B.暑病余热未清，气津两伤

C.三焦火毒炽热　　　　　　　　D.热毒充斥，气血两燔

E.以上都不是

12.犀角地黄汤的组成含有（　　　）

A.芍药、丹参　　　　B.生地、丹参　　　　C.芍药、丹皮

D.熟地、丹皮　　　　E.熟地、丹参

13.热入营分，身热夜甚，神烦少寐，时有谵语，斑疹隐隐，舌绛而干，脉细数。宜选用（　　　）

A.安宫牛黄丸　　　　B.犀角地黄汤　　　　C.清营汤

D.黄连解毒汤　　　　E.普济消毒饮

14.犀角地黄汤主治（　　　）

A.外感热病，热入血分证

B.热毒炽盛，充斥三焦证

C.上中二焦火热证

D.阳明气分热盛证

E.温病热邪，传入营分证

15.白虎汤的主治症状不包括（　　　）

A.烦渴引饮　　　　　B.肌热面赤　　　　C.汗出恶热

D.脉洪大有力　　　　E.壮热面赤

二、多项选择题

1.清热剂的使用注意事项有（　　　）

A.辨别热证所在部位

90

B. 辨别热证真假

C. 辨别热证虚实

D. 对于邪热炽盛服凉药入口即吐者，可凉药热服

E. 寒凉药物久服者应配伍健脾和胃之品

2. 六神丸主治（　　　）

　　A. 烂喉丹痧　　　　B. 喉风喉痈　　　　C. 单双乳蛾

　　D. 乳痈发背　　　　E. 无名肿毒

3. 下列哪项不是黄连上清片的使用注意（　　　）

　　A. 服药期间忌食辛辣食物　　　　　　B. 脾胃虚寒者慎用

　　C. 孕妇禁用　　　　　　　　　　　　D. 驾驶员和高空作业者慎用

　　E. 脾胃虚寒者禁用

4. 犀角地黄汤主治（　　　）

　　A. 热入营分证　　　B. 热入血分证　　　C. 三焦实热火毒证

　　D. 热伤血络证　　　E. 蓄血瘀血证

5. 白虎汤的辨证要点是（　　　）

　　A. 身大热　　　　　B. 汗大出　　　　　C. 烦躁

　　D. 口大渴　　　　　E. 脉洪大

6. 导赤散的药物组成有（　　　）

　　A. 生地　　　　　　B. 木通　　　　　　C. 竹叶

　　D. 生甘草　　　　　E. 麦冬

7. 青蒿鳖甲汤中鳖甲的作用是（　　　）

　　A. 入络搜邪　　　　B. 引邪外出　　　　C. 滋阴退热

　　D. 清热透络　　　　E. 滋阴潜阳

8. 具有清热解毒功效的方剂是（　　　）

　　A. 犀角地黄汤　　　B. 普济消毒饮　　　C. 黄连上清片

　　D. 白头翁汤　　　　E. 黄连解毒汤

9. 小儿泻速停颗粒的功效为（　　　）

　　A. 清热利湿　　　　B. 健脾止泻　　　　C. 清热解毒

　　D. 缓急止痛　　　　E. 行气活血

10. 牛黄解毒片还有哪些制剂（　　　）

　　A. 胶囊剂　　　　　B. 口服液　　　　　C. 软胶囊剂

　　D. 丸剂　　　　　　E. 颗粒

三、材料分析题

1. 患者，男，30 岁。两天前头痛，次日转为身热，昏睡。体温 39.5℃，身热灼手，神昏，烦躁不安，面红唇赤，大汗出，欲冷饮，舌红苔黄欠润，脉洪大而数。要求回答：①中医病证；②治法；③方药。

2. 患者，男，18 岁。口舌糜烂已 6 天，曾注射青霉素 3 天未效。体温 38.5℃，口中灼热，口腔及舌面多个赤色小溃疡，咽部稍红，舌尖赤。烦躁失眠，渴喜冷饮；大便略干，小便短赤，淋涩刺痛。舌红苔黄，脉数。要求回答：①中医病证；②治法；③方药。

扫一扫，知答案

扫一扫，看课件

模 块 六

泻下剂

【学习目标】

　　掌握大承气汤、麻子仁丸、增液汤、十枣汤的功效、主治、药物间的配伍关系、用法用量、使用注意及其他制剂；能正确进行本类方剂的审方与调配。

　　熟悉泻下剂的概念、适应证、分类、使用注意和各类的功能与主治。熟悉通便宁片、当归龙荟丸、苁蓉通便口服液、尿毒清颗粒等中成药的功效、主治、用法用量、使用注意；能对本类中成药进行对比荐药。

　　了解其他方剂及中成药的功效与主治，并能对比荐药。

📖 案例导入

　　王某，男，63岁。有慢性便秘病史1年余，今晨去医院就诊。现症：大便秘结，小便清长，腰膝酸软，头目眩晕，舌淡苔白，脉沉迟。

　　请问该患者便秘中医辨证属于何种证型？请为该患者推荐合适的方剂或中成药，并说明选用的依据。

　　凡以泻下药为主要组成，具有通导大便、荡涤实热、排除积滞、攻逐水饮等作用，治疗里实证的方剂，称泻下剂。属于八法中"下法"范畴。

　　泻下剂主要用于胃肠积滞，实热内结，脘腹胀痛，或脏腑有寒凝积滞，或水饮内停引起的严重水肿，胸腹积水，体质壮实者，或虚、实便秘。根据作用不同，可分为寒下剂、温下剂、润下剂、峻下逐水剂和通腑泄浊剂。

　　泻下剂应在表邪已解，里实已成时使用。若表证未解，里实已成，则需权衡轻重，或先解表，后治里，或表里双解，以免表邪内陷。泻下剂除润下剂外，均较峻烈，有的还有毒副作用，故年老体弱、孕妇、产后、久病体虚、津伤阴亏、血虚者均应慎用，必要时可根据病情及体质的不同，或先予攻下，后顾其虚，或攻补兼施，虚实兼顾。泻下剂易伤胃气，奏效即止，不可过服。凡重症、急症而必须急下者，可加大剂量煎成汤剂服用；若病情较缓，只需缓下者，药量不宜过大，可制成丸剂服用。服药期间应注意饮食调养，忌食油腻辛辣和不易消化食物，以防重伤胃气。

项目一　寒下剂

寒下剂具有攻下积滞、荡涤实热的作用，适用于热结里实证。症见大便秘结，脘腹痞满胀痛，拒按，甚至潮热谵语，舌苔黄腻，脉实等。常以寒凉泻下药如大黄、芒硝等为主组成方剂。代表方如大承气汤、通便宁片等。

大承气汤
《伤寒论》

【组成】大黄（酒洗）12g　芒硝6g　厚朴（炙）24g　枳实（炙）12g

【功效】峻下热结。

【主治】

1. 阳明腑实证。症见大便秘结不通，矢气频转，脘腹痞满而硬，疼痛拒按，潮热谵语，手足濈然汗出，舌苔焦黄起刺，或焦黑燥裂，脉沉实。

2. 热结旁流。症见下利清水，色纯青而臭秽，脐腹疼痛，按之坚硬有块，口燥咽干，脉滑实。

3. 里热实证之热厥、痉病、狂证等。

【方解】本方证为伤寒邪传阳明之腑，入里化热，热邪伤津，热邪与肠中燥屎相结所致。实热与积滞互结，腑气不通，故大便秘结，频转矢气，脘腹痞满疼痛；里热消灼津液，糟粕结聚，燥粪积于肠中，故腹痛硬满而拒按。热邪盛于里，上扰心神，故见谵语。四肢禀气于阳明，阳明里热炽盛，蒸迫津液外泄，则手足濈然汗出。热盛伤津，燥实内结，故舌苔焦黄起刺，或焦黑燥裂，脉沉实。前人将阳明腑实证的症状归纳为"痞、满、燥、实"四种：痞指心下闷塞坚硬；满指胸胁脘腹胀满；燥指肠有燥屎，干结不下；实指腹中硬满，痛而拒按，大便不通。热结旁流、热厥诸证，症状虽异，皆为实热内结所致。治以"釜底抽薪，急下存阴"之法。

方中大黄为君，泻热通便，荡涤肠胃热结。芒硝为臣，软坚润燥，助大黄泻热通便，二药相须为用，增强峻下热结之力。积滞内阻，则腑气不通，故以厚朴、枳实下气消胀，行气导滞，并助大黄、芒硝泻下燥实，共为佐药。四药相配，则痞、满、燥、实俱去，共奏峻下热结之功。

【剂型规格】汤剂。

【用法用量】水煎服。先煎厚朴、枳实，后下大黄，煎成去渣，加入芒硝，微火溶化后，分 2 次服。

【临床应用】常用于急性单纯性肠梗阻、粘连性肠梗阻、蛔虫性肠梗阻、急性胆囊炎、急性胰腺炎，以及某些热性病过程中出现高热、谵语、神昏、惊厥、发狂而见大便不通、苔黄脉实者。

【使用注意】气虚阴亏，燥结不甚，年老体弱，孕妇等慎用；中病即止，不宜久服。

【方歌】大承气汤救急方，厚朴枳实硝大黄；

　　　　阳明实热满塞闭，迅猛通利涤胃肠。

【附方】

1. 小承气汤《伤寒论》　大黄（酒洗）12g　厚朴（炙）6g　枳实 9g　水煎服。功效：轻下热结，除满消痞。主治：伤寒阳明腑实证。谵语潮热，大便秘结，胸腹痞满，舌苔老黄，脉滑而急。

2. 调胃承气汤《伤寒论》　大黄（酒洗)12g　甘草（炙)6g　芒硝 9g　先煎大黄、甘草，煎成去渣，加入芒硝，微火溶化后，分两次服。功效：缓下热结。主治：阳明病胃肠燥热证。大便不通，口渴心烦，蒸蒸发热，或腹中胀满，或谵语，舌苔正黄，脉滑数。

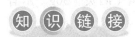

“三承气汤”比较

　　大承气汤、小承气汤、调胃承气汤又称三承气汤。三方同名承气，均为寒下法代表方，用于阳明腑实证，但药力强弱有别，用时应当明辨。大承气汤大黄、芒硝并用，且加枳实、厚朴，泻下与行气并重，主治痞、满、燥、实俱备的阳明腑实证；小承气汤不用芒硝，枳实、厚朴用量亦轻，主治以痞满为主的阳明腑实轻证；调胃承气汤不用枳实、厚朴，而大黄、芒硝并用，且甘草与大黄同煎，其功缓下，主治阳明燥热内结而无痞满之证。

通便宁片

《部颁标准》

【组成】番泻叶干膏粉　牵牛子　白豆蔻　砂仁

【功效】宽中理气，泻下通便。

【主治】肠胃实热积滞所致的便秘。症见大便秘结，腹痛拒按，腹胀纳呆，口干口苦，小便短赤，舌红苔黄，脉弦滑数。

【方解】本方证为热入中焦，邪热与肠中燥屎相结，壅结肠胃所致。邪热与肠中燥屎相结，壅结肠胃，腑气不通，故大便秘结，腹痛拒按；热盛伤津，故口干口苦，小便短赤。治宜宽中理气，泻下通便。

方中番泻叶为君，清泄湿热，泻下导滞。牵牛子为臣，泻下清热，消积导滞，助君药清泄肠胃湿热积滞。白豆蔻、砂仁化湿行气温中，二药合用，既理气宽中，以助君药攻下积滞，又温中，以防苦寒太过而伤脾胃，共为佐药。诸药合用，共奏宽中理气、泻下通便之功。

【剂型规格】片剂。每片重0.48g。

【用法用量】口服。一次4片，一日1次。如服药8小时后不排便再服一次，或遵医嘱。

【临床应用】常用于功能性便秘等属肠胃实热积滞者。

【使用注意】孕妇忌服；体虚者忌久服；部分患者服药后，排便前有腹痛感。

当归龙荟丸
《中国药典》

【组成】当归（酒炙）100g 龙胆（酒炙）100g 芦荟50g 青黛50g 栀子100g 黄连（酒炙）100g 黄芩（酒炙）100g 黄柏（盐炙）100g 大黄（酒炙）50g 木香25g 人工麝香5g

【功效】泻火通便。

【主治】肝胆火旺，实热内结证。症见心烦不宁，头晕目眩，耳鸣耳聋，胁肋疼痛，脘腹胀痛，大便秘结。

【方解】本方证为肝胆火旺所致。肝胆火旺，循经上扰，故头晕目眩，耳鸣耳聋，胁肋疼痛；热扰心神，故心烦不宁；热盛伤津，胃肠热结，腑气不通，故脘腹胀痛，大便秘结。治宜泻火通便。

方中龙胆草、大黄、芦荟为君药，既清泻肝胆实火，又通便泄热，导热下行。黄芩、黄连、黄柏、栀子泻三焦火邪，伍以大黄，使实火从二便分消；青黛助龙胆草清泻肝火，共为臣药。当归补血养肝，兼以润肠；木香、麝香行气通窍，共为佐药。诸药合用，清泻并举，共奏泻火通便之功。

【剂型规格】丸剂。每20粒重3g。

【用法用量】口服。一次6g，一日2次。

【其他制剂】

1.当归龙荟片《部颁标准》 口服。一次4片，一日2次。

2. 当归龙荟胶囊《国家药监局单页标准》　口服。一次 3 粒，一日 2 次。

【临床应用】常用于胆道蛔虫症、慢性粒细胞型白血病及高血压病等证属肝胆实火者。

【使用注意】孕妇禁用。

三黄片
《中国药典》

【组成】大黄 300g　盐酸小檗碱 5g　黄芩浸膏 21g

【功效】清热解毒，泻火通便。

【主治】三焦热盛所致的目赤肿痛，口鼻生疮，咽喉肿痛，牙龈肿痛，心烦口渴，尿黄便秘；亦用于急性胃肠炎，痢疾。

【方解】本方证为三焦火热毒邪充盛所致。火热上炎，则目赤肿痛，口鼻生疮，咽喉肿痛，牙龈肿痛；热扰心神，则心烦；热邪伤津，则口渴，便秘；膀胱热盛，则尿黄。治宜清解三焦实火热毒。

方中大黄为君，泻火解毒，攻下通便，有清上泻下、釜底抽薪之意，为主药；黄芩功善清热燥湿，直折火势而泻火解毒，此为辅药；盐酸小檗碱是广谱抗菌药，对多种革兰阳性及阴性细菌有抑制作用。

【剂型规格】片剂。薄膜衣小片：每片重 0.26g；薄膜衣大片：每片重 0.52g。

【用法用量】口服。一次 4 片（小片）或一次 2 片（大片），一日 2 次；小儿酌减。

【临床应用】常用于咽喉炎、扁桃体炎、口腔炎、急性肺部感染、急性胃肠炎、痢疾、慢性盆腔炎、阴道炎、中耳炎等属三焦热盛者。

【使用注意】孕妇慎用。

项目二　温下剂

温下剂具有温里泻下作用，适用于里寒积滞证。症见大便秘结，脘腹胀满，腹痛喜温，手足不温，甚或厥逆，苔白滑，脉沉紧等。常以附子、大黄等为主组成方剂。代表方如大黄附子汤等。

大黄附子汤
《金匮要略》

【组成】大黄 9g　附子 12g　细辛 3g

【功效】温里散寒，通便止痛。

【主治】寒积里实证。症见便秘腹痛，胁下偏痛，发热，手足厥冷，舌苔白腻，脉弦紧。

【方解】本方证为寒积里实，阳气不运，腑气不通所致。寒入于内，阳气失于温通，气血被阻，故腹痛；寒邪阻于肠道，传导失职，故大便不通；寒邪凝聚于厥阴，则胁下偏痛；积滞留阻，气机被郁，故发热；阳气不能布达四肢，则手足厥逆；舌苔白腻，脉弦紧为寒实之征。治当温散寒凝以开闭结，通下大便以除积滞，宜温阳通便之法。

方中重用附子为君，温里散寒止痛。臣以大黄泻下通便，荡涤里实。细辛辛温宣通，散寒止痛，助附子温里散寒，为佐药。大黄性味虽属苦寒，但配伍附子、细辛之辛散大热之品，则寒性被制而泻下之功犹存，为去性取用之法。三味合用，温里而祛寒，通下以泻实，使积寒散，大便行，里实除，则诸症自愈。

【剂型规格】汤剂。

【用法用量】水煎服。大黄后下，一日 2～3 次。

【临床应用】常用于急性阑尾炎、急性肠梗阻、睾丸肿痛、胆绞痛、胆囊术后综合征、尿毒症等属寒积里实证者。

【使用注意】大黄用量一般不超过附子。

【方歌】大黄附子细辛汤，寒积腹痛便秘方；

　　　　冷积内结成实证，功专温下妙非常。

项目三　润下剂

润下剂具有润肠通便的作用，适用于肠燥津亏，大便秘结证。症见大便干燥，小便短赤，或身热口干，舌燥少津。常以润肠通便药如麻子仁、肉苁蓉等为主组成方剂。代表方如麻子仁丸、济川煎等。

麻子仁丸
《伤寒论》

【组成】麻子仁 20g　芍药 9g　枳实 9g　大黄 12g　厚朴 9g　杏仁 10g

【功效】润肠泻热，行气通便。

【主治】肠胃燥热之便秘证。症见大便干结，小便频数。

【方解】本方证由胃肠燥热，脾津不足所致。脾主为胃行其津液，今胃中燥热，脾受约束，津液不得四布，但输膀胱，而致小便频数；肠失濡润，则大便干结。治宜润肠泻热，行气通便。

方中麻子仁为君药，润肠通便。大黄通便泄热，杏仁降气润肠，白芍养阴和里，共为臣药。枳实、厚朴下气破结，行气除满，加强降泄通便之力；蜂蜜润燥滑肠，共为佐使药。诸药合用，共奏润肠泻热、行气通便之功。

【剂型规格】丸剂。

【用法用量】上药为末，炼蜜为丸，每次9g，每日1～2次，温开水送服。亦可水煎服，用量按原方比例酌定。

【其他制剂】

1.麻仁胶囊《部颁标准》 口服。一次2～4粒，早晚各1次或睡前服用。

2.麻仁软胶囊《部颁标准》 口服。一次3～4粒，早晚各1次。

【临床应用】常用于习惯性便秘、老年人便秘、产后便秘、痔疮便秘等属肠胃燥热者。

【使用注意】孕妇慎用；血虚津亏便秘，不宜久服。

【方歌】麻子仁丸治脾约，大黄枳朴杏仁芍；

　　　　胃热津枯便难解，润肠通便功效高。

济川煎
《景岳全书》

【组成】当归9～15g　牛膝6g　肉苁蓉6～9g　泽泻5g　升麻3g　枳壳3g

【功效】温肾益精，润肠通便。

【主治】肾虚便秘证。症见大便秘结，小便清长，腰膝酸软，头目眩晕，舌淡苔白，脉沉迟。

【方解】本方证为肾虚开合失司所致。肾主五液而司二便，肾阳不足，气化无力，津液不布，故小便清长；肾精亏虚，肠失濡润，传导不利，故大便秘结；肾虚精亏，故腰膝酸软；清窍失养，则头目眩晕；肾阳亏损，故舌淡苔白、脉沉迟。治宜温肾益精，润肠通便。

方中肉苁蓉咸温润降，专入肾经，温肾助阳，益精润肠，为君药。当归、牛膝辛甘温润，养血活血，润肠通便；牛膝性善下行，补肾强腰，共为臣药。枳壳、升麻一升一降，以枳壳宽肠下气而助通便，升麻轻宣以升发脾胃之清阳，清阳得升，浊阴自降；肾阳虚则浊阴易停，故用泽泻渗利小便而泄肾浊，共为佐药。诸药合用，既可温肾益精以治本，又能润肠通便以治标。

【剂型规格】汤剂。

【用法用量】水煎服。一日2～3次。

【临床应用】常用于治疗习惯性便秘、老年便秘、产后便秘等肾虚津亏肠燥者。

【使用注意】热邪伤津及阴虚发热者忌用。

【方歌】济川归膝肉苁蓉，泽泻升麻枳壳从；

　　　　肾虚津亏肠中燥，寓通于补法堪宗。

增液汤

《温病条辨》

【组成】玄参 30g 麦冬 24g 细生地 24g

【功效】滋阴清热，润燥通便。

【主治】肠燥津亏便秘证。大便秘结，口渴，舌干红，脉细数或沉而无力。

【方解】本方证由热邪伤津，无水行舟所致。阳明热邪耗伤津液，津亏肠燥，传导失司，故大便秘结；津液亏乏，不能上承，则口渴；舌干红，脉细数为阴虚内热之象；脉沉而无力者，主里虚之候。治宜增液润燥。

方中重用玄参，养阴生津，启肾水以滋肠，为君药。生地清热养阴，壮水生津，以增玄参滋阴润燥之力；肺与大肠相表里，故用麦冬滋养肺胃阴津以润肠燥，共为臣药。三药合用，以补药之体为泻药之用，旨在增水行舟，使肠燥得润、大便得下，故名"增液汤"。

【剂型规格】汤剂。

【用法用量】水煎服。一日 2 ~ 3 次。

【其他制剂】

1. 增液颗粒《部颁标准》 开水冲服。一次 20g，一日 3 次。

2. 增液口服液《部颁标准》 口服。一次 20mL，一日 3 次，或遵医嘱。

【临床应用】常用于温热病津亏肠燥便秘，以及习惯性便秘、慢性咽喉炎、复发性口腔溃疡、糖尿病、皮肤干燥综合征、肛裂、慢性牙周炎等证属阴津不足者。

【使用注意】本方增液有余，攻下不足，是为津液少而燥结不甚者而设，若阳明里实热结所致便秘，则非所宜。

【方歌】增液玄参与地冬，热病津枯便不通；

补药之体作泻剂，但非重用不为功。

苁蓉通便口服液

《部颁标准》

【组成】肉苁蓉 750g 何首乌 1500g 枳实（麸炒）250g 蜂蜜 500g

【功效】滋阴补肾，润肠通便。

【主治】中老年病后、产后虚性便秘及虚性习惯性便秘。症见大便干结难下，腹胀，舌淡苔白，脉沉细涩。

【方解】本方证为肾虚肠燥所致。肾虚气弱或阴津耗伤，肠道失养，故大便干结难下，腹胀。治宜滋阴补肾，润肠通便。

方中何首乌滋补肝肾，益精血，润肠燥，为君药。肉苁蓉补肾阳，益精血，润肠通便；枳实行气导滞，共为臣药。蜂蜜益气补中，润肠通便，以助君臣药之功，又和药矫味，为佐药。诸药合用，补润兼行，共奏滋阴补肾、润肠通便之功。

【剂型规格】口服液。每支 10mL。

【用法用量】口服。一次 10～20mL，一日 1 次，睡前或清晨服用。

【临床应用】常用于中老年便秘、产后便秘及习惯性便秘等属肾虚肠燥者。

【使用注意】孕妇慎用。

项目四　峻下逐水剂

峻下逐水剂具有攻逐水饮的作用，适用于水饮壅盛于里的实证。症见胸胁引痛，或水肿腹胀，二便不利，脉实有力等。常以峻下逐水药如芫花、甘遂、大戟等为主组成方剂。代表方如十枣汤等。

十枣汤
《伤寒论》

【组成】芫花　甘遂　大戟各等分

【功效】攻逐水饮。

【主治】

1. 悬饮。症见咳唾胸胁引痛，心下痞硬，干呕短气，头痛目眩，舌苔滑，脉沉弦。

2. 水肿。症见一身悉肿，尤以下半身为重，腹胀喘满，二便不利，属实证者。

【方解】本方证为水饮壅盛于里，停于胸胁，或水饮泛溢肢体所致。水停胸胁，气机阻滞，水饮迫肺，肺失宣降，故咳唾胸胁引痛；水停心下，气结于中，故心下痞硬胀满，干呕短气；水饮停聚，清阳不升，故头痛目眩；水饮外溢肌肤，则水肿。治宜峻剂攻逐，使水邪速下。

方中甘遂苦寒有毒，善泄经隧水湿为君；大戟苦寒有毒，善泄脏腑水湿；芫花辛温有毒，善消胸胁伏饮痰癖，共为臣药。三药合用，各有专攻，峻烈性猛，逐水之力甚强。然三药皆有毒性，故以大枣为佐，缓和诸药之毒，益气护胃，使下不伤正，故以"十枣"名之。

【剂型规格】汤剂。

【用法用量】上三味等分为末，或装入胶囊，每服 0.5～1g，每日 1 次，以大枣 10 枚煎汤送服，清晨空腹服。得下之后，服糜粥以养胃气。

【临床应用】常用于渗出性胸膜炎、肝硬化腹水、肾炎水肿以及晚期血吸虫病所致的腹水等属水饮内停里实证者。

【使用注意】从小量开始，逐渐加量；中病即止，不能久服；年老体虚者慎用；孕妇忌服；忌与甘草配伍。

【方歌】十枣逐水效甚夸，大戟甘遂与芫花；

悬饮内停胸胁痛，大腹肿满用无差。

项目五　通腑泄浊剂

通腑泄浊剂具有通腑降浊、健脾利湿的作用，用于慢性肾功能衰竭，氮质血症期和尿毒症早期等。常以大黄、茯苓、车前子等为主组成方剂，代表方如尿毒清颗粒。

尿毒清颗粒
《部颁标准》

【组成】大黄　黄芪　丹参　川芎　何首乌（制）　党参　白术　茯苓　桑白皮　苦参　车前草　半夏（姜制）　柴胡　菊花　白芍　甘草

【功效】通腑降浊，健脾利湿，活血化瘀。

【主治】脾肾亏损，湿浊内停，瘀血阻滞所致的少气乏力，腰膝酸软，恶心呕吐，肢体浮肿，面色萎黄；以及慢性肾功能衰竭（氮质血症期和尿毒症早期）见上述证候者。

【方解】本方证为脾肾亏损，湿浊内停，瘀血阻滞所致。脾虚则少气乏力，面色萎黄；肾虚则腰膝酸软；脾肾亏损，湿浊内停，泛溢肌肤，则肢体浮肿；湿浊内蕴，胃失和降，胃气上逆，则恶心呕吐。治宜通腑降浊，健脾利湿，活血化瘀。

方中大黄通腑降浊，活血祛瘀；黄芪补气升阳，利水消肿；丹参活血祛瘀，凉血清心；川芎活血行气。四药合用，通腑降浊，健脾利湿，活血化瘀，恰中病的，共为君药。制何首乌补肝肾，益精血，通便；党参补中益气，养血生津；白术补气健脾，燥湿利水；茯苓健脾利水渗湿，共为臣药。桑白皮泻肺利水消肿；苦参清热燥湿，又利尿而导湿热之邪从小便而出；车前草清热利水通淋，以助君药清泄湿浊；姜半夏燥湿泄浊，降逆止呕；柴胡疏肝而升举清阳；菊花清利头目，清热解毒；白芍养血柔肝止痛，又"散恶血，去水气"。七药合用，既祛除湿浊，升举清阳，又养血疏肝，降逆止呕，共为佐药。甘草解毒，兼调和诸药，为使药。

【剂型规格】颗粒剂。每袋装5g。

【用法用量】温开水冲服，每日4次，6、12、18时各服1袋，22时服2袋，每日最大服用量8袋；也可另定服药时间，但两次服药间隔勿超过8小时。

【临床应用】常用于肾功能不全、慢性肾功能衰竭等证属脾肾亏损，湿浊内停，瘀血阻滞者。

【使用注意】肝肾阴虚证慎用；服药后大便超过 2 次，可酌情减量，避免营养吸收不良和脱水；对 24 小时尿量小于 1500mL 的患者，应监测血钾。

表6-1　其他泻下类中成药

药品名称	组成	功效	主治	用法用量	使用注意
九制大黄丸	大黄	泻下导滞	胃肠积滞所致的便秘，湿热下痢，口渴不休，停食停水，胸热心烦，小便赤黄	口服。一次 6g，一日 1 次	孕妇禁服；久病体弱者慎服；不宜久服
五仁润肠丸	地黄、桃仁、火麻仁、郁李仁、柏子仁、肉苁蓉（酒蒸）、陈皮、大黄（酒蒸）、当归、松子仁	润肠通便	老年体弱，津亏便秘，腹胀食少	口服。一次 1 丸，一日 2 次	
通便灵胶囊	番泻叶、当归、肉苁蓉	泻热导滞，润肠通便	热结便秘，长期卧床便秘，一时性腹胀便秘，老年习惯性便秘	口服。一次 5 ～ 6 粒，一日 1 次	孕妇忌服
舟车丸	牵牛子（炒）、甘遂（醋制）、红大戟（醋制）、芫花（醋制）、大黄、青皮（醋制）、陈皮、木香、轻粉	行气破滞，逐水消肿	蓄水腹胀，四肢浮肿，胸腹胀满，停饮喘急，大便秘结，小便短少	口服。一次 3g，一日 1 次	孕妇及久病气虚者忌服

考纲摘要

1. 泻下剂的功能、主治、分类、使用注意事项及各类的功能、主治。

2. 通便宁片、当归龙荟丸、麻子仁丸（胶囊、软胶囊）、增液口服液、苁蓉通便口服液、尿毒清颗粒、九制大黄丸、通便灵胶囊、舟车丸等中成药的功效、主治、用量用法、使用注意；功能相似成药的鉴别应用。

3. 麻子仁丸、增液口服液、十枣汤的药物组成及配伍意义。

复习思考

一、单项选择题

1. 热结旁流，脐腹疼痛，按之坚硬有块，口干舌燥，脉滑实者，治宜选用（　　　）

A. 济川煎　　　　　　B. 小承气汤　　　　　　C. 大承气汤

D. 调胃承气汤　　　　E. 十枣汤

2. 大承气汤中用量最大的是（　　　）

A. 大黄　　　　　　　B. 芒硝　　　　　　　　C. 厚朴

D. 枳实　　　　　E. 甘草

3. 济川煎用升麻的作用是（　　　）

A. 清热解毒　　　　B. 轻宣升阳　　　　C. 疏理肝气

D. 泻火通便　　　　E. 温肾助阳

4. 十枣汤的服用最佳时间是（　　　）

A. 清晨空腹　　　　B. 饭前服　　　　C. 饭后服

D. 睡前服　　　　E. 不拘时服

5. 舟车丸的功效是（　　　）

A. 润肠通便　　　　B. 活血通便　　　　C. 行气逐水

D. 泻火通便　　　　E. 健脾利湿

6. 通便宁片的主要功效是（　　　）

A. 清热解毒，泻火通便　　　　　　　　B. 温里散寒，通便止痛

C. 温肾益精，润肠通便　　　　　　　　D. 攻逐水饮

E. 宽中理气，泻下通便

二、多项选择题

1. 麻子仁丸的药物组成中除麻子仁外，还有（　　　）

A. 大黄　　　　B. 杏仁　　　　C. 厚朴

D. 芒硝　　　　E. 芍药

2. 十枣汤药物组成中含有（　　　）

A. 大黄　　　　B. 大戟　　　　C. 甘遂

D. 大枣　　　　E. 芫花

3. 增液汤还有哪些剂型（　　　）

A. 丸剂　　　　B. 片剂　　　　C. 口服液

D. 颗粒剂　　　　E. 胶囊剂

三、材料分析题

1. 患者，男，64岁。大便干结难下，4～5日一行，腹胀，舌淡苔白，脉沉细涩。请为该患者推荐常用的中成药，并说出选用的依据。

2. 玄参30g，麦冬24g，细生地24g。3付，水煎分2次温服。请说出这首方剂的名称，并写出它的功效、主治、使用注意及其他剂型。

扫一扫，知答案

模块七

和解剂

扫一扫，看课件

【学习目标】

　　掌握小柴胡汤、四逆散、逍遥散、半夏泻心汤、葛根芩连汤的功效、主治、药物间的配伍关系、用法用量、使用注意及其他制剂。能正确进行本类方剂的审方与调配。

　　熟悉和解剂的概念、适应证、分类、使用注意和各类的功能与主治。熟悉防风通圣丸等中成药的功效、主治、用法用量、使用注意；能对本类中成药进行对比荐药。

　　了解其他方剂及中成药的功效与主治，并能对比荐药。

案例导入

　　易某，女，23岁。有痛经病史3年余，常在情志不舒时加重，今日去医院就诊。现症：两胁作痛，头痛目眩，乳房胀痛，脉弦。

　　请问该患者中医辨证属于何种证型？请为该患者推荐合适的方剂或中成药，并说明选用的依据。

　　凡具有和解少阳，调和肝脾，调和寒热，表里双解等作用，治疗伤寒邪在少阳、肝脾不和、寒热错杂及表里同病的方剂，统称和解剂。属于八法中"和法"范畴。

　　少阳之腑为胆，胆与肝相表里，伤寒邪入少阳，肝胆经气不利，邪居少阳半表半里，治宜和解少阳；肝胆疏泄不利常累及脾胃，致肝脾不和，宜调和肝脾。中气虚弱，寒热互结于中焦，致气机升降不利，心下痞满，治宜平调寒热。此外，又有表里同病者，单解表则里证不去，单治里又表证难除，治宜表里双解。故和解剂可分为和解少阳剂、调和肝脾剂、调和寒热剂、表里双解剂 4 类。

使用本类方剂应注意辨证准确,凡邪在肌表,未入少阳,或邪已入里,阳明热盛者,均不宜使用和解剂;单纯的寒、热、虚、实证亦不宜使用。

项目一　和解少阳剂

和解少阳剂具有和解少阳的作用,适用于少阳证。症见往来寒热,胸胁苦满,默默不欲饮食,心烦喜呕,口苦咽干,目眩等。常以柴胡、黄芩等为主组成方剂。代表方如小柴胡汤等。

小柴胡汤
《伤寒论》

【组成】柴胡 24g　黄芩 9g　半夏 9g　人参 9g　甘草(炙)9g　生姜 9g　大枣 4 枚

【功效】和解少阳。

【主治】

1. 伤寒少阳证。症见往来寒热,胸胁苦满,默默不欲饮食,心烦喜呕,口苦咽干,目眩,舌苔薄白,脉弦。

2. 热入血室证。妇人伤寒,经水适断,寒热发作有时。

3. 疟疾、黄疸等内伤杂病而见少阳证者。

【方解】本方证为邪居少阳半表半里,正邪分争,枢机不利所致。邪犯少阳,正邪相争,正不胜邪,阳气内郁则恶寒,邪不胜正,阳气外达则发热,故见往来寒热;少阳经脉循胸布胁,邪犯其经,经气不利,故胸胁苦满;少阳相火郁而为热,故口苦咽干,目眩;胆热犯胃,胃失和降,故默默不欲饮食,心烦喜呕;舌苔薄白,说明病邪尚未入里化热;脉弦为肝胆气郁的表现。治宜和解少阳。

方中柴胡透达少阳邪气,舒畅气机郁滞,为君药。黄芩清泄少阳郁热,与柴胡同用,清透并举,外透半表之邪,内清半里之热,以达和解少阳之功,为臣药。人参、大枣、甘草,益气健脾,一则取其扶正以驱邪,一则取其培补脾土之功,使正气旺盛,以绝邪气内传之机;半夏、生姜和胃降逆止呕,均为佐药。炙甘草调和诸药,兼为使药。诸药合用,共奏和解少阳之功。

【剂型规格】汤剂。

【用法用量】水煎服。一日 3 次。

【其他制剂】

1. 小柴胡颗粒《中国药典》　开水冲服。一次 1~2 袋,一日 3 次。

2. 小柴胡片《中国药典》 口服。一次 4～6 片，一日 3 次。

3. 小柴胡泡腾片《中国药典》 温开水冲溶后口服。一次 1～2 片，一日 3 次。

4. 小柴胡胶囊《中国药典》 口服。一次 4 粒，一日 3 次。

5. 小柴胡丸《部颁标准》 口服。一次 8 丸，一日 3 次。

【临床应用】常用于治疗感冒、流行性感冒、疟疾、急性胸膜炎、慢性肝炎、肝硬化、急慢性胆囊炎、胆结石、急性胰腺炎、中耳炎、产褥热、急性乳腺炎、睾丸炎、胆汁反流性胃炎、消化性溃疡、急性肾盂肾炎、淋巴结炎、膀胱炎、尿道炎等属少阳证者。

【使用注意】阴虚血少者忌用。

【方歌】小柴胡汤和解功，半夏人参甘草从；

更用黄芩加姜枣，少阳百病此为宗。

项目二 调和肝脾剂

调和肝脾剂具有调和肝脾的作用，适用于肝郁犯脾，或脾虚不运所致的肝脾不和证。症见脘腹胸胁胀痛，神疲食少，月经不调，腹痛泄泻及手足不温等。常以疏肝柔肝药如柴胡、白芍等和健脾益气药如白术、甘草等为主组成方剂。代表方如四逆散、逍遥散等。

四逆散
《伤寒论》

【组成】枳实 6g 柴胡 6g 芍药 6g 甘草（炙）6g

【功效】透邪解郁，疏肝理脾。

【主治】

1. 阳郁厥逆证。症见手足不温，或腹痛，或泄利下重，脉弦。

2. 肝脾不和证。症见胁肋胀闷，脘腹疼痛，脉弦。

【方解】本方证为外邪传经入里，肝胆气机为之郁遏，不得疏泄，以致阳气内郁，不能达于四肢，而见手足不温。肝郁犯脾，肝脾不和，引起胁肋胀闷、脘腹疼痛等证。治宜透邪解郁，疏肝理脾。

方中柴胡入肝胆经，升发阳气，透邪外出，疏肝解郁，为君药。白芍敛阴养血柔肝为臣，与柴胡合用，一散一收，以补养肝血，条达肝气，可使柴胡升散而无耗伤阴血之弊。佐以枳实理气解郁，泄热破结，与柴胡为伍，一升一降，一肝一脾，以达升清降浊、调和肝脾之效；与白芍相配，又能理气和血，使气血调畅。使以甘草，调和诸药，益脾和中。诸药合用，共奏透邪解郁、疏肝理脾之功。

【剂型规格】散剂。

107

【用法用量】水煎服。一日2～3次。

【临床应用】常用于慢性肝炎、胆囊炎、胆石症、胆道蛔虫症、肋间神经痛、胃溃疡、胃炎、胃肠神经官能症、附件炎、输卵管阻塞、急性乳腺炎等属肝胆气郁、肝脾（胆胃）不和者。

【使用注意】阳虚阴盛寒厥禁用。

【方歌】阳郁厥逆四逆散，等分柴芍枳实甘；

透邪解郁理肝脾，肝郁脾滞力能堪。

逍遥散
《太平惠民和剂局方》

【组成】柴胡30g　当归30g　白芍30g　白术30g　茯苓30g　甘草（炙）15g

【功效】疏肝解郁，健脾养血。

【主治】肝郁血虚脾弱证。症见两胁作痛，头痛目眩，口燥咽干，神疲食少，或月经不调，或乳房胀痛，脉弦而虚。

【方解】本方证为肝郁血虚，脾失健运所致。七情郁结，肝失条达，气郁化火，则两胁作痛，或乳房胀痛，头痛目眩，口燥咽干；肝郁犯脾，脾失运化，则神疲食少；肝郁血虚，冲任失调，女子可见月经不调。治宜疏肝解郁，健脾养血。

方中柴胡疏肝解郁，调达肝气，为君药。当归甘辛苦温，养血和血；白芍酸苦微寒，养血敛阴，柔肝缓急，共为臣药。白术、茯苓、炙甘草健脾去湿，益气补中，使运化有权，气血有源；加入薄荷少许，疏散郁遏之气，透达肝经郁热；煨姜温胃和中，辛散达郁，共为佐药。炙甘草调和诸药为使药。诸药合用，共奏疏肝解郁、健脾养血之功。

【剂型规格】散剂。

【用法用量】共为粗末，每服6～9g，煨姜、薄荷少许，共煎汤温服，日三次。亦可作汤剂，用量按原方比例酌减。

【其他制剂】

1.逍遥丸《中国药典》 口服。一次9g（蜜丸），一日2次；或一次6～9g（水丸），一日1～2次；或一次8丸（浓缩丸），一日3次。

2.逍遥颗粒《中国药典》 开水冲服。一次1袋，一日2次。

3.逍遥胶囊《中国药典》 口服。一次4～5粒，一日2次。

4.逍遥片《中国药典》 口服。一次4片，一日2次。

【临床应用】常用于治疗慢性肝炎、肝硬化、胆石症、胃及十二指肠溃疡、慢性胃炎、胃肠神经官能症、经前期紧张综合征、乳腺小叶增生、更年期综合征、盆腔炎、不孕症、子宫肌瘤等属肝郁血虚脾弱者。

【方歌】逍遥散用归芍柴，苓术甘草姜薄偕；

　　　　疏肝养血兼理脾，丹栀加入热能排。

【附方】

加味逍遥散《内科摘要》 柴胡 6g　白芍 6g　当归 6g　茯苓 6g　白术 6g　牡丹皮 3g 栀子 3g　甘草 3g　水煎服。功效：疏肝清热，健脾养血。主治：肝郁血虚，肝脾不和，两胁胀痛，头晕目眩，倦怠食少，月经不调，脐腹胀痛，更年期综合征见上述证候者。

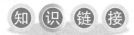

逍遥散是中医传统名方，疏肝效果一流，名字也很有意境，意思是用了本方，肝气活泼畅通，心情也随之开朗起来，烦恼抛诸脑后，好似神仙一般逍遥快活。

痛泻要方
《丹溪心法》

【组成】白术 90g　白芍 60g　陈皮 45g　防风 30g

【功效】补脾柔肝，祛湿止泻。

【主治】脾虚肝旺之泄泻。症见肠鸣腹痛，大便泄泻，泻必腹痛，泻后痛缓，舌苔薄白，脉两关不调，左弦而右缓。

【方解】本方证由肝旺脾虚，土虚木乘，肝脾不和，脾失健运所致。肝气郁滞，横逆犯脾，脾气失和，则肠鸣腹痛，大便泄泻，泻必腹痛；泻则气滞稍缓，故泻后痛减。治宜补脾柔肝，祛湿止泻。

方中白术健脾燥湿，为君药。白芍柔肝缓急止痛，为臣药。陈皮理气燥湿，醒脾和胃，为佐药；防风散肝舒脾，燥湿以助止泻，为佐药。诸药合用，共奏泻肝补脾、祛湿止泻之功。

【剂型规格】散剂。

【用法用量】共为细末，每次 6～9g，一日 2～3 次，温开水送服。或作汤剂，用量按原方比例酌减。

【临床应用】常用于治疗急性肠炎、慢性结肠炎、肠易激综合征等属肝旺脾虚者。

【使用注意】阳明湿热和热毒腹痛泄泻者忌用。

【方歌】痛泻要方用陈皮，术芍防风共成剂；

　　　　肠鸣泄泻腹又痛，治在泻肝与实脾。

项目三　调和寒热剂

调和寒热剂具有调和寒热作用，适用于邪犯肠胃，中焦寒热互结证。症见心下痞满，腹胀食少，恶心呕吐，肠鸣下利等。常以半夏、黄芩、黄连等为主组成方剂。代表方如半夏泻心汤等。

半夏泻心汤
《伤寒论》

【组成】半夏12g　黄芩9g　黄连3g　干姜9g　人参9g　甘草（炙）9g　大枣4枚

【功效】平调寒热，散结消痞。

【主治】寒热错杂之痞证。症见心下痞满，满而不痛，或呕吐，肠鸣下利，舌苔腻而微黄。

【方解】本方证为寒热互结，虚实夹杂，胃气不和，升降失常所致。寒热互结中焦，气机升降不利，故心下痞满，但满而不痛；脾胃升降失调，脾气不升，胃气不降，故上则呕吐，下则肠鸣下利。治宜平调寒热，散结消痞。

方中半夏辛温，散结消痞，降逆止呕，为君药。干姜辛热，温中散寒；黄芩、黄连苦寒，泄热开痞，为臣药。君臣四药合用，寒热并投，辛苦并进，以调寒热，复升降，消痞结。人参、大枣、炙甘草甘温益气，以补脾虚，为佐药。炙甘草调和诸药，兼为使药。诸药合用，共奏平调寒热、散结消痞之功。

【剂型规格】汤剂。

【用法用量】水煎服。一日2～3次。

【临床应用】常用于治疗急慢性胃肠炎、慢性结肠炎、慢性肝炎、早期肝硬化等属中气虚弱、寒热错杂者。

【使用注意】因气滞、食积、痰浊内结所致的痞满，不宜使用本方。

【方歌】半夏泻心黄连芩，干姜甘草与人参；
　　　　大枣合之治虚痞，法在降阳而和阴。

项目四　表里双解剂

表里双解剂具有表里同治、内外双解的作用，适用于表里同病。根据临床表现，可分为表虚里实、表实里虚、表里俱虚、表里俱实以及表寒里热、表热里寒、表里俱热、表里俱寒等证。常以解表药配以泻下药、清热药、温里药等为主组成方剂。代表方如大柴胡汤、葛根芩连汤等。

大柴胡汤
《金匮要略》

【组成】柴胡 15g 黄芩 9g 芍药 9g 半夏 9g 枳实 9g 生姜 15g 大黄 6g 大枣 4 枚

【功效】和解少阳，内泻热结。

【主治】少阳阳明合病。症见往来寒热，胸胁苦满，呕不止，郁郁微烦，心下痞硬，或心下满痛，大便不解，或协热下利，舌苔黄，脉弦数有力。

【方解】本方证为伤寒邪留少阳不解，深入阳明化热成实所致。邪气仍未离少阳，故见往来寒热、胸胁苦满；呕不止与郁郁微烦则较小柴胡汤证之心烦喜呕为重，又见心下痞硬或满痛、便秘或下利、舌苔黄、脉弦数有力等，说明病邪已进入阳明，有化热成实之象。治宜和解少阳，内泻热结。

方中重用柴胡为君药，透达少阳邪气，舒畅气机之郁滞。黄芩清泄少阳之郁热，与柴胡同用，一清一透，以达和解少阳之效；轻用大黄配枳实以内泻阳明热结，行气消痞，为臣药。芍药柔肝缓急止痛，与大黄相配可治腹中实痛，与枳实相伍可理气和血，除心下满痛；半夏和胃降逆，配伍大量生姜，以治呕逆不止，共为佐药。大枣与生姜相配，和营卫而行津液，并调和脾胃，功兼佐使。诸药合用，共奏和解少阳、内泻热结之功。

【剂型规格】汤剂。

【用法用量】水煎服。一日 3 次。

【临床应用】常用于治疗急性胰腺炎、急性胆囊炎、胆石症、胆道蛔虫症、胃及十二指肠溃疡等属少阳阳明合病者。

【使用注意】单纯少阳证、阳明证及阳明尚未结热成实者禁用。

葛根芩连汤
《伤寒论》

【组成】葛根 15g 黄芩 9g 黄连 9g 甘草 6g

【功效】解表清里。

【主治】协热下利。症见身热下利，肛门灼热，胸脘烦热，喘而汗出，口干作渴，舌红苔黄，脉数或促。

【方解】本方证为伤寒表证未解，误用攻下，表邪化热内陷阳明而致。表证未解，里热已炽，故见身热口渴，胸闷烦热，口干作渴；里热上蒸于肺则作喘，外蒸肌表则汗出；热邪内迫，大肠传导失司，故下利臭秽，肛门灼热感；舌红苔黄，脉数、促，皆为里热偏盛之象。

方中葛根辛甘而凉，入脾胃经，既解表退热，又升发脾胃清阳而治下利，为君药。黄连、黄芩清热燥湿、厚肠止利，为臣药。甘草甘缓和中，调和诸药，为佐使药。四药合用，共奏解表清里之功。

【剂型规格】汤剂。

【用法用量】水煎服。一日 2 ～ 3 次。

【其他制剂】

1. 葛根芩连丸《中国药典》 口服。一次 3g；小儿一次 1g，一日 3 次，或遵医嘱。

2. 葛根芩连片《中国药典》 口服。一次 3 ～ 4 片，一日 3 次。

3. 葛根芩连颗粒《部颁标准》 开水冲服。一次 6g，一日 3 次。

4. 葛根芩连胶囊《部颁标准》 口服。一次 3 ～ 4 粒，一日 3 次。

5. 葛根芩连口服液《部颁标准》 口服。一次 10mL，一日 2 次。

【临床应用】常用于治疗急性肠炎、细菌性痢疾、肠伤寒、胃肠型感冒等属表证未解，里热甚者。

【使用注意】虚寒下利者忌用。

【方歌】葛根黄芩黄连汤，再加甘草共煎尝；

　　　　邪陷阳明成热利，清里解表保安康。

防风通圣散
《宣明论方》

【组成】防风 6g　川芎 6g　当归 6g　芍药 6g　大黄 6g　薄荷 6g　麻黄 6g　连翘 6g　芒硝 6g　石膏 12g　黄芩 12g　桔梗 12g　滑石 20g　荆芥穗 3g　白术 3g　栀子 3g　生甘草 10g

【功效】解表通里，清热解毒。

【主治】风热壅盛，表里俱实证。症见憎寒壮热无汗，头目昏眩，目赤睛痛，口苦舌干，咽喉不利，胸膈痞闷，大便秘结，小便赤涩，舌苔黄腻，脉数有力。亦治疮疡肿毒，肠风痔漏等。

【方解】本方证由外感风寒，内有郁热，内外相合，表里俱实所致。外感风邪，邪郁肌表，故憎寒壮热；风邪上攻，故头目昏眩，目赤睛痛，口苦舌干，咽喉不利；内有蕴热，则胸膈痞闷，大便秘结，小便赤涩。疮疡肿毒，肠风痔漏等证，皆为风热壅盛所致。治宜疏风解表，清热通便。

方中麻黄、荆芥、防风、薄荷轻清升散，疏风解表，使风热之邪从汗而解，为君药。大黄、芒硝泻热通便；山栀、滑石清热利湿，使里热从二便而出；更以石膏、黄芩、连翘、桔梗清热泻火解毒，以清泄肺胃之热，均为臣药。当归、川芎、芍药养血和血，使汗不伤表；白术健脾燥湿，共为佐药。甘草益气和中，调和诸药，为使药。诸药合用，汗、下、清、利、补五法俱备，上中下三焦并治，共奏解表通里、清热解毒之功。

【剂型规格】散剂。

【用法用量】共为粗末，每次6g，加生姜3片，水煎温服，一日2次。亦可作丸剂或汤剂。

【其他制剂】

1.防风通圣丸《中国药典》　口服。一次6g，一日2次。

2.防风通圣颗粒《中国药典》　口服。一次3g，一日2次。

【临床应用】常用于治疗感冒、头面部疖肿、急性结膜炎、高血压、肥胖症、习惯性便秘、痔疮等属风热壅盛，表里俱实者。

【使用注意】虚人及孕妇慎用。

【方歌】防风通圣大黄硝，荆芥麻黄栀芍翘；

甘桔芎归膏滑石，薄荷芩术力偏饶；

表里交攻阳热盛，外科疡毒总能消。

表7-1　其他和解类中成药

药品名称	组成	功效	主治	用法用量	使用注意
感冒止咳颗粒	柴胡、山银花、葛根、青蒿、连翘、黄芩、桔梗、苦杏仁、薄荷脑	清热解表，止咳化痰	外感风热所致感冒。症见发热恶风，头痛鼻塞，咽喉肿痛，咳嗽，周身不适	开水冲服。一次1袋，一日3次	
舒肝和胃丸	香附（醋制）、白芍、佛手、木香、郁金、柴胡、白术（炒）、陈皮、广藿香、槟榔（炒焦）、乌药、甘草（炙）、莱菔子	舒肝解郁，和胃止痛	肝胃不和，两胁胀满，胃脘疼痛，食欲不振，呃逆呕吐，大便失调	口服。一次6g（水丸）或一次9g（水蜜丸）或一次12g（小蜜丸）或一次2丸（大蜜丸），一日2次	
双清口服液	大青叶、金银花、温郁金、广藿香、生地黄、连翘等	清透表邪，清热解毒	风温肺热，卫气同病。发热兼微恶风寒，咳嗽痰黄等	口服。一次20mL，一日3次	
利胆片	柴胡、大黄、黄芩、木香、茵陈、金钱草、金银花、大青叶、知母、白芍、芒硝	疏肝止痛，清热利湿	肝胆湿热所致的胁痛。症见胁肋及胃腹部疼痛，按之痛剧，大便不通，小便短赤；胆道疾患见上述证候者	口服。一次6～10片，一日3次	孕妇慎服；服药期间忌食油腻

续表

药品名称	组成	功效	主治	用法用量	使用注意
舒胆胶囊	大黄、金钱草、枳实、柴胡、栀子、延胡索、黄芩、木香、茵陈、薄荷脑	疏肝利胆止痛，清热解毒排石	胆囊炎、胆管炎、胆道术后感染及胆道结石属湿热蕴结、肝胆气滞者	口服。一次4粒，一日4次	寒湿困脾、脾虚便溏者慎用
胆石通胶囊	蒲公英、水线草、绵茵陈、广金钱草、溪黄草、枳壳、柴胡、大黄、黄芩、鹅胆干膏粉	清热利湿，利胆排石	肝胆湿热，右胁疼痛，痞渴呕恶，黄疸口苦，以及胆石症、胆囊炎、胆道炎属肝胆湿热者	口服。一次4～6粒，一日3次	孕妇禁服；严重消化道溃疡、心脏病及重症肌无力者忌服

考纲摘要

1. 和解剂的功能、主治、分类、使用注意事项及各类的功能、主治。

2. 小柴胡颗粒（片）、逍遥颗粒（丸）、防风通圣丸、葛根芩连丸、双清口服液等中成药的功效、主治、用法用量、使用注意；功效相似成药的鉴别应用。

3. 小柴胡颗粒（片）、逍遥颗粒（丸）、防风通圣丸、葛根芩连丸的药物组成及配伍意义。

复习思考

一、单项选择题

1. 四逆散所治四肢厥逆的病机是（　　）

A. 血虚寒客经脉　　　　　　　　B. 肾阳衰微，阴寒内盛

C. 传经寒邪，深陷于里　　　　　D. 过汗亡阳

E. 以上都不是

2. 痛泻要方中防风的作用，下列哪一种说法是错误的（　　）

A. 解表疏风　　　　　　　　　　B. 升发脾中清阳

C. 配白芍以疏肝　　　　　　　　D. 合白术以理脾

E. 补脾胃非防风为引不能行

3. 利胆片的主要功效是（　　）

A. 疏肝止痛，清热利湿　　　　　B. 疏肝解郁，和胃止痛

C. 清透表邪，清热解毒　　　　　D. 疏肝解郁，清热利湿

E. 清透表邪，疏肝解郁

4. 逍遥散中薄荷的用意是（　　　）

  A. 疏肝解郁   B. 散肝透邪   C. 疏郁透邪

  D. 疏肝散热   E. 清利头目

5. 具有和解少阳功效的方剂是（　　　）

  A. 痛泻要方   B. 四逆散   C. 小柴胡汤

  D. 逍遥散   E. 大柴胡汤

6. 肝郁血虚，脾失健运，见两胁作痛，神疲食少，脉虚弦者，治宜选用（　　　）

  A. 小柴胡汤   B. 大柴胡汤   C. 逍遥散

  D. 四逆散   E. 葛根芩连汤

二、多项选择题

1. 小柴胡汤组成中含有（　　　）

  A. 生姜   B. 黄芩   C. 半夏

  D. 大枣   E. 茯苓

2. 半夏泻心汤和小柴胡汤组成中均含有的药物是（　　　）

  A. 人参   B. 黄芩   C. 半夏

  D. 生姜   E. 大枣

3. 防风通圣散的功效包括（　　　）

  A. 疏肝解郁   B. 和解少阳   C. 清热解毒

  D. 消痞散结   E. 解表通里

4. 大柴胡汤的主证包括（　　　）

  A. 往来寒热   B. 心下痞硬   C. 肠鸣腹痛

  D. 大便不解   E. 呕不止

5. 葛根芩连汤还有哪些剂型（　　　）

  A. 丸剂   B. 片剂   C. 口服液

  D. 颗粒剂   E. 胶囊剂

三、材料分析题

1. 王某，女，35 岁。两胁作痛，头痛目眩，口燥咽干，神疲食少，月经不调，乳房胀痛，脉弦而虚。请为该患者推荐常用的中成药，并说出选用的依据。

2. 白术 30g，白芍 20g，陈皮 15g，防风 10g。4 付，水煎分 2 次温服。请说出这首方剂的名称，并写出它的功效、主治、临床应用及使用注意。

扫一扫，知答案

模 块 八

温里剂

扫一扫，看课件

【学习目标】

掌握理中丸、小建中汤、四逆汤、当归四逆汤、阳和汤的功效、主治、药物间配伍关系、用法用量、使用注意及其他制剂；能正确进行本类方剂的审方与调配。

熟悉温里剂的概念、适应证、分类、使用注意和各类的功能与主治。熟悉香砂养胃丸、良附丸、温胃舒胶囊、艾附暖宫丸等中成药的功效、主治、用法用量、使用注意；能对本类中成药进行对比荐药。

了解其他方剂及中成药的功效与主治，并能对比荐药。

案例导入

患者，男，45岁。因暑夏某夜晚露宿，天气突变，未及时加被，晨起后腹泻两次，继而脘腹疼痛，喜温喜按，口不渴，畏寒肢冷，呕吐，不欲饮食，舌淡苔白，脉沉细。

请问该患者中医辨证属于何种证型？请为该患者推荐合适的方剂或中成药，并说明选用的依据。

凡以温里药为主组成，具有温里祛寒、回阳救逆、散寒通脉等作用，治疗里寒证的方剂，统称温里剂。属于八法中"温法"范畴。

里寒证是由寒邪在里所致的病证。其成因很多，有因素体阳虚，寒从内生者；有因外寒直中三阴，深入脏腑者；有因表寒证治疗不当，乘虚入里者；有因过食生冷，寒凉损伤阳气者等。症见畏寒肢冷，面色苍白，蜷卧喜温，口淡不渴，小便清长，舌淡苔白，脉沉迟或细等。治当温里祛寒。根据主治病证不同，温里剂分为温中祛寒剂、回阳救逆剂、温经散寒剂 3 类。

使用时应注意：①辨别寒热真假。对于真热假寒证不可误投，以免火上加油；②本方多配伍补阳、补气药物以增强温里作用；③对阴寒太盛、真寒假热而服热药入口即吐者，可热药凉服，或少佐寒凉以防格拒；④因人、因时、因地制宜，斟酌药量大小。

项目一　温中祛寒剂

温中祛寒剂具有温补脾胃阳气以祛中焦寒邪的作用，适用于中焦虚寒证。症见脘腹冷痛，不思饮食，呕吐下利，肢体困倦，手足不温，舌苔白滑，脉沉迟等。常以干姜、吴茱萸等温中散寒药与人参、白术等益气健脾药配伍组成方剂。代表方如理中丸、小建中汤、香砂养胃丸等。

理中丸
《伤寒论》

【组成】人参 9g　干姜 9g　白术 9g　甘草（炙）9g

【功效】温中祛寒，益气健脾。

【主治】

1.中焦虚寒证。症见脘腹冷痛，喜温喜按，呕吐下利，腹满食少，畏寒肢冷，舌淡苔白，脉沉细或沉迟无力。

2.阳虚失血证。症见便血、吐血、衄血或崩漏等，血色黯淡，质清稀。

3.脾胃虚寒所致的胸痹，或病后多涎唾，或小儿慢惊等。

【方解】本方证为脾胃虚寒，温运无力，升降失常所致。中焦虚寒，失于温煦，故脘腹冷痛，喜温喜按，畏寒肢冷或胸痹证；脾胃运化失职，故腹满食少；脾胃升降失常，则呕吐下利；脾虚摄纳无权，则阳虚失血，或病后多涎唾；口不渴，舌淡苔白，脉沉细或沉迟无力皆为虚寒之象。治宜温中祛寒，补气健脾。

方中干姜为君，大辛大热，温中散寒，扶阳抑阴，为振奋脾阳之要药。人参为臣，甘温补气，健脾促运。君臣温补，以复中焦运化、统摄、升降之能。白术为佐，健脾燥湿。炙甘草为佐使，益气补中，缓急止痛，兼调和诸药。四药相配，一温一补，一燥一和，以复脾胃之职。中焦之寒得辛热而去，中焦之虚得甘温而复，清阳升而浊阴降，运化健而中焦治，故曰"理中"。

【剂型规格】丸剂。大蜜丸：每丸重 9g；浓缩丸：每 8 丸相当于原药材 3g。

【用法用量】口服。一次 1 丸（大蜜丸），一日 2 次；或一次 8 丸（浓缩丸），一日 3 次。亦可作汤剂，用量按原方比例增减。

【临床应用】常用于治疗急慢性胃肠炎、胃痉挛、胃下垂、胃扩张、胃神经官能症、胃及十二指肠溃疡、慢性结肠炎、功能失调性子宫出血、小儿多涎症等属脾胃虚寒者。

【使用注意】湿热内蕴中焦及阴虚内热者禁用。

【方歌】理中丸主理中乡，人参甘草术干姜；

呕利腹痛阴寒盛，或加附子总扶阳。

【附方】

1.附子理中丸《太平惠民和剂局方》 人参9g 附子（炮）9g 干姜（炮）9g 白术9g 甘草（炙）9g 上为细末，炼蜜为丸，每丸9g，温开水送服。也可按原方比例加减作汤剂。功效：温阳祛寒，补气健脾。主治：脾胃虚寒重证，或兼肾阳虚者。症见脘腹冷痛，畏寒肢冷，下利清稀，甚成水样，或霍乱吐利转筋等。

2.桂附理中丸《中国药典》 肉桂30g 附片30g 党参90g 白术（炒）90g 炮姜90g 甘草（炙）90g 上药共为细末，姜汤或温开水送服，一次1丸，一日2次。功效：补肾助阳，温中健脾。主治：肾阳衰弱，脾胃虚寒，脘腹冷痛，呕吐泄泻，四肢厥冷。

3.香砂理中丸《古今医统》 党参18g 炮姜18g 木香12g 白术（土炒）18g 砂仁6g 甘草（蜜炙）18g 炼蜜为丸，每丸9g，一次1丸，一日2次。功效：健脾和胃，温中行气。主治：脾胃虚寒，气滞腹痛，反胃泄泻。

小建中汤
《伤寒论》

【组成】桂枝9g 芍药18g 生姜9g 大枣6枚 饴糖60g 甘草（炙）6g

【功效】温中补虚，和里缓急。

【主治】中焦虚寒之虚劳里急证。症见腹中挛痛，喜温喜按，或虚劳发热，心悸虚烦，面色无华，或四肢酸楚，咽干口燥，舌淡苔白，脉细弦而缓。

【方解】本方主治虚劳是因中焦虚寒，肝脾不和，化源不足所致。中焦虚寒，肝木乘脾，故腹中挛急疼痛，喜温喜按；心神失养，故心中动悸，虚烦不宁；生化不足，阴阳失调，则面色无华，手足烦热，四肢酸楚，咽干口燥。究其根本，皆因脾胃虚寒，筋脉失养，营卫俱弱，阴阳失调。治宜温中补虚，和里缓急，调理阴阳。

本方是由桂枝汤倍芍药加饴糖而成。重用甘温质润的饴糖为君，益阴润燥，温中补虚，缓急止痛。桂枝辛甘温运中阳，合饴糖相配，辛甘化阳，以补阳气；白芍益阴养血，合饴糖酸甘化阴，以和阴液；桂枝协芍药尤能和营卫而调阴阳，共为臣药。生姜温中散寒，大枣益脾滋液，姜枣相合，鼓舞脾胃生发之气；炙甘草甘温益气，补益脾胃，缓急止痛，调和诸药，此3味共为佐使。六味合用，可使中气健，化源足，五脏有所养，则虚劳里急诸症可除。

气血营卫不足取治于中。本方通过温建中焦阳气，资助营卫化生，以养五脏，故名"建中"。

【剂型规格】汤剂。

【用法用量】口服。前五味水煎取汁，兑入饴糖服，一日 2 次。

【其他制剂】

小建中合剂《中国药典》 口服。一次 20 ～ 30mL，一日 3 次，用时摇匀。

【临床应用】常用于治疗胃及十二指肠溃疡、慢性肝炎、神经衰弱、再生障碍性贫血、功能性发热等属中焦虚寒、阴血不足者。

【使用注意】呕吐、吐蛔、中满及阴虚火旺之腹痛者禁用。

【方歌】小建中汤君饴糖，方含桂枝加芍汤；

　　　　温中补虚和缓急，虚劳里急腹痛康。

【附方】

1. 黄芪建中汤《金匮要略》 即小建中汤加黄芪 9g，用法同小建中汤。功效：温中补气，和里缓急。主治：脾胃虚寒，中气不足证。症见形体羸瘦，面色无华，里急腹痛，喜温喜按，心悸气短等。

2. 当归建中汤《千金翼方》 当归 12g　饴糖 30g　桂心 9g　甘草（炙）6g　芍药 18g　生姜 9g　大枣 6 枚　用法同小建中汤。功效：温补气血，缓急止痛。主治：中焦虚寒，营血不足证。症见妇人产后虚羸不足，腹中痛引腰背，小腹拘急等。

香砂养胃丸
《丸散膏丹集成》

【组成】木香 70g　砂仁 70g　白术 100g　陈皮 100g　茯苓 100g　半夏（制）100g　香附（醋制）70g　枳实（炒）70g　豆蔻（去壳）70g　厚朴（姜制）70g　广藿香 70g　甘草 30g　生姜 30g　大枣 50g

【功效】温中和胃。

【主治】胃阳不足，湿阻气滞所致的胃痛、痞满。症见胃痛隐隐，脘闷不舒，不思饮食，呕吐酸水，嘈杂不适，四肢倦怠。

【方解】本方证为胃阳不足，寒湿阻滞，运化无力所致。胃阳不足，脾胃失养，胃气上逆，故胃痛隐隐，不思饮食，呕吐酸水，嘈杂不适，四肢倦怠；寒湿阻滞，气机不畅，故脘闷不舒。治宜健脾温中，行气祛湿。

方中白术甘温益气，健脾燥湿；砂仁醒脾化湿，开胃止呕；木香行气止痛，三药相合，健脾化湿，行气止痛，共为君药。臣药豆蔻、藿香化湿行气，温中止呕；陈皮、厚朴行气宽中，燥湿除满；香附理气止痛。佐药茯苓健脾利湿；枳实破气消痞；半夏降逆止呕，消痞散结；生姜温中止呕。佐使药甘草、大枣补中益气，调和诸药。

【剂型规格】丸剂。水丸，每 8 丸相当于原药材 3g。

【用法用量】口服。一次 9g，一日 2 次。

【其他制剂】

香砂养胃颗粒《中国药典》 开水冲服。一次 5g，一日 2 次。

【临床应用】常用于治疗慢性胃炎、消化性溃疡、功能性消化不良等证属胃阳不足，湿阻气滞者。

【使用注意】胃阴不足及湿热中阻者忌用。

良附丸
《良方集腋》

【组成】高良姜（酒洗）9g 香附（醋制）9g

【功效】温胃理气。

【主治】寒凝气滞，脘痛吐酸，胸腹胀满。

【方解】本方证为寒凝胃脘、气机阻滞，不通则痛，故脘痛、胸腹胀满；胃失和降，胃气上逆，则吐酸。治宜温胃散寒，理气止痛。

方中高良姜辛散温通，温中散寒止痛，为君药。香附辛散苦降，醋制后善行气止痛，疏肝解郁，为臣药。两药相合，辛散温行，共奏温胃理气之功。

【剂型规格】丸剂。每袋装 3g、6g。

【用法用量】口服。一次 3～6g，一日 2 次。

【临床应用】常用于慢性胃炎、胃神经官能症、胃及十二指肠溃疡等证属寒凝气滞者。

【使用注意】胃热及湿热中阻胃痛者慎用。

【方歌】良附丸用醋香附，良姜酒洗加盐服；

　　　　米饮姜汁同调下，心脘胁痛一齐除。

温胃舒胶囊
《中国药典》

【组成】党参 183g 附子（制）150g 黄芪（炙）183g 肉桂 90g 肉苁蓉（制）183g 山药 183g 白术（炒）183g 山楂（炒）225g 乌梅 225g 砂仁 60g 陈皮 150g 补骨脂 183g

【功效】温中养胃，行气止痛。

【主治】中焦虚寒证。症见胃脘冷痛，腹胀嗳气，纳差食少，大便稀溏，畏寒无力，苔白，脉弦细。

【方解】本方证为脾胃阳虚，气机凝滞所致。脾胃阳虚，失于温煦，气机凝滞，不通则痛，故胃脘冷痛，腹胀嗳气，畏寒无力；脾虚不运，则纳差食少，大便稀溏。苔白，脉弦细为虚寒之象。治宜温中养胃，行气止痛。

方用附子助阳暖中，散寒止痛；党参补气健脾以助运，二者配伍，健脾温阳暖中以治其本，共为君药。黄芪、白术、山药健脾补中，升阳止泻；肉桂、肉苁蓉、补骨脂温暖脾阳以止泻，共为臣药。陈皮、砂仁辛香醒脾，理气止痛；山楂消食化滞；乌梅涩肠止泻，共为佐药。诸药合用，共奏温胃健脾、行气止痛之效。

【剂型规格】胶囊剂。每粒装 0.4g。

【用法用量】口服。一次 3 粒，一日 2 次。

【临床应用】常用于治疗慢性萎缩性胃炎、浅表性胃炎等证属脾胃虚寒者。

【使用注意】胃大出血时禁用；忌食生冷、油腻及不消化食物。

项目二 回阳救逆剂

回阳救逆剂具有温壮阳气、驱逐阴寒、挽救危亡等作用，适用于阴盛阳衰、阴盛格阳或戴阳证。症见四肢厥逆，神疲欲寐，恶寒蜷卧，呕吐腹痛，下利清谷，脉沉微欲绝等。常以附子、干姜、肉桂等回阳救逆药配伍人参等益气固脱药为主组成方剂。代表方如四逆汤、参附汤等。

四逆汤
《伤寒论》

【组成】附子（生）15g 干姜 6g 甘草（炙）6g

【功效】回阳救逆。

【主治】心肾阳衰寒厥证。症见四肢逆冷，恶寒蜷卧，神疲欲寐，腹痛下利，呕吐不渴，舌苔白滑，脉沉微细。

【方解】本方证为阴寒内盛，心肾阳气衰微所致。肾阳衰微，阴寒内生，或暴寒直入少阴，损伤肾阳。肾阳为元阳，系人体阳气之根本，虚则不能温煦四末，故四肢厥逆，恶寒蜷卧；心阳不足，无力行血，则面色苍白，脉微细；阳气衰微，神气失养，则神疲欲寐；火不暖土，水谷不化，升降失调则呕吐腹痛，下利清谷。治宜回阳救逆。

方中生附子大辛大热为君，入心、脾、肾经，温壮命火，破阴逐寒，通行十二经，速达内外以温肾祛寒、回阳救逆。干姜辛热为臣，温中散寒，助附子破阴回阳，救逆之力更大，故前人有"附子无姜不热"之说。二药相须，回阳以救逆。炙甘草为佐使，作用有三：其一，补中益气，温补虚寒；其二，缓和姜、附之峻，使回阳逐寒而无劫阴和致虚阳暴散之虑；其三，调和诸药，使附子、干姜回阳救逆作用更为持久。药虽三味，配伍精当，温补并用，力专效宏，使阳复厥回，四逆自温，故名"四逆汤"。

【剂型规格】汤剂。

【用法用量】水煎服。先煎附子 30 ～ 60 分钟，再入余药。

【其他制剂】

四逆汤（口服液）《中国药典》 口服。一次 10 ～ 20mL，一日 3 次；或遵医嘱。

【临床应用】常用于治疗心肌梗死、心力衰竭、胃肠炎吐泻过多、甲状腺功能低下或过汗所致休克等证属阴盛阳衰者；本方加味可用于顽固性风湿性关节炎。

【使用注意】非阴盛阳衰者不可服用；附子生用有毒，应慎其用量，并久煎；辛热之品，中病即止，不可久服。

【方歌】生附一枚两半姜，草需二两少阴方；

　　　　建功姜附良如将，将将从容籍草匡。

【附方】

1.通脉四逆汤《太平惠民和剂局方》 附子（生）20g　干姜 9 ～ 12g　甘草（炙）6g用法同四逆汤，其脉即出者愈。功效：回阳通脉。主治：少阴病，阴盛格阳证。症见下利清谷，手足厥逆，身反不恶寒，面色赤，脉微欲绝，或咽痛，或利止，脉不出者。

2.四逆加人参汤《伤寒论》 附子（生）15g　干姜 9g　甘草（炙）6g　人参 6g　用法同四逆汤。功效：回阳救逆，益气固脱。主治：阳衰气脱证。症见四肢厥冷，恶寒蜷卧，脉微而复自下利，利虽止而余证仍在者。

参附汤

《重订严氏济生方》

【组成】人参 15g　附子（炮）30g

【功效】回阳，益气，救脱。

【主治】元气大亏，阳气暴脱证。症见手足厥逆，冷汗淋漓，呼吸微弱，或上气喘急，脉微欲绝等。

【方解】本方是一首抢救元气大亏、阳气暴脱之垂危重证的名方。若阳气暴脱，则四末失于温煦而手足厥逆；元阳大亏，津液失守，则大汗淋漓，如珠如油，既冷且黏；肺气近绝，则呼吸微弱，甚或上气喘急；其脉微欲绝，为阳气虚脱之象。本证危在顷刻之际，非大温大补不足以挽其垂危而救急固脱。

方中人参甘而微温，大补脾肺之元气以固后天，使脾肺之气旺则五脏之气皆旺。配伍大辛大热之熟附子，温壮元阳，大补先天，使先天之阳生则一身之阳生。二药相须，药专力宏，上助心阳，下补肾命，中补脾土。《删补名医方论》说："补后天之气，无如人参；

补先天之气，无如附子，此参附汤之所由立也……二药相须，用之得当，则能瞬息化气于乌有之乡，顷刻生阳于命门之内，方之最神捷者也。"方中人参，原为野山参，而近代所用人参均为人工栽培，其补力较野参相去甚远。故无野参时，其量还当加倍，并浓煎顿服，方能显效。

【剂型规格】汤剂。

【用法用量】上为末，分作三服，水二盏，生姜十片，煎至八分，去滓，食前温服。

【其他制剂】

参附注射液《部颁标准》　肌内注射，一次2～4mL，一日1～2次。静脉滴注，一次20～40mL，用5%～10%葡萄糖注射液或氯化钠注射液250～500mL稀释后使用。静脉推注，一次5～20mL，用5%～10%葡萄糖注射液20mL稀释后使用。或遵医嘱。

【临床应用】用于大出血、产后出血、创伤性休克、心力衰竭等证属阳气暴脱者。

【使用注意】方中人参不宜用党参替代；病情危重者，应加大参、附用量，连续服用；休克患者无法口服者，可鼻饲。

项目三　温经散寒剂

温经散寒剂具有温通经络、散寒通脉等作用，适用于寒邪凝滞经脉诸证。症见手足不温，肢体痹痛，或麻木疼痛，或发阴疽等。常用温经散寒药如桂枝、细辛等为主组成。代表方如当归四逆汤、阳和汤、艾附暖宫丸等。

当归四逆汤
《伤寒论》

【组成】当归12g　桂枝9g　白芍9g　细辛3g　通草6g　甘草（炙）6g　大枣8枚

【功效】温经散寒，养血通脉。

【主治】血虚寒厥证。症见手足厥冷，甚或青紫，疼痛麻木，舌淡苔白，脉细欲绝；或寒入经络，腰、股、腿、足疼痛。

【方解】本方所治之手足厥冷，为营血亏虚，经脉受寒之证。营血亏虚，四末不得濡养，加之寒邪乘虚入脉，血流流行不利，故手足厥冷，甚则脉细欲绝；寒凝经脉，不通则痛，故腰、股、腿、足疼痛；舌淡苔白，乃营血亏虚有寒之象。治宜养血温经，散寒通脉。

本方是由桂枝汤去生姜，倍大枣，加当归、细辛、通草而成。当归为君，苦辛甘温，既补营血之虚，又温行血脉之滞。桂枝温经散寒，活血通脉，合芍药为臣，调和营卫。细辛辛温，温经散寒；通草善通血脉利关节。桂枝、通草、细辛配伍，寒而不滞，温而不燥。细辛、通草二者合用，加强君臣温通之力，为佐药。重用大枣补血，炙甘草益气兼调和诸药，合用以健脾资化源，助归、芍补营血，助桂、辛通阳气，共为佐使。诸药使营血充，阳气振，寒邪散而经脉通。

【剂型规格】汤剂。

【用法用量】水煎服。一日 2～3 次。

【临床应用】常用于末梢循环障碍、血栓闭塞性脉管炎、雷诺氏病、冻疮、肩周炎、坐骨神经痛、风湿性关节炎等属寒凝经脉者。

【使用注意】少阴阳虚寒厥者，不宜使用；冻疮已溃者，应减桂枝、细辛用量，以免加速溃烂。

【方歌】当归四逆芍桂枝，细辛甘枣通草施；

血虚寒厥四末冷，温经通脉最相宜。

阳和汤
《外科证治全生集》

【组成】熟地 30g　鹿角胶 9g　肉桂 3g　麻黄 2g　白芥子 6g　炮姜炭 2g　生甘草 3g

【功效】温阳补血，散寒通滞。

【主治】阴证疮疡。症见患处皮色不变，漫肿无头，酸痛无热，口不渴，舌淡苔白，脉沉细或沉迟；或贴骨疽、脱疽、流注、痰核、鹤膝风等。

【方解】本方证为素体阳虚，营血不足，寒凝痰滞所致。阳气虚弱，寒邪内生，或阳虚血弱，复感外寒，寒凝痰聚，痹阻于肌肉、筋骨、血脉，气血瘀滞，故局部肿势弥漫，皮色不变，酸痛无热，口淡不渴；舌淡苔白，脉沉细，皆为虚寒之象。治宜温阳补血，散寒通滞。

方中熟地甘温，大补营血，填精补髓；鹿角胶温肾壮阳，生精补髓，强壮筋骨；二药合用，补血温阳，以治其本，共为君药。肉桂、姜炭温阳散寒，通利血脉，共为臣药。白芥子辛温，善祛皮里膜外之痰，通络散结消肿；麻黄少用辛温达卫，开泄腠理，以散肌腠之寒凝，共为佐药。生甘草解毒，调和诸药，为佐使。诸药相合，营血得充，阳虚得补，寒凝痰滞得消，本方治阴疽犹如仲春温暖和煦之气，驱散阴霾，而布阳和，故名"阳和汤"。

配伍特点：温补与宣通并用，补而不滞，温而不燥。有扶正祛邪，标本同治之功。

【剂型规格】汤剂。

【用法用量】水煎服。一日 2～3 次。

【临床应用】常用于治疗肌肉深部脓疡、慢性骨髓炎、骨膜炎、慢性淋巴结炎、血栓闭塞性脉管炎、类风湿性关节炎、骨结核、腹膜结核等证属阳虚血弱，阴寒凝滞者。

【使用注意】疮疡阳证，或阴虚生热，或疽已溃破者，均不宜使用。

艾附暖宫丸
《中国药典》

【组成】艾叶炭 120g　香附（醋制）240g　当归 120g　地黄 40g　白芍（酒炒）80g　川芎 80g　黄芪（炙）80g　吴茱萸（制）80g　肉桂 20g　续断 60g

【功效】理气养血，暖宫调经。

【主治】妇人子宫虚寒证。症见月经不调，经行后错，量少有血块，经行小腹冷痛，腰膝酸痛。

【方解】本方证为血虚寒凝，气滞不畅所致。血虚寒凝，气血运行不畅，则月经不调，经行后错，量少有血块；寒凝胞宫，下焦失于温煦，则小腹冷痛，腰膝酸痛。治宜理气养血，暖宫调经。

方用艾叶炭温暖胞宫，调经止痛；香附理气解郁，调经止痛，共为君药。臣药吴茱萸、肉桂温经散寒，通脉止痛。佐药当归、川芎养血活血，调经止痛；地黄、白芍滋阴养血；黄芪补脾益气，以助化源；续断补益肝肾，温暖胞宫，并活血通经。诸药配伍，暖宫调经，温补气血。

【剂型规格】丸剂。大蜜丸：每丸重 9g；小蜜丸。

【用法用量】口服。一次 9g（小蜜丸）或一次 1 丸（大蜜丸），一日 2～3 次。

【临床应用】常用于宫寒不孕症、月经紊乱、闭经、宫颈炎等证属子宫虚寒者。

表 8-1　其他温里类中成药

药品名称	组成	功效	主治	用法用量	使用注意
香砂平胃丸	苍术、陈皮、厚朴（姜制）、木香、砂仁、甘草	温中和胃	湿浊阻滞，脾胃不和，胃脘疼痛，胸膈满闷，恶心呕吐，纳呆食少	口服。一次 6g，一日 1～2 次	脾胃阴虚者忌用；忌生冷、油腻、煎炸食物和海鲜发物
散结灵胶囊	乳香（醋炙）、没药（醋炙）、五灵脂（醋炙）、地龙、当归、木鳖子、石菖蒲、草乌（甘草银花炙）、枫香脂、香墨	散结消肿，活血止痛	阴疽初起。皮色不变，硬肿作痛，瘰疬鼠疮	口服。一次 3 粒，一日 3 次	孕妇忌服

📝 **考纲摘要**

1. 温里剂的功能、主治、分类、使用注意及各类的功能、主治。

2. 理中丸、小建中汤（合剂）、四逆汤、良附丸、香砂养胃丸（颗粒）、艾附暖宫丸等中成药的功效、主治、用法用量、使用注意；功能相似成药的鉴别应用。

3.理中丸、小建中汤（合剂）、四逆汤、良附丸的药物组成及配伍意义。

复习思考

一、单项选择题

1.具有温中祛寒、补气健脾功效的方剂是（　　）

    A.理中丸　　　　　　　B.附子理中汤　　　　　C.小建中汤

    D.黄芪建中汤　　　　　E.当归建中汤

2.小建中汤中桂枝与芍药的用量比例是（　　）

    A.1∶1　　　　　　　　B.1∶2　　　　　　　　C.2∶1

    D.3∶1　　　　　　　　E.5∶1

3.香砂养胃丸的使用注意是（　　）

    A.脾胃阳虚者慎用　　　B.湿阻气滞者禁用　　　C.胃阴虚者慎用

    D.孕妇禁用　　　　　　E.吐蛔者忌用

4.温胃舒胶囊的功效是（　　）

    A.温中祛寒，益气健脾　　　　　　　　B.温中补虚，和里缓急

    C.温中和胃　　　　　　　　　　　　　D.温中养胃，行气止痛

    E.健胃，舒气，止痛

5.小建中汤中桂枝的作用是（　　）

    A.发散风寒　　　　　　B.温中阳　　　　　　　C.温阳化气

    D.温通血脉　　　　　　E.温肺化饮

6.功效为回阳救逆的方剂是（　　）

    A.四逆散　　　　　　　B.四逆汤　　　　　　　C.当归四逆汤

    D.理中丸　　　　　　　E.回阳救急汤

7.患处皮色不变，漫肿无头，酸痛无热，口不渴，舌淡苔白，脉沉细或沉迟，应选何方（　　）

    A.当归四逆汤　　　　　B.阳和汤　　　　　　　C.仙方活命饮

    D.参附汤　　　　　　　E.四逆汤

8.月经不调，经行后错，量少有血块，小腹冷痛，腰膝酸痛，应选何方（　　）

    A.通脉四逆汤　　　　　B.附子理中丸　　　　　C.艾附暖宫丸

    D.理中丸　　　　　　　E.四逆汤

9.四逆汤所治厥逆的病机是（　　）

A. 肝郁气滞　　　　　　　　　　　B. 阳气内郁，不达四末

C. 元气大亏，暴寒直中　　　　　　D. 阴寒内盛，阳气衰微

E. 血虚受寒，血行不利

10. 良附丸中香附炮制宜（　　　　）

A. 酒洗　　　　　　B. 醋制　　　　　　C. 麸炒

D. 生用　　　　　　E. 姜制

二、多项选择题

1. 附子理中丸中具有温阳祛寒作用的药物是（　　　　）

A. 肉桂　　　　　　B. 附子　　　　　　C. 白术

D. 干姜　　　　　　E. 人参

2. 艾附暖宫丸的主治症状有（　　　　）

A. 经行后错　　　　B. 小腹冷痛　　　　C. 月经不调

D. 腰酸带下　　　　E. 宫冷不孕

3. 阳和汤配伍特点是（　　　　）

A. 温补伍宣通　　　B. 补而不滞　　　　C. 温而不燥

D. 扶正祛邪　　　　E. 标本兼治

4. 小建中汤与当归四逆汤共有的药物是（　　　　）

A. 桂枝　　　　　　B. 芍药　　　　　　C. 大枣

D. 生姜　　　　　　E. 通草

5. 小建中汤中饴糖的作用是（　　　　）

A. 温中虚补　　　　B. 和里缓急　　　　C. 补肾阳

D. 益脾阳　　　　　E. 润肺止咳

6. 下列有关参附汤的用法，正确的是（　　　　）

A. 病情危重者，应加大参、附用量　　　B. 方中人参可用党参替代

C. 休克患者无法口服者，可鼻饲　　　　D. 病情危重者，可连续服用

E. 非野生人参用量当加倍浓煎顿服

三、材料分析题

1. 患者，女，20 岁。平素四末不温，畏寒喜暖，月经量少，经来腹痛，有血块，舌淡苔白，脉沉细。此系何证？并答出病机、治则、方药及方义分析。

2. 症见自利不渴，呕吐腹痛，喜温喜按，腹满食少，舌淡苔白，脉沉细。请为患者推荐合适的方剂或中成药，并说明选用的依据。

3. 症见四肢厥冷，恶寒蜷卧，神疲欲寐，呕吐腹痛，下利清谷，舌淡苔白，脉沉微等。请为患者推荐合适的方剂或中成药，并说明选用的依据。

扫一扫，知答案

扫一扫，看课件

模 块 九

消导剂

【学习目标】

掌握保和丸、枳实导滞丸、健脾丸、枳实消痞丸的功效、主治、药物间的配伍关系、用法用量、使用注意及其他制剂；能正确进行本类方剂的审方与调配。

熟悉消导剂的概念、适应证、分类、使用注意和各类的功能与主治。熟悉六味安消胶囊、开胃健脾丸等中成药的功效、主治、用法用量、使用注意；能对本类中成药进行对比荐药。

了解其他方剂及中成药的功效与主治，并能对比荐药。

案例导入

李某，男，14岁。中秋节同学聚餐暴饮暴食，晚饭后脘腹胀痛，嗳腐吞酸，大便3日未解，小便短赤，舌苔黄腻，脉沉有力。今晨家人陪同就诊。经门诊医生诊查，诊断为"积食"。

请问该患者中医辨证属于何种证型？请为该患者推荐合适的方剂或中成药，并说明选用的依据。

凡以消导药为主组成，具有消食健脾、化积导滞的作用，治疗食积停滞证的方剂，称消导剂。属于八法中的"消法"范畴。

食积停滞证多因饮食不节、暴饮暴食、运化不及或脾胃虚弱、运化无力、饮食难消所致，症见脘腹痞满，嗳腐吞酸，恶食呕恶等。根据病证特点，消导剂分为消积导滞剂和健脾消食剂两类。

运用消导剂，必须内有积滞、外无表证时方可使用。其次，不仅要辨别虚实，还需辨清寒热。积滞郁而化热，则宜消而兼清法；积滞而兼寒，则须消而兼以温中；积滞内停，脘腹痞满胀痛，大便秘结，则宜同攻下法结合。此外，消导剂属于攻伐之剂，不宜久服，纯虚无实者更应禁用。

项目一　消积导滞剂

消积导滞剂具有消食、化积、和胃的作用，适用于饮食停积证。症见胸脘痞闷，嗳腐吞酸，恶食呕逆，腹痛泄泻等。常以消食药如山楂、神曲、麦芽等为主组成方剂。代表方如保和丸、枳实导滞丸等。

保和丸
《丹溪心法》

【组成】山楂（焦）180g　六神曲（炒）60g　半夏（制）90g　茯苓 90g　陈皮 30g　连翘 30g　莱菔子（炒）30g

【功效】消食和胃。

【主治】食滞胃脘证。症见痞满胀痛，嗳腐吞酸，恶食呕逆，大便泄泻，舌苔厚腻，脉滑。

【方解】本方证为食积内停所致。饮食失节，暴饮暴食，致食积内停，气机阻滞，脾胃升降失司，故脘腹胀满，嗳腐吞酸，恶食呕逆，大便泄泻。治宜消食化滞，理气和胃。

方中重用山楂，能消一切饮食积滞，尤善消肉食油腻之积，为君药。神曲消食健脾，善化酒食陈腐之积；莱菔子下气消食，长于消谷面之积；二药合用，既助君药消积导滞，又理气除胀和胃，共为臣药。君臣相配，可消一切饮食积滞。因食阻气机，胃失和降，故用半夏、陈皮行气化滞，和胃止呕；食积易生湿化热，又以茯苓渗湿健脾，和中止泻；连翘清热散结，共为佐药。诸药共奏消食和胃、清热祛湿之功，使食积得消，胃气得和，热清湿去，诸症自愈。由于本方药力缓和，药性平稳，故以"保和"命名。

【剂型规格】丸剂。大蜜丸：每丸重 9g；水丸。

【用法用量】口服。一次 6～9g（水丸）或一次 1～2 丸（大蜜丸），一日 2 次，小儿酌减。

【临床应用】常用于急慢性胃炎、急慢性肠炎、消化不良、婴儿腹泻等属食积内停者。

【使用注意】服药期间饮食宜清淡易消化；忌暴饮暴食及油腻性食物。

【方歌】保和山楂莱菔曲，夏陈茯苓连翘取；

　　　　炊饼为丸白汤下，消食和胃食积去。

枳实导滞丸
《内外伤辨惑论》

【组成】大黄30g　枳实（麸炒）15g　神曲（炒）15g　茯苓9g　黄芩9g　黄连（姜汁炒）9g　白术（炒）9g　泽泻6g。

【功效】消导化积，清热利湿。

【主治】湿热食积证。脘腹胀痛，下痢泄泻，或大便秘结，小便短赤，舌苔黄腻，脉沉有力。

【方解】本方证因湿热食滞，内阻胃肠所致。湿热饮食积滞内停，气机壅塞，故见脘腹胀满疼痛；食积不消，湿热不化，则大便泄泻或下痢；若热壅气阻，则大便秘结。治宜消积导滞，清热利湿。

方中以苦寒之大黄为君，攻积泻热，使积热从大便而下。以苦辛微寒之枳实为臣，行气消积，除脘腹之胀满。佐以苦寒之黄连、黄芩清热燥湿，又可厚肠止痢；茯苓、泽泻甘淡，渗利水湿而止泻；白术甘苦性温，健脾燥湿，使攻积而不伤正；神曲甘辛性温，消食化滞，使食消则脾胃和。诸药相伍，积去食消，湿去热清，诸症自解。此方用于湿热食滞之泄泻、下痢，亦属"通因通用"之法。

【剂型规格】丸剂。每瓶重36g。

【用法用量】口服。一次6～9g，一日2次。

【临床应用】常用于急慢性胃炎、急慢性肠炎、消化不良、婴儿腹泻等属湿热食积证者。

【使用注意】虚寒痢疾者慎用；孕妇慎用；久病正虚、年老体弱者慎用。

【方歌】枳实导滞用大黄，芩连曲术茯苓襄；

　　　　泽泻蒸饼糊丸服，湿热积滞力能攘。

六味安消胶囊
《中国药典》

【组成】藏木香50g　大黄200g　山柰100g　寒水石（煅）250g　诃子150g　碱花300g

【功效】健脾和胃，导滞消积，活血止痛。

【主治】脾胃不和、积滞内停所致的胃痛胀满，消化不良，大便秘结，痛经。

【方解】本方证为脾胃不和，积滞停滞所致。脾胃不和，积滞内停，气机阻滞，则胃痛胀满，消化不良，大便秘结；气滞血瘀，则痛经。治宜健脾和胃，导滞消积，活血止痛。

方中碱花消食通便，化瘀，主治消化不良、便秘，为君药。大黄善缓泻、消食，治便秘、食积，为臣药。煅北寒水石消食、祛食，治胃脘痛；山柰温中化瘀，治消化不良、妇女血瘀痛经，共为佐药。藏木香祛"巴达干"热，消食；诃子调理体素，共为使药。

【剂型规格】胶囊剂。每粒装 0.5g。

【用法用量】口服。一次 3～6 粒，一日 2～3 次。

【其他制剂】

六味安消散《中国药典》　开水冲服。一次 1.5～3g，一日 2～3 次。

【临床应用】常用于功能性消化不良、胃食管反流病、慢性胃炎、功能性便秘、糖尿病性胃轻瘫等属脾胃不和、积滞内停者。

【使用注意】小儿及孕妇禁用。

项目二　健脾消食剂

健脾消食剂具有健脾和胃、消食化积的作用，适用于脾虚食滞证。症见脘腹痞满，不思饮食，面黄体瘦，倦怠乏力，大便溏薄等。常以消食药山楂、神曲、麦芽等与健脾理气药如人参、白术、陈皮等为主组成方剂。代表方如健脾丸、枳实消痞丸等。

健脾丸
《证治准绳》

【组成】白术（炒）75g　木香（另研）22g　黄连（酒炒）22g　甘草 22g　白茯苓（去皮）60g　人参 45g　神曲（炒）30g　陈皮 30g　砂仁 30g　麦芽（炒）30g　山楂（取肉）30g　山药 30g　肉豆蔻（煨）各 30g

【功效】健脾和胃，消食止泻。

【主治】脾虚食积证。症见食少难消，脘腹痞闷，大便溏薄，倦怠乏力，苔腻微黄，脉虚弱。

【方解】本方证因脾虚胃弱，运化无力，食积停滞，郁而生热所致。脾胃纳运无力，故食少难消，大便溏薄；气血生化不足，则倦怠乏力，脉虚弱；食积阻滞气机，生湿化热，故脘腹痞闷，苔腻微黄。治当健脾与消食并举。

本方重用白术、茯苓为君，健脾祛湿以止泻。山楂、神曲、麦芽消食和胃，除已停之积；人参、山药益气补脾，以助苓、术健脾之力，共为臣药。木香、砂仁、陈皮皆芳香之品，理气开胃，醒脾化湿，既可解脘腹痞闷，又使全方补而不滞；肉豆蔻温涩，合山药以涩肠止泻；黄连清热燥湿，且可清解食积所化之热，皆为佐药。甘草补中和药，是为佐使之用。诸药合用，脾健则泻止，食消则胃和，诸症自愈。

配伍特点：补气健脾与消食行气同用，为消补兼施之剂，补而不滞，消不伤正。

【剂型规格】丸剂。大蜜丸：每丸重 9g；小蜜丸。

【用法用量】口服。一次 9g（小蜜丸）或一次 1 丸（大蜜丸），一日 2 次，小儿酌减。

【临床应用】常用于慢性胃炎、消化不良属脾虚食滞者。

【使用注意】忌食生冷油腻、不易消化食物。

【方歌】健脾参术苓草陈，肉蔻香连合砂仁；

　　　　楂肉山药曲麦炒，消补兼施此方寻。

枳实消痞丸
《兰室秘藏》

【组成】枳实（炒）15g　黄连 15g　厚朴（制）12g　半夏曲 9g　茯苓 6g　人参 9g　白术 6g　麦芽曲 6g　干姜 6g　炙甘草 6g

【功效】消痞化积，健脾和胃。

【主治】脾虚气滞，寒热互结证。症见心下痞满，不欲饮食，倦怠乏力，大便不畅，苔腻而微黄，脉弦。

【方解】本方证因脾胃素虚，升降失职，寒热互结，气壅湿聚所致。常见心下痞满，不欲饮食，倦怠乏力，大便不畅等。治宜行气消痞，健脾补虚，平调寒热。

方中枳实行气消痞为君。厚朴行气消胀，燥湿除满为臣。二者合用，以增行气消痞除满之效。黄连清热燥湿；半夏曲降逆和胃，化痰散结；干姜温中祛寒。三味相伍，辛开苦降，平调寒热，共助君臣药行气开痞除满。人参、白术、茯苓、炙甘草益气健脾，祛湿和中；麦芽曲消食和胃。此八味药共为佐药。炙甘草还兼调和诸药之用，亦为使药。全方有消有补，有寒有热，体现了消补兼施、辛开苦降的配伍特点。

【剂型规格】丸剂。每 12 粒重 1g。

【用法用量】口服。一次 6g，一日 3 次。

【临床应用】常用于慢性胃炎、慢性支气管炎、胃肠神经官能症等属脾虚气滞，寒热互结者。

【使用注意】忌食生冷油腻不易消化食物；孕妇禁用。

【方歌】枳实消痞四君兼，麦芽夏曲朴姜连；

　　　　蒸饼糊丸消积满，消补兼施功效全。

开胃健脾丸
《中国药典》

【组成】白术　党参　茯苓　山药　木香　黄连　六神曲（炒）　陈皮　砂仁　麦芽（炒）　山楂　肉豆蔻（煨）　甘草（炙）

【功效】健脾和胃。

【主治】脾胃虚弱，中气不足所致的泄泻、痞满。症见消化不良，食欲不振，嗳气吞酸，腹胀泄泻等。

【方解】本方证因脾胃虚弱，中气不足，运化失常，食积停滞所致。脾胃虚弱，中气不足，运化无力，则饮食停滞，故消化不良，食欲不振，痞满腹胀；胃气上逆，则嗳气吞酸；脾虚失运，水湿内生，下注大肠，则泄泻。治宜健脾胃，消食滞。

方中党参、白术、茯苓、炙甘草（上四味即四君子汤）、山药益气健脾，祛湿和中。六神曲、麦芽、山楂消食化积。肉豆蔻温涩，暖脾温胃。木香、陈皮、砂仁理气醒脾。黄连清热燥湿。全方补消合用，共奏健脾和胃之功。

【剂型规格】丸剂。每10丸重1g。

【用法用量】口服。一次6～9g，一日2次。

【临床应用】常用于慢性胃炎、慢性肠炎、功能性消化不良等属脾胃虚弱，中气不足证者。

【使用注意】忌食生冷油腻、不易消化食物；湿热痞满泄泻者不宜服用。

表9-1　其他消导类中成药

药品名称	组成	功效	主治	用法用量	使用注意
开胃山楂丸	山楂、六曲、槟榔、山药、白扁豆、鸡内金、枳壳、麦芽、砂仁	行气健脾，消食导滞	饮食积滞所致的脘腹胀满，食后疼痛；消化不良见上述证候者	口服。一次1丸，一日1～2次	孕妇慎用
沉香化气丸	沉香、木香、藿香、香附（醋制）、砂仁、陈皮、莪术（醋制）、六神曲（炒）、麦芽（炒）、甘草	理气疏肝，消积和胃	肝胃气滞所致的脘腹胀痛，胸膈痞满，不思饮食，嗳气泛酸	口服。一次3～6g，一日2次	孕妇、糖尿病患者禁用
健脾消食丸	白术（炒）、枳实（炒）、木香、槟榔（炒焦）、草豆蔻、鸡内金（醋炙）、荸荠粉	健脾和胃，消食化滞	脾胃气虚所致的疳证	口服。周岁以内一次1/2丸，1～2岁一次1丸，2～4岁一次1丸半，4岁以上一次2丸；一日2次	脾胃虚弱无积滞者慎用
小儿化食丸	山楂（炒焦）、六神曲（炒焦）、麦芽（炒焦）、槟榔（炒焦）、三棱（麸炒）、大黄、莪术（醋制）、牵牛子（炒焦）	消食化滞，泻火通便	食滞化热所致的积滞	口服。周岁以内一次1丸，周岁以上一次2丸；一日2次	脾虚食积者慎用
健胃消食片	太子参、陈皮、山药、麦芽（炒）、山楂	健胃消食	脾胃虚弱所致的食积	口服。一次4～6片，一日3次，小儿酌减	

考纲摘要

1. 消导剂的功能、主治、分类、使用注意及各类的功能、主治。

2. 保和丸、枳实导滞丸、六味安消散、健脾丸、枳实消痞丸、开胃健脾丸、健脾消食丸、小儿化食丸等中成药的功效、主治、用法用量、使用注意；功能相似成药的鉴别应用。

3. 保和丸、枳实导滞丸、健脾丸、枳实消痞丸的药物组成及配伍意义。

复习思考

一、单项选择题

1. 具有消食和胃功效，主治食滞胃脘证的方剂是（　　）

    A. 枳实导滞丸　　　　B. 保和丸　　　　C. 小儿化食口服液

    D. 开胃健脾丸　　　　E. 六味安消散

2. 保和丸中连翘属于（　　）

    A. 君药　　　　B. 臣药　　　　C. 佐药

    D. 使药　　　　E. 佐使药

3. 枳实导滞丸中枳实的炮制方法是（　　）

    A. 土炒　　　　B. 清炒　　　　C. 麸炒

    D. 炒黄　　　　E. 炒焦

4. 六味安消胶囊的主治证是（　　）

    A. 食滞胃脘证　　　　　　　　B. 脾胃虚弱，中气不足证

    C. 脾虚气滞，寒热互结证　　　D. 脾胃不和，积滞内停证

    E. 湿热食积证

二、多项选择题

1. 保和丸中药物组成有（　　）

    A. 山楂　　　　B. 神曲　　　　C. 茯苓

    D. 黄连　　　　E. 半夏

2. 开胃健脾丸的使用注意事项有（　　）

    A. 忌食生冷油腻、不易消化食物　　B. 湿热痞满、泄泻者不宜服用

    C. 脾胃虚弱、中气不足所致的泄泻、痞满　　D. 孕妇禁用

    E. 小儿禁用

3. 健脾丸中君药有（　　　）

    A. 白术   B. 神曲   C. 茯苓

    D. 黄连   E. 人参

三、材料分析题

    患者，男，25 岁。2 天前下午因同学聚会，饱食酒肉，当晚回家后即感脘腹饱胀不适，第 2 天腹痛腹泻十余次，不欲饮食，嗳腐吞酸，舌苔厚腻，脉滑。请为该患者推荐合适的中成药，同时说出服法、用量及使用注意事项。

扫一扫，知答案

扫一扫，看课件

理气剂

【学习目标】

掌握越鞠丸、半夏厚朴汤、旋覆代赭汤的功效、主治、药物间的配伍关系、用法用量、使用注意；能正确进行本类方剂的审方与调配。

熟悉理气药的概念、适应证、分类、使用注意和各类的功能与主治。熟悉气滞胃痛颗粒、胃苏颗粒、木香顺气丸的功效、主治、用法用量和使用注意；能对本类中成药进行对比荐药。

了解其他方剂及中成药的功效与主治，并能对比荐药。

凡以辛温香窜的理气药为主组成，具有疏畅气机、调整脏腑功能，治疗气滞或气逆证的方剂，称理气剂。属八法中"消法"范畴。

理气剂具有行气疏肝、宽中止痛等作用，主要治疗肝胆、脾胃气滞，胸胁胀痛，脘腹胀满，嗳气吞酸，恶心食少，大便失常，或疝气痛，月经不调、痛经，以及胃气上逆，呕吐、呃逆和肺气上逆，咳喘气急等。根据作用不同，分为行气剂、降气剂。

理气剂中药物多辛温香窜，易耗气伤阴，不宜久服；孕妇、年老体弱、阴虚火旺者慎用。

项目一 行气剂

行气剂具有舒畅气机的作用，适用于气机郁滞证。气滞一般以脾胃气滞和肝气郁滞为多见。脾胃气滞常见脘腹胀痛，嗳气吞酸，呕恶食少，大便失常等，常以陈皮、厚朴、枳壳、木香、砂仁等为主组成方剂。肝郁气滞证常见胸胁胀痛，或疝气痛，或月经不调，或痛经等，常以香附、青皮、郁金等为主组成方剂。代表方如越鞠丸、半夏厚朴汤、气滞胃痛颗粒等。

越鞠丸
《丹溪心法》

【组成】香附（醋制）6g　川芎 6g　苍术（炒）6g　六神曲（炒）6g　栀子（炒）6g

【功效】行气解郁。

【主治】郁证。症见胸膈痞闷，脘腹胀痛，嗳腐吞酸，恶心呕吐，饮食不消等。

【方解】本方所治郁证是由肝脾气机郁滞，以致气、血、痰、火、食、湿郁，统称六郁。人以气为本，气和则病不生。若喜怒无常，忧思过度，或饮食失节，寒温失宜等，引起气机郁滞，肝气不舒，脾胃气滞，升降失常，运化不行，则胸膈痞闷，脘腹胀痛，吞酸呕吐，饮食不消。肝郁气滞，血行不畅，或郁久化火。脾运失司，聚湿生痰，或食滞不化。所以形成气、血、火、湿、痰、食六郁证。病虽六郁，但侧重于气郁，故治疗应以行气解郁为主，气行则血畅，气畅则痰、火、湿、食诸郁自解。

方中香附行气解郁，治疗气郁，为君药。川芎既活血祛瘀治血郁，又助香附行气解郁；栀子清热泻火以治火郁；苍术燥湿运脾以治湿郁；神曲消食导滞以治食郁，共为臣药。痰郁多由脾湿所生，也与气、火、食有关，气机流畅，诸郁得解，则痰郁也随之而散。

【剂型规格】水丸。每瓶装 60g。

【用法用量】口服。一次 6～9g，一日 2 次。

【临床应用】常用于胃神经官能症、胃及十二指肠溃疡、慢性胃炎、胆石症、胆囊炎、肝炎、肋间神经痛、妇女痛经、月经不调等有六郁症状者。

【使用注意】阴虚火旺者慎用；服药期间，忌忧思恼怒，避免情志刺激。

【方歌】越鞠丸治六般郁，气血痰火食湿因；

　　　　芎苍香附兼栀曲，气畅郁舒痛闷伸。

半夏厚朴汤
《金匮要略》

【组成】半夏 12g　厚朴 9g　茯苓 12g　生姜 9g　苏叶 6g

【功效】行气散结，降逆化痰。

【主治】痰气互结之梅核气。症见咽中如有物阻，咯吐不出，吞咽不下，胸膈满闷，或咳或呕，舌苔白腻，脉弦缓或弦滑。

【方解】本方证因痰气郁结于咽喉所致。情志不遂，肝气郁结，肺胃失于宣降，津液不布，聚而为痰，痰气相搏，结于咽喉，故咽中如有物阻，咯吐不出，吞咽不下；肺胃失

137

于宣降,胸中气机不畅,则胸胁满闷,咳嗽喘急,恶心呕吐。气不行则郁不解,痰不化则结难散。治宜行气散结,化痰降逆。

方中半夏化痰散结,降逆和胃,为君药。厚朴下气除满,助半夏散结降逆,为臣药。茯苓渗湿健脾,以助半夏化痰;生姜辛温散结,和胃止呕,且制半夏之毒;苏叶芳香行气,理肺疏肝,助厚朴行气宽胸,宣通郁结之气,共为佐药。

【剂型规格】汤剂。

【用法用量】水煎服。一日4次。

【临床应用】常用于癔症、胃神经官能症、慢性咽炎、慢性胃炎、慢性支气管炎等证属痰气互结者。

【使用注意】不可久服;阴虚火旺者临证加减。

【方歌】半夏厚朴痰气疏,茯苓生姜共紫苏;

　　　　加枣同煎名四七,痰凝气滞皆能除。

气滞胃痛颗粒
《中国药典》

【组成】柴胡　香附(炙)　白芍　延胡索(炙)　枳壳　甘草(炙)

【功效】疏肝理气,和胃止痛。

【主治】肝郁气滞,胸痞胀满,胃脘疼痛。

【方解】本方证因肝气郁滞,肝胃不和所致。肝气郁结,横逆犯胃,不通则痛,故胸痞胀满,胃脘疼痛。治宜疏理肝气,和胃止痛。

方中柴胡疏肝解郁为君药。香附疏肝理气;白芍养血敛肝,柔肝止痛;二药相合,善疏肝理气止痛,以助君药,共为臣药。延胡索行气活血止痛,枳壳理气宽中,消痞除胀,共为佐药。炙甘草既调和诸药,又合芍药缓急止痛,为佐使药。全方共奏理气疏肝,和胃止痛之功。

【剂型规格】颗粒剂。每袋装5g。

【用法用量】开水冲服。一次5g,一日3次。

【其他制剂】

气滞胃痛片《中国药典》 口服。一次3片(薄膜衣片)或6片(糖衣片),一日3次。

【临床应用】常用于急慢性胃炎、消化性溃疡、功能性消化不良、慢性无黄疸型肝炎等证属肝胃不和者。

【使用注意】肝胃郁火、胃阴不足所致胃痛者及孕妇慎用。

胃苏颗粒
《中国药典》

【组成】紫苏梗 166.7g　香附 166.7g　陈皮 100g　佛手 100g　香橼 166.7g　枳壳 166.7g　槟榔 100g　鸡内金（制）100g

【功效】理气消胀，和胃止痛。

【主治】气滞型胃脘痛。症见胃脘胀痛，窜及两胁，得嗳气或矢气则舒，情绪郁怒则加重，胸闷食少，排便不畅，舌苔薄白，脉弦；慢性胃炎及消化性溃疡见上述证候者。

【方解】本方证为肝胃气滞所致。肝胃气滞，不通则痛，故胃脘胀痛，窜及两胁，得嗳气或矢气则舒，情绪郁怒则加重，胸闷；脾胃失于健运，则食少；大肠传导失司，则排便不畅；舌苔薄白，脉弦，为气滞之象。治宜行气消胀，理气和胃。

方中紫苏梗善理气宽中，香附善疏肝理气止痛，二药合用，善疏肝理气，和胃止痛，共为君药。陈皮理气燥湿，调中健脾；枳壳理气宽中，消胀理脾；槟榔下气消积，缓通大便。三药合用，理气消积，和胃止痛，以助君药之力，故为臣药。香橼、佛手相须为用，疏肝理气，和中止痛；鸡内金运脾消积化滞。三药相合，既疏肝理气，和中止痛，又运脾消积，共为佐药。

【剂型规格】颗粒剂。每袋装 15g 或 5g（无蔗糖）。

【用法用量】开水冲化。一次 15g，一日 3 次。

【临床应用】常用于急慢性胃炎、消化性溃疡、功能性消化不良等证属气滞胃痛者。

【使用注意】孕妇、脾胃阴虚或肝胃郁火胃痛者慎用。

项目二　降气剂

降气剂具有降气的作用，适用于气机上逆证。气逆证分肺气上逆和胃气上逆两种。肺气上逆以咳嗽气喘为主症，常以苏子、半夏、厚朴等为主组成方剂。胃气上逆以呕吐、呃逆、嗳气为主症，常以旋覆花、代赭石、半夏等为主组成方剂。代表方如苏子降气汤、旋覆代赭汤等。

苏子降气汤
《太平惠民和剂局方》

【组成】紫苏子 9g　半夏 9g　当归 6g　前胡 6g　厚朴（姜制）6g　肉桂 3g　甘草（炙）6g

【功效】降气平喘，祛痰止咳。

【主治】上实下虚之咳喘证。症见痰涎壅盛，喘咳短气，痰稀色白量多，胸膈满闷；或腰疼脚软，肢体倦怠；或肢体浮肿，舌苔白滑或白腻，脉弦滑。

【方解】本方证由痰涎壅肺，肾阳不足所致。其病机特点是"上实下虚"。上实则痰涎壅盛，喘咳短气，痰稀色白量多，胸膈满闷；下虚则腰疼脚软，肢体倦怠，或肢体浮肿。但以上实为主，故治以降气平喘、祛痰止咳为重，兼顾下元。

方中紫苏子降气平喘，祛痰止咳，为君药。半夏燥湿化痰降逆，厚朴下气宽胸除满，前胡下气祛痰止咳，三药助紫苏子降气祛痰平喘，共为臣药。君臣相配，以治上实。肉桂温补下元，纳气平喘；当归既治咳逆上气，又养血补肝润燥，同肉桂以增温补下虚之效；略加生姜、苏叶以散寒宣肺，共为佐药。甘草、大枣和中调药，为使药。诸药合用，标本兼顾，上下并治，而以治上为主。

【剂型规格】汤剂。

【用法用量】水煎服。加生姜3片，大枣1枚，苏叶2g同煎，一日2～3次。

【其他制剂】

苏子降气丸《中国药典》 口服。一次6g，一日1～2次。

【临床应用】常用于慢性支气管炎、支气管哮喘、肺不张、肺气肿等属上实下虚者。

【使用注意】若中虚痰多，或肺肾两虚者，不宜使用。

【方歌】苏子降气夏归草，前胡桂朴苏姜枣；

　　　　上实下虚痰嗽喘，或加沉香去肉桂。

旋覆代赭汤
《伤寒论》

【组成】旋覆花9g　代赭石9g　半夏9g　人参6g　生姜10g　大枣4枚　甘草（炙）6g

【功效】降逆化痰，益气和胃。

【主治】胃虚痰阻气逆证。症见心下痞满，噫气不除，呃逆频作，反胃呕吐，吐涎沫，舌淡苔白腻，脉弦虚。

【方解】本方证因胃气虚弱，痰浊内阻所致。平素胃气虚弱，加之痰湿内蕴，阻滞气机，则心下痞满，噫气不除，呃逆频作，反胃呕吐，吐涎沫；舌淡苔白腻，脉弦虚，为脾胃虚弱，痰浊内蕴，气机阻滞之征。治以化痰降逆，益气补虚。

方中旋覆花性温而能下气消痰，降逆止噫，是为君药。代赭石质重而沉降，善镇冲逆，但味苦性寒，故用量稍小，为臣药；生姜用量独重，寓意有三：一为和胃降逆以增止呕之效，二为宣散水气以助祛痰之功，三可制约代赭石的寒凉之性，使其镇降气逆而不伐胃；半夏辛温，祛痰散结，降逆和胃，并为臣药。人参、炙甘草、大枣益脾胃，补气虚，扶助已伤之中气，为佐使之用。

【剂型规格】汤剂。

【用法用量】水煎服。一日 3 次。

【临床应用】常用于急慢性胃炎、反流性食管炎、胃神经官能症、胃扩张、幽门不完全梗阻、十二指肠溃疡、神经性呃逆等证属胃虚痰阻气逆证者。

【使用注意】胃虚有热之呕吐、呃逆、嗳气者不宜；妊娠呕吐者不宜。

【方歌】旋覆代赭汤人参，半夏姜枣甘草临；

降逆化痰益胃气，胃虚痰阻力能尽。

定喘汤
《摄生众妙方》

【组成】麻黄 9g 白果 9g 苏子 6g 款冬花 9g 杏仁 9g 桑白皮 6g 黄芩 6g 半夏 9g 甘草 3g

【功效】宣肺降气，清热化痰。

【主治】哮喘。症见咳嗽痰多气急，痰稠色黄，或恶寒发热，舌苔黄腻，脉滑数。

【方解】本方所治为风寒外束，痰热内蕴所致。素有痰热，复感风寒，致使肺气壅塞，失于宣降，故咳嗽痰多气急，痰稠色黄，舌苔黄腻，脉滑数。风寒束表，正邪相争，故恶寒发热。治以宣肺降气，清热化痰。

方中麻黄宣降肺气以定喘，兼解表寒；白果敛肺止咳，化痰平喘。二药一散一收，共为君药。杏仁、苏子、半夏、款冬花降气平喘，化痰止咳，协助君药加强祛痰平喘之功，共为臣药。黄芩、桑白皮清泄肺热，化痰平喘，共为佐药。甘草调和诸药，为使药。诸药合用，共奏宣肺定喘、清热化痰之功。

【剂型规格】汤剂。

【用法用量】水煎服。一日 2 次。

【临床应用】常用于治疗慢性支气管炎、肺气肿、支气管哮喘等证属外有表寒，内有痰热者。

【使用注意】新感风寒，无汗而喘，内无痰热者不宜；哮喘日久，气虚脉弱者不宜。

木香顺气丸
《医学统旨》

【组成】木香 100g 砂仁 100g 香附（醋制）100g 槟榔 100g 陈皮 100g 厚朴 100g 枳壳（炒）100g 苍术（炒）100g 青皮（炒）100g 生姜 200g 甘草 50g

【功效】行气化湿，健脾和胃。

【主治】湿浊中阻气机，胸膈痞闷，脘腹胀痛，呕吐恶心，嗳气纳呆。

【方解】本方为湿困脾胃，气机阻滞所致。湿浊中阻，气机阻滞，胃失和降，则胸膈痞闷，脘腹胀痛，呕吐恶心，嗳气纳呆。治以行气化湿，健脾和胃。

方中以木香行气调中止痛；香附疏肝理气，和中止痛；砂仁化湿行气，开胃温中，共为君药。厚朴行气燥湿，消积除满；青皮疏肝破气，消积化滞；枳壳理气宽中，消胀理脾；槟榔下气消积，利湿缓下。四药合用，共助君药行气化湿，为臣药。陈皮理气燥湿，调中健脾；苍术化湿健脾，诸药合用，助君臣药行气化湿，健脾和胃，共为佐药。生姜除湿开胃止呕；甘草健脾和胃，两药又调和诸药，故共为佐使药。全方配伍，共奏行气化湿、健脾和胃之功。

【剂型规格】丸剂。每 100 丸重 6g。

【用法用量】口服。一次 6～9g，一日 2～3 次。

【其他制剂】

木香顺气颗粒《中国药典》 开水冲服。一次 15g，一日 2 次。

【临床应用】常用于急慢性胃炎、胃溃疡、十二指肠溃疡、神经性呃逆等属湿浊阻滞气机者。

【使用注意】孕妇慎用；忌生冷油腻食物。

表 10-1　其他行气类中成药

药品名称	组成	功效	主治	用法用量	使用注意
柴胡疏肝丸	茯苓、白芍（酒炒）、陈皮、枳壳（炒）、甘草、桔梗、豆蔻、香附（醋制）等	疏肝理气，消胀止痛	肝气不舒，胸胁痞闷，食滞不消，呕吐酸水	口服。一次 1 丸，一日 2 次	肝胆湿热、脾胃虚弱证慎用
七制香附丸	香附（醋制）、鲜牛乳、地黄、茯苓、当归、熟地黄、川芎、白术（麸炒）、白芍、益母草等	疏肝理气，养血调经	气滞血虚所致的痛经、月经量少。症见胸胁胀痛，经行量少，行经小腹胀痛，经前乳房胀痛	口服。一次 6g，一日 2 次	孕妇禁用；湿热患者慎用
四磨口服液	木香、枳壳、乌药、槟榔	顺气降逆，消积止痛	婴幼儿乳食内滞证，食积证，中老年气滞、食积证。症见脘腹胀满，腹痛，便秘	口服。一次 10mL，一日 2～3 次，小儿酌减	孕妇禁用；肠梗阻、肠道肿瘤、消化道术后患者禁用
冠心苏合丸	苏合香、冰片、乳香（制）、檀香、青木香	理气，宽胸，止痛	寒凝气滞，心脉不通所致的胸痹。症见胸闷，心前区疼痛；冠心病心绞痛见上述证候者	嚼碎服。一次 1 丸，一日 1～3 次，或遵医嘱	孕妇禁用

续表

药品名称	组成	功效	主治	用法用量	使用注意
润肺止嗽丸	天冬、地黄、天花粉、瓜蒌子（蜜炙）、桑白皮（蜜炙）、紫苏子（炒）、苦杏仁、紫菀等	润肺定喘，止嗽化痰	肺气虚弱引起的咳嗽喘促，痰涎壅盛，久嗽声哑	口服。一次10丸，一日2～3次	
固本咳喘片	党参、白术（麸炒）、茯苓、麦冬、五味子（醋制）、甘草（炙）、补骨脂（盐炒）	益气固表，健脾补肾	脾虚痰盛、肾气不固所致的咳嗽，痰多，喘息气促，动则喘剧	口服。一次3片，一日3次	外感咳嗽慎用；慢性支气管炎和支气管哮喘急性发作期慎用

考纲摘要

1. 理气剂的功能、主治、分类、使用注意及各类的功能、主治。

2. 越鞠丸、气滞胃痛颗粒（片）、胃苏颗粒、苏子降气丸、木香顺气丸（颗粒）、柴胡疏肝丸、七制香附丸、四磨口服液、冠心苏合丸、润肺止嗽丸、固本咳喘片等中成药的功效、主治、用法用量、使用注意；功能相似成药的鉴别应用。

3. 越鞠丸、半夏厚朴汤、苏子降气汤（丸）、旋覆代赭汤的药物组成及配伍意义。

复习思考

一、单项选择题

1. 越鞠丸主治郁证，方中少一味治疗何郁之药（　　）

　　A. 气郁　　　　　　B. 血郁　　　　　　C. 痰郁

　　D. 食郁　　　　　　E. 湿郁

2. 越鞠丸中香附的炮制方法是（　　）

　　A. 姜制　　　　　　B. 醋制　　　　　　C. 蜜炙

　　D. 酒洗　　　　　　E. 蒸制

3. 胃苏颗粒的主治证是（　　）

　　A. 湿浊中阻证　　　B. 胃虚痰阻证　　　C. 郁证

　　D. 痰气互结证　　　E. 气滞胃脘证

4. 咽中如有物阻，咯吐不出，吞咽不下，治宜选用（　　）

　　A. 逍遥散　　　　　B. 柴胡疏肝散　　　C. 半夏厚朴汤

　　　D. 木香顺气丸　　　　　E. 胃苏颗粒

5. 治疗上实下虚之咳喘证，宜选用（　　　）

　　　A. 越鞠丸　　　　　　　B. 半夏厚朴汤　　　　　C. 定喘汤

　　　D. 苏子降气汤　　　　　E. 旋覆代赭汤

二、多项选择题

1. 郁证中的六郁是指（　　　）

　　　A. 气郁　　　　　　　　B. 血郁　　　　　　　　C. 痰郁

　　　D. 食郁　　　　　　　　E. 湿郁

2. 旋覆代赭汤的功效是（　　　）

　　　A. 行气化湿　　　　　　B. 降逆化痰　　　　　　C. 理气消胀

　　　D. 行气解郁　　　　　　E. 益气和胃

3. 木香顺气丸中的君药为（　　　）

　　　A. 木香　　　　　　　　B. 香附　　　　　　　　C. 厚朴

　　　D. 砂仁　　　　　　　　E. 槟榔

三、材料分析题

1. 患者，女，21岁。一周前因与家人吵架后，出现胃脘胀痛，窜及两胁，得嗳气或矢气则舒，情绪郁怒则加重，胸闷食少，排便不畅，舌苔薄白，脉弦。请分析该患者的病情并为该患者推荐合适的中成药，同时说出服法用量及使用注意事项。

2. 香附（醋制）6g，川芎6g，苍术（炒）6g，六神曲（炒）6g，栀子（炒）6g。4付，水煎分2次温服。请说出这首方剂的名称，并写出它的功效、主治、使用注意。

扫一扫，知答案

扫一扫，看课件

模块十一

理血剂

【学习目标】

掌握血府逐瘀汤、补阳还五汤、桂枝茯苓丸、温经汤的功效、主治、药物间的配伍关系、用法用量、使用注意及其他制剂；能正确进行本类方剂的审方与调配。

熟悉理血剂的概念、适应证、分类、使用注意和各类的功能与主治。熟悉复方丹参滴丸、速效救心丸、七厘散、小蓟饮子、槐角丸等中成药的功效、主治、用法用量和使用注意；能对本类中成药进行对比荐药。

了解其他方剂及中成药的功效与主治，并能对比荐药。

案例导入

张某，女，68岁。有三十余年高血压病史，自服降压药维持血压，但血压时高时低。1月前因精神紧张后突发昏倒，不省人事，半身不遂，口眼歪斜。在某医院诊断为"脑出血"，经中西药治疗神志清醒，血压恢复正常。但仍有半身不遂，口舌歪斜，言语謇涩，伴面色苍白，气短乏力，口角流涎，自汗心悸，手足肿胀，舌质淡紫，脉沉细弱。

请问该患者中医辨证属于何种证型？请为该患者推荐合适的方剂或中成药，并说明选用的依据。

凡以理血药为主组成，具有活血化瘀或止血作用，治疗瘀血证或出血证的方剂，称理血剂。属八法中"消法"范畴。

血是脾胃运化的水谷精微所化生，为人体重要的营养物质。其周流不息，营养脏腑百骸，以奉生身。若生化无源，营血亏损，或血行不畅，瘀滞内停，或离经妄行，血溢脉外，则形成血虚、血瘀、血溢等血分病证。血虚证治宜补血，属于补益剂范畴；血瘀证治宜活血化瘀，即"血实者宜决之"（《素问·阴阳应象大论》）；血溢证治当止血，"定其血气，各守其乡"（《素问·阴阳应象大论》），均属于理血剂范畴，故本章方剂分为活血祛瘀剂和止血剂两类。

　　使用理血剂时要注意分清标本缓急，正确运用急则治标、缓则治本或标本兼治的治疗原则。应辨清导致瘀血或出血的原因及兼夹症，配合其他药物协同治疗。活血化瘀剂多破泄之品，逐瘀过猛或使用日久，均可伤正，常兼顾调补，或间隔使用，或制成丸剂，使消瘀而不伤正；月经过多及孕妇等当慎用或禁用。

　　止血剂使用中首先应辨清寒热虚实及病位。虚寒性出血，忌用苦寒清凉；实热性出血，忌用温补统摄；上部出血，忌用升散药；下部出血，忌用沉降药；出血确系瘀血内停、血不归经者，可重用化瘀药；止血过早易留瘀，特别是大剂寒凉收敛之品，故应适量选用有化瘀作用的止血药，或伍用活血祛瘀药，以防血止留瘀。

项目一　活血祛瘀剂

　　活血祛瘀剂具有活血化瘀、消散瘀血的作用，适用于瘀血阻滞证。症见刺痛，痛有定处，舌紫黯，或有瘀斑，腹中或其他部位有肿块，疼痛拒按，按之坚硬，固定不移，脉涩等。常以活血化瘀药如当归、川芎、桃仁、红花等为主组成方剂。代表方如血府逐瘀汤、补阳还五汤、桂枝茯苓丸等。

血府逐瘀汤
《医林改错》

【组成】桃仁 12g　红花 9g　当归 9g　生地黄 9g　川芎 5g　赤芍 6g　牛膝 9g　桔梗 5g　柴胡 3g　枳壳 6g　甘草 3g

【功效】活血祛瘀，行气止痛。

【主治】胸中血瘀证。症见胸痛、头痛日久，痛如针刺而有定处，或呃逆日久不止，或内热烦闷，心悸失眠，急躁易怒，入暮潮热，唇暗或两目暗黑，舌黯红或有瘀斑，脉涩或弦紧。

【方解】胸中为气之所宗，血之所聚，肝经循行之分野。瘀血内阻胸中，气机郁滞，故胸胁刺痛；郁滞日久，肝失条达，故急躁易怒；气血郁而化热，故内热烦闷，或心悸失眠，或入暮潮热；瘀血阻滞，清阳不升，则为头痛；瘀热上冲动膈，可见呃逆不止；至于唇、目、舌、脉所见，皆为瘀血征象。治当活血化瘀为主，兼以行气开胸止痛。

　　本方系桃红四物汤合四逆散加桔梗、牛膝而成。方中桃仁破血行滞而润燥，红花活血祛瘀以止痛，共为君药。赤芍、川芎助君药活血祛瘀；牛膝活血通经，祛瘀止痛，引血下行，共为臣药。生地、当归养血益阴，清热活血；桔梗、枳壳，一升一降，宽胸行气；柴胡疏肝解郁，升达清阳，与桔梗、枳壳同用，尤善理气行滞，使气行则血行，共为佐药。桔梗并能载药上行，兼有使药之用；甘草调和诸药，亦为使药。诸药合用，气血兼顾，活中寓养，升降同施，共奏活血祛瘀、行气止痛之功。

【剂型规格】汤剂。

【用法用量】水煎服。一日 2～3 次。

【其他制剂】

1. 血府逐瘀口服液《新药转正标准》 口服。一次 10mL，一天 3 次，用前摇匀。

2. 血府逐瘀胶囊《中国药典》 口服。一次 6 粒，一日 2 次。

3. 血府逐瘀丸《部颁标准》 口服。一次 1～2 丸，一日 2 次，空腹用红糖水送服。

4. 血府逐瘀颗粒《部颁标准》 口服。一次 1 袋，日 3 次。

【临床应用】常用于冠心病、风湿性心脏病、肋软骨炎、胸部软组织损伤、三叉神经痛、神经官能症、月经紊乱等证属气滞血瘀者。

【使用注意】孕妇慎用。

【方歌】血府当归生地桃，红花甘草壳赤芍；

　　　　柴胡芎桔牛膝等，血化下行不作劳。

【附方】

1. 通窍活血汤《医林改错》 赤芍 3g　川芎 3g　桃仁（研泥）9g　红花 9g　老葱（切碎）3 根　鲜姜（切碎）9g　红枣（去核）7 个　麝香 0.16g　黄酒 250g　功效：活血通窍。主治：瘀阻头面证。症见头痛昏晕，或耳聋年久，或头发脱落，面色青紫，或酒渣鼻，或白癜风，以及妇女干血痨，小儿疳积而见肌肉消瘦、腹大青筋、潮热等。

2. 膈下逐瘀汤《医林改错》 五灵脂（炒）6g　川芎 6g　丹皮 6g　赤芍 6g　乌药 6g　当归 9g　桃仁（研泥）9g　红花 9g　甘草 9g　延胡索 3g　香附 4.5g　枳壳 4.5g　功效：活血祛瘀，行气止痛。主治：瘀血阻滞膈下证。症见膈下瘀血蓄积；或腹中胁下有痞块；或肚腹疼痛，痛处不移；或卧则腹坠似有物者。

3. 少腹逐瘀汤《医林改错》 小茴香（炒）1.5g　干姜（炒）3g　官桂 3g　延胡索 3g　没药 6g　川芎 6g　赤芍 6g　五灵脂（炒）6g　当归 9g　蒲黄 9g　功效：活血祛瘀，温经止痛。主治：寒凝血瘀证。症见少腹瘀血积块疼痛或不痛；或痛而无积块；或少腹胀满；或经期腰酸少腹胀；或月经一月见三五次，连接不断，断而又来，其色或紫或黑，或有瘀块，或崩漏兼少腹疼痛；或瘀血阻滞，久不受孕等。

4. 身痛逐瘀汤《医林改错》 秦艽 3g　羌活 3g　香附 3g　川芎 6g　甘草 6g　没药 6g　五灵脂（炒）6g　地龙（去土）6g　牛膝 9g　桃仁 9g　红花 9g　当归 9g　功效：活血

行气，通络止痛。主治：瘀血痹阻经络证。症见肩、臂、腰、腿疼痛或周身疼痛，经久不愈。

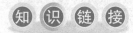

五逐瘀汤区别

以上各方皆为王清任创制的活血化瘀名方，常称五逐瘀汤，均以桃仁、红花、川芎、赤芍、当归等为基础药物，均有活血祛瘀止痛作用，主治瘀血所致的病证。其中血府逐瘀汤中配伍行气宽胸的枳壳、桔梗、柴胡以及引血下行的牛膝，故宣通胸胁气滞、引血下行之力较好，主治胸中瘀阻之证；通窍活血汤中配伍通阳开窍的麝香、老葱等，活血通窍作用较优，主治瘀阻头面之证；膈下逐瘀汤中配伍香附、乌药、枳壳等疏肝行气止痛药，故行气止痛作用较大，主治瘀血结于膈下，肝郁气滞之两胁及腹部胀痛有痞块者；少腹逐瘀汤中配伍温通下气之小茴香、官桂、干姜，故温经止痛作用较强，主治血瘀少腹之积块、月经不调、痛经等；身痛逐瘀汤中配伍通络宣痹止痛的秦艽、羌活、地龙等，故多用于瘀血痹阻经络所致的肢体痹痛或周身疼痛等症。

补阳还五汤

《医林改错》

【组成】生黄芪120g　当归尾6g　赤芍5g　地龙3g　川芎3g　红花3g　桃仁3g

【功效】补气，活血，通络。

【主治】中风之气虚血瘀证。症见半身不遂，口眼㖞斜，语言謇涩，口角流涎，小便频数或遗尿不禁，舌黯淡，苔白，脉缓无力。

【方解】正气亏虚，无力帅血，以致脉络瘀阻，筋脉肌肉失却濡养，故半身不遂，口眼歪斜；气虚血滞，舌体失养，故语言謇涩；气虚失于固摄，故口角流涎，小便频数，遗尿失禁；苔白，脉缓，亦为气虚之征。综上诸症，气虚为本，血瘀为标，即王清任所谓"因虚致瘀"。治当补气为主，活血通络为辅。

方中重用生黄芪为君药，大补脾胃中气，使气旺血行，祛瘀而不伤正。当归尾长于活血，兼能养血，化瘀而不伤血，为臣药。佐以川芎、赤芍、桃仁、红花活血祛瘀，疏通经络；地龙性善走窜，长于通络，与生黄芪配合，增强补气通络之力，使药力周行全身。本方大剂量补气药与小量活血药相配，使气旺血行，活血而不伤正，瘀消脉通，筋肉得以濡养，痿废自能康复。

【剂型规格】汤剂。

【用法用量】水煎服。一日 2 ～ 3 次。

【临床应用】常用于脑血管意外后遗症、冠心病、小儿麻痹后遗症及其他原因引起的偏瘫、截瘫，或单侧肢体痿软等证属气虚血瘀者。

【使用注意】使用本方需久服缓治，疗效方显，愈后还应续服一段时间，以巩固疗效，防止复发；若中风后半身不遂属阴虚阳亢，痰阻血瘀，见舌红苔黄、脉洪大有力者，非本方所宜。

【方歌】补阳还五芎桃红，赤芍归尾加地龙；

　　　　四两生芪为君药，补气活血经络通。

生化汤
《傅青主女科》

【组成】当归 24g　川芎 9g　桃仁 6g　炮姜 2g　甘草（炙）2g

【功效】化瘀生新，温经止痛。

【主治】产后瘀血腹痛。症见产后恶露不行，血块内结，小腹冷痛，脉沉迟或弦。

【方解】妇人产后，血亏气弱，寒邪极易乘虚而入，寒凝血瘀，留阻胞宫，故恶露不行；瘀阻胞宫，不通则痛，故小腹冷痛。治宜活血养血，温经止痛。

方中重用当归为君，恰合产后多虚、多瘀、多寒之病机，一药而有三用：一取其补血之功，以补产后血虚之不足；二取活血之用，以化瘀生新；三取温经散寒之效，以治小腹冷痛。川芎活血行气，桃仁活血祛瘀，均为臣药。炮姜入血散寒，温经止痛；黄酒温通血脉以助药力，加入童便者，取其益阴化瘀，并有引败血下行之效，共为佐药。炙甘草和中缓急，调和诸药，为使药。药仅五味，但配伍得当，使新血生，瘀血化，故名"生化汤"。

【剂型规格】汤剂。

【用法用量】黄酒、童便各半煎服。亦可作汤剂，或酌加黄酒同煎。

【其他制剂】

生化丸《部颁标准》　口服。一次 1 丸，一日 3 次。

【临床应用】常用于胎盘残留、产后宫缩疼痛、产后子宫复旧不良、人工流产或引产所致阴道不规则出血、子宫内膜炎、子宫肌瘤、宫外孕等属血虚寒凝者。

【使用注意】产后血热而有瘀滞者不宜使用；若恶露过多、出血不止，甚则汗出气短神疲者禁用。

【方歌】生化汤是产后方，归芎桃草酒炮姜；

　　　　消瘀活血功偏擅，止痛温经效亦彰。

桂枝茯苓丸

《金匮要略》

【组成】桂枝　茯苓　牡丹皮　桃仁　芍药各等分

【功效】活血，化瘀，消癥。

【主治】瘀阻胞宫证。症见妇人素有癥块，妊娠漏下不止，或胎动不安，血色紫黑晦黯，腹痛拒按，或经闭腹痛，或产后恶露不尽而腹痛拒按者，舌质紫黯或有瘀点，脉沉涩。

【方解】桂枝茯苓丸原治妇人素有癥块，致妊娠胎动不安、漏下不止之证。胞宫素有血瘀癥块，复因妊娠，阻遏经脉，以致血溢脉外，进而胎失所养，故漏下不止，血色紫黑晦黯，胎动不安。瘀血内阻胞宫，血行不畅，不通则痛，故腹痛拒按。治当活血化瘀，缓消癥块。癥去则血自归经，而血止胎安。

方中君药桂枝辛甘而温，温通血脉，以行瘀滞。臣药桃仁味苦甘平，破血祛瘀，为化瘀消癥之要药，与桂枝相配以化瘀消癥。牡丹皮、芍药味苦而微寒，既可活血散瘀，又能凉血以清退瘀热，芍药并能缓急止痛；水为血之侣，茯苓渗湿祛痰，健脾益胃，扶助正气，以助消癥之功，均为佐药。丸以白蜜，甘缓而润，以缓诸药破泄之力，为使药。

【剂型规格】丸剂。每丸重6g。

【用法用量】口服。一次1丸，一日1～2次。

【其他制剂】

桂枝茯苓胶囊《中国药典》　口服。一次3粒，一日3次。

【临床应用】常用于子宫内膜炎、附件炎、月经不调、痛经、流产后阴道出血、子宫肌瘤、宫外孕、卵巢肿瘤、不孕症等属瘀血阻滞者。

【使用注意】孕妇慎用。

【方歌】《金匮》桂枝茯苓丸，桃仁芍药和牡丹；

　　　　等分为末蜜丸服，缓消癥块胎可安。

温经汤

《金匮要略》

【组成】吴茱萸9g　当归6g　芍药6g　川芎6g　人参6g　桂枝6g　阿胶6g　牡丹皮6g　生姜6g　甘草6g　半夏6g　麦冬9g

【功效】温经散寒，祛瘀养血。

【主治】冲任虚寒，瘀血阻滞证。症见漏下不止，血色暗而有块，淋漓不畅，或月经超前或延后，或逾期不止，或一月再行，或经停不至，少腹里急，腹满，傍晚发热，手心烦热，唇口干燥，舌质暗红，脉细涩。亦治妇人宫冷，久不受孕。

【方解】冲为血海，任主胞胎，二脉皆起于小腹，妇女月经与冲任关系密切。冲任虚寒，血凝气滞，故小腹冷痛，月经不调，久不受孕；瘀血阻滞，血不循经，或冲任因虚而失固，则月经先期，或一月再行，甚或崩中漏下；寒凝血瘀，经脉不畅，则月经后期甚或经停不至；失血阴伤，新血不能化生，则唇口干燥，傍晚发热，手心烦热。本方证虽属瘀、寒、虚、热错杂，然以冲任虚寒、瘀血阻滞为主，治当温经散寒，祛瘀养血，兼清虚热。

方中吴茱萸辛苦大热，散寒止痛；桂枝辛甘温，温经散寒，通行血脉。两药合用，温经散寒，通利血脉之功更佳，共为君药。当归、川芎、芍药活血祛瘀，养血调经；丹皮味苦辛、性微寒，活血祛瘀，并退虚热，共为臣药。阿胶甘平，气味俱阴，养肝血而滋肾阴，具养血止血润燥之功；麦冬甘苦微寒，养阴清热。两药合用，养阴润燥而清虚热，并制吴茱萸、桂枝之温燥；人参、甘草味甘入脾，益气补中而资生化之源，阳生阴长，气旺血充；半夏辛温，通降胃气而散结，与参、草相伍，健脾和胃，有助于祛瘀调经；生姜温里散寒，与半夏合用，温中和胃，以助生化，共为佐药。甘草又能调和诸药，兼为使药。诸药合用，温经散寒以活血，补养冲任以固本，则瘀血去，新血生，虚热退，月经调而病自除。

【剂型规格】汤剂。

【用法用量】水煎服。一日2～3次。

【临床应用】常用于功能失调性子宫出血、慢性盆腔炎、月经不调、痛经、不孕症等属冲任虚寒，瘀血阻滞者。

【使用注意】月经不调属实热或无瘀血内阻者忌用；服药期间忌食生冷之品。

【方歌】温经汤用桂萸芎，归芍丹皮姜夏冬；

参草阿胶调气血，暖宫祛瘀在温通。

复方丹参滴丸

《中国药典》

【组成】丹参　三七　冰片

【功效】活血化瘀，理气止痛。

【主治】气滞血瘀所致的胸痹。症见胸闷、心前区刺痛；冠心病心绞痛见上述证候者。

【方解】本方证为气滞血瘀胸中所致。气滞血瘀，心脉闭阻，不通则痛，故胸闷、心前区刺痛。治宜活血化瘀，理气止痛。

君药丹参主入心经，善通血脉，活血祛瘀，通脉以止痛，且清心除烦。臣药三七活血通脉，化瘀止痛。佐使药冰片芳香开窍，行气止痛，引药入经。诸药合用，使血分之瘀滞散，气分之郁结开，则胸中之阳气宣达，血脉通畅。

【剂型规格】丸剂。滴丸：每丸重 25mg；薄膜衣滴丸：每丸重 27mg。

【用法用量】吞服或舌下含服。一次 10 丸，一日 3 次；或遵医嘱。

【其他制剂】

1. 复方丹参片《中国药典》 口服。一次 3 片（薄膜衣小片：每片重 0.32g；糖衣片）或 1 片（薄膜衣大片：每片重 0.8g），一日 3 次。

2. 复方丹参颗粒《中国药典》 口服。一次 1 袋，一日 3 次。

【临床应用】常用于冠心病、心绞痛、心肌梗死等属气滞血瘀者。

【使用注意】孕妇慎用。

速效救心丸
《中国药典》

【组成】川芎　冰片

【功效】行气活血，祛瘀止痛。

【主治】胸痹。症见胸闷而痛，或心悸，或痛有定处，或牵引左臂内侧，舌紫暗苔薄，脉细涩。

【方解】本方证为瘀血痹阻心脉所致。心脉痹阻，不通则痛，故胸闷而痛，或心悸，或痛有定处，或牵引左臂内侧，舌紫暗苔薄，脉细涩。治宜活血行气，祛瘀止痛。

君药川芎活血化瘀，行气止痛。臣药冰片性善走窜开窍，宣通心窍，以通脉止痛。两药合用，有行气活血，祛瘀止痛之效。

【剂型规格】滴丸剂。每粒重 40mg。

【用法用量】含服。一次 4～6 粒，一日 3 次；急性发作时，一次 10～15 粒。

【临床应用】常用于气滞血瘀型冠心病、心绞痛。

【使用注意】孕妇禁用；寒凝血瘀、阴虚血瘀型胸痹不宜单用；避免用量过大，用药时间过长；有过敏史者慎用；伴有中重度心力衰竭的心肌缺血者慎用；治疗期间，心绞痛持续发作，宜加用硝酸酯类药。

七厘散
《中国药典》

【组成】血竭 500g　乳香（制）75g　没药（制）75g　红花 75g　儿茶 120g　冰片 6g　麝香 6g　朱砂（水飞）60g

【功效】散瘀消肿，止血定痛。

【主治】跌打损伤，筋断骨折，瘀血肿痛；刀伤出血，无名肿毒，烧伤烫伤等。

【方解】本方是伤科名方。外伤瘀血肿痛、出血，轻者血瘀气滞，重者筋断骨折，流血不止。治宜散瘀消肿，止血定痛。

方中君药血竭重用，活血止血，散瘀定痛，对筋断骨折者，可接骨疗伤，对烧伤烫伤者，能生肌敛疮。臣药红花活血祛瘀；乳香、没药祛瘀行气，消肿止痛；麝香、冰片芳香走窜，善行气血，止疼痛；儿茶收敛生肌止血，共助君药活血祛瘀止痛，使瘀散气行，肿消痛止。佐药朱砂清热解毒，镇心安神。

【剂型规格】散剂。每瓶装 1.5g、3g。

【用法用量】口服，一次 1～1.5g，一日 1～3 次；外用，调敷患处适量。

【其他制剂】

七厘胶囊《中国药典》　口服。一次 2～3 粒，一日 1～3 次。外用：以内容物调敷患处。

【临床应用】常用于骨折、关节挫伤、外伤性关节炎、外伤性坐骨神经痛、外科疮疡、刀伤、烫伤、烧伤等证属瘀血肿痛者。

【使用注意】本品含朱砂，不宜过量久服；肝肾功能不全者慎用；运动员慎用。

【方歌】七厘散治跌打伤，血竭红花冰麝香；

　　　　乳没儿茶朱砂末，外敷内服均见长。

知识链接

　　"七厘"指服用量，即今之 2.1g。本方是伤科常用方，内服外用皆可。总观全方，虽有散瘀定痛、止血愈伤之效，但多数药为香窜辛散、行气活血之品，内服易耗伤正气，不宜多量久服，一般每次只服"七厘"，故名"七厘散"。

麝香保心丸
《中国药典》

【组成】人工麝香　人参提取物　人工牛黄　肉桂　苏合香　蟾酥　冰片

【功效】芳香温通，益气强心。

【主治】气滞血瘀所致的胸痹。症见心前区疼痛，固定不移；心肌缺血所致的心绞痛、心肌梗死见上述证候者。

【方解】本方胸痹为气滞血瘀所致。气机运行不畅，以致血液运行障碍，心脉闭阻，不通则痛，故心前区疼痛、固定不移。治宜开窍止痛，益气强心。

方中人工麝香活血通经，开窍止痛，为活血止痛之佳品，为君药。人参提取物功似人参，大补元气，强心复脉；肉桂温补行散，温阳通脉，散寒止痛；蟾酥开窍止痛，强心；苏合香开窍温通止痛。四药合用，俱为臣药。人工牛黄开窍醒神；冰片开窍止痛、醒神化

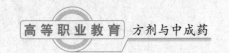

浊，并引药入心经，均为佐药。

【剂型规格】微丸剂。每丸重 22.5mg。

【用法用量】口服。一次 1～2 丸，一日 3 次；或症状发作时服用。

【临床应用】常用于心力衰竭、心绞痛、心肌梗死等证属气滞血瘀者。

【使用注意】孕妇禁用；不宜与洋地黄类药物同用；不宜同时服用含有藜芦或五灵脂的药物；如出现剧烈心绞痛、心梗，应及时救治；服药后不能缓解应加服硝酸甘油等药物。

项目二　止血剂

止血剂具有制止体内、外出血的功效，适用于血溢脉外而出现的吐血、衄血、咳血、咯血、尿血、便血、崩漏及外伤出血等各种出血证。常以止血药如侧柏叶、小蓟、槐花，或灶心黄土、艾叶等为主组成方剂。代表方如十灰散、小蓟饮子等。

十灰散
《十药神书》

【组成】大蓟 9g　小蓟 9g　荷叶 9g　侧柏叶 9g　白茅根 9g　茜草根 9g　山栀 9g　大黄 9g　牡丹皮 9g　棕榈皮 9g

【功效】凉血止血。

【主治】血热妄行之上部出血。症见吐血、呕血、咯血、咳血，血色鲜红，面赤唇红，心烦口渴，小便短赤，大便秘结，舌红脉数。

【方解】本方主治的上部出血诸症乃火热炽盛，气火上冲，损伤血络，离经妄行所致。血色鲜红，面赤唇红，心烦口渴，小便短赤，大便秘结，舌红脉数皆为血热之征。治宜凉血止血。

君药大蓟、小蓟性味甘凉，长于凉血止血，且能祛瘀。臣药荷叶、侧柏叶、白茅根、茜草根凉血止血；棕榈皮收涩止血，与君药相配，既能增强澄本清源之力，又有塞流止血之功。佐药栀子清肝泻火；大黄导热下行，使邪热从大小便而去，使气火降而助血止；重用凉降涩止之品，恐致留瘀，故以丹皮配大黄凉血祛瘀，止血而不留瘀，亦为佐药。用法中以藕汁和萝卜汁磨京墨调服，藕汁能清热凉血散瘀，萝卜汁降气清热以助止血，京墨有收涩止血之功，皆属佐药之用。诸药炒炭存性，亦可加强收敛止血之力。

【剂型规格】散剂。

【用法用量】各药烧炭存性，为末，用藕汁或萝卜汁磨京墨汁适量，调服 9～15g。亦可做汤剂，用量按原方比例酌定。

【临床应用】常用于上消化道出血、支气管扩张及肺结核咯血等属血热妄行者。

【使用注意】本方为治标之剂，血止之后，当审因图本，方能巩固疗效；虚寒性出血不宜使用；应预先制备，使火气消退，方可使用；方中药物皆烧炭，但应注意"存性"，否则药效不确。

小蓟饮子
《济生方》

【组成】生地黄　小蓟　滑石　木通　蒲黄　藕节　淡竹叶　当归　山栀子　甘草各等分

【功效】凉血止血，利水通淋。

【主治】热结下焦之血淋、尿血。症见尿中带血，小便频数，赤涩热痛，尿黄，舌红，脉数。

【方解】下焦瘀热，损伤膀胱血络，血随尿出，故尿中带血，其痛者为血淋，不痛者为尿血；或热聚膀胱，气化失司，故小便频数，赤涩疼痛；舌红脉数，为热结之征。治宜凉血止血，泻火通淋。

方中小蓟既凉血止血，又利尿通淋，尤宜于血淋、尿血，为君药。重用生地黄养阴清热，凉血止血，使利尿不伤阴；藕节、蒲黄凉血止血消瘀，使血止不留瘀，共为臣药。滑石、木通、淡竹叶清热利水通淋；栀子通利三焦，导热下行；当归养血活血，并能引血归经，共为佐药。甘草缓急止痛，调和诸药，为使药。全方凉血止血药与利尿通淋药合用，但以凉血止血为主，又在凉血止血中寓以化瘀之法，使血止而不留瘀；以利尿通淋药为辅，又在利尿通淋中寓以养阴之法，利尿而不伤阴。

【剂型规格】汤剂。

【用法用量】水煎服。一日2～3次。

【临床应用】常用于急性泌尿系统感染，以及泌尿系统结石、急性肾小球肾炎、精囊炎等属下焦瘀热，蓄积膀胱者。

【使用注意】本方只宜于实热证；血淋、尿血日久兼寒或阴虚火动或气虚不摄者，均不宜使用；孕妇忌用。

槐角丸
《中国药典》

【组成】槐角（炒）200g　地榆（炭）100g　黄芩100g　枳壳（炒）100g　当归100g防风100g

【功效】清肠疏风，凉血止血。

【主治】血热所致的肠风便血、痔疮肿痛。

【方解】本方证为风热邪毒，壅遏大肠，损伤血络所致。热壅大肠，损伤血络，则见便血、痔疮肿痛。治宜清肠疏风，凉血止血。

君药槐角清泄大肠湿热，凉血止血。臣药地榆、防风疏风凉血止血，解毒敛疮。佐药黄芩清湿热而泻火解毒以清肠；枳壳宽肠理气，顺遂肠胃腑气下行；当归活血养血，引血归经，且能防诸药寒凉太过。诸药合用，既凉血止血，又疏风行气，寄清疏于收涩之内，寓行气于止血之中。

【剂型规格】丸剂。大蜜丸：每丸重 9g；小蜜丸：每丸重 6g。

【用法用量】口服。一次 6g（水蜜丸）或一次 9g（小蜜丸）或一次 1 丸（大蜜丸），一日 2 次。

【临床应用】常用于慢性结肠炎、溃疡性结肠炎、痔疮、肛裂、肛痈、肛瘘等属风邪热毒或湿热者。

【使用注意】阳虚出血者忌用。

表 11-1　其他理血类中成药

药品名称	组成	功效	主治	用法用量	使用注意
元胡止痛片	延胡索、白芷	理气，活血，止痛	气滞血瘀所致的胃痛，胁痛，头痛，痛经	口服。一次 4～6 片，一日 3 次	忌愤怒、忧郁，保持心情舒畅；儿童、孕妇、哺乳期妇女、年老体弱者应在医师指导下服用
丹七片	丹参、三七	活血化瘀，通脉止痛	瘀血闭阻所致的胸痹心痛，眩晕头痛	口服。一次 3～5 片，一日 3 次	
血塞通颗粒	三七总皂苷	活血祛瘀，通脉活络	脑络瘀阻，中风偏瘫，心脉瘀阻，胸痹心痛，脑血管病后遗症、冠心病心绞痛属上述证候者	口服。一次 1～2 袋，一日 3 次	孕妇慎用
稳心颗粒	党参、黄精、三七、琥珀、甘松	益气养阴，活血化瘀	气阴两虚，心脉瘀阻所致的心悸不宁，气短乏力，胸闷胸痛；房性早搏、室性早搏	口服。一次 1 袋，一日 3 次	孕妇慎用
参松养心胶囊	人参、麦冬、山茱萸、丹参、酸枣仁（炒）、桑寄生、赤芍、土鳖虫、甘松、黄连等	益气养阴，活血通络，清心安神	冠心病室性早搏属气阴两虚，心络瘀阻证。症见心悸不安，气短乏力，动则加剧，胸部闷痛，失眠多梦，盗汗，神倦懒言	口服。一次 2～4 粒，一日 3 次	个别患者服药期间出现胃胀

续表

药品名称	组成	功效	主治	用法用量	使用注意
心可舒胶囊	山楂、丹参、葛根、三七、木香	活血化瘀，行气止痛	气滞血瘀型冠心病引起的胸闷，心绞痛，高血压，头晕头痛，颈项疼痛及心律失常，高血脂等	口服。一次4粒，一日3次	对本药物过敏者禁用
通心络胶囊	人参、水蛭、全蝎、赤芍、蝉蜕、土鳖虫、蜈蚣、檀香、降香、乳香（制）等	益气活血，通络止痛	冠心病心绞痛属心气虚乏、血瘀络阻证。症见胸部憋闷，刺痛、绞痛，固定不移，心悸自汗，气短乏力，舌质紫暗或有瘀斑，脉细涩或结代	口服。一次2～4粒，一日3次	出血性疾病患者、孕妇及经期妇女禁用；阴虚火旺型中风患者禁用
益心舒胶囊	人参、麦冬、五味子、黄芪、丹参、川芎、山楂	益气复脉，活血化瘀，养阴生津	气阴两虚，瘀血阻脉所致的胸痹。症见胸痛胸闷，心悸气短，脉结代；冠心病心绞痛见上述证候者	口服。一次3粒，一日3次	
诺迪康胶囊	圣地红景天	益气活血，通脉止痛	气虚血瘀所致胸痹。症见胸闷、刺痛或隐痛，心悸气短，神疲乏力，少气懒言，头晕目眩；冠心病心绞痛见上述证候者	口服。一次1～2粒，一日3次	孕妇慎用；感冒发热者不宜服用
逐瘀通脉胶囊	虻虫、水蛭、桃仁、大黄	破血逐瘀，通经活络	血瘀型眩晕证。症见眩晕，头痛耳鸣，舌质暗红，脉沉涩	口服。一次2粒，每日3次，4周为一疗程	孕妇及有出血倾向者忌用
人参再造丸	人参、蕲蛇（酒炙）、广藿香、檀香、母丁香、玄参、细辛、香附（醋制）、地龙、熟地黄等	益气养血，祛风化痰，活血通络	气虚血瘀、风痰阻络所致的中风。症见口舌歪斜、半身不遂、手足麻木、疼痛拘挛、言语不清	口服。一次1丸，一日2次	孕妇禁忌
华佗再造丸	川芎、吴茱萸、冰片等	活血化瘀，化痰通络，行气止痛	痰瘀阻络之中风恢复期和后遗症期。症见半身不遂、拘挛麻木、口眼歪斜、言语不清	口服。一次4～8g，一日2～3次；重症患者一次8～16g，或遵医嘱	孕妇忌服

药品名称	组成	功效	主治	用法用量	使用注意
抗栓再造丸	红参、黄芪、胆南星、穿山甲（烫）、牛黄、冰片、水蛭（烫）、麝香、朱砂、丹参、三七、大黄等	活血化瘀，舒筋通络，息风镇痉	中风后遗症恢复期的手足麻木，步履艰难，瘫痪，口眼歪斜，言语不清	口服。一次3g，一日3次	孕妇忌服
消栓通络胶囊	川芎、丹参、黄芪、泽泻、三七、槐花、桂枝、郁金、木香、冰片、山楂	活血化瘀，温经通络	瘀血阻络所致的中风。症见神情呆滞，言语謇涩，手足发凉，肢体疼痛；缺血性中风及高脂血症见上述证候者	口服。一次6粒，一日3次，或遵医嘱	孕妇忌用
大黄䗪虫丸	熟大黄、土鳖虫、水蛭（制）、虻虫（炒）、蛴螬（炒）、干漆（煅）、桃仁、苦杏仁（炒）、黄芩、地黄、白芍、甘草	活血破瘀，通经消癥	瘀血内停所致的癥瘕、闭经。症见腹部肿块，肌肤甲错，面色暗黑，潮热羸瘦，经闭不行	口服。一次3g（水蜜丸），或3～6丸（小蜜丸），或1～2丸（大蜜丸）；一日1～2次	孕妇禁用
妇科十味片	香附（醋炙）、当归、熟地黄、川芎、延胡索（醋炙）、白术、赤芍、白芍、大枣、甘草、碳酸钙	养血舒肝，调经止痛	血虚肝郁所致月经不调、痛经等	口服。一次4片，一日3次	感冒发热者不宜服用
产复康颗粒	益母草、当归、人参、黄芪、何首乌、桃仁、蒲黄、熟地黄、香附（醋制）、昆布、白术、黑木耳	补气养血，祛瘀生新	气虚血瘀所致的产后恶露不绝。症见产后出血过多、淋漓不断、神疲乏力，腰腿无力	开水冲服。一次5g，一日3次	
益母草膏	益母草	活血调经，和营退热	血瘀所致的月经不调、产后恶露不绝，症见月经量少、淋漓不净，产后出血时间过长；产后子宫复旧不全	口服。一次10g，一日1～2次	孕妇禁用
九气拈痛丸	香附（醋制）、木香、高良姜、陈皮、郁金、莪术（醋制）、延胡索（醋制）、五灵脂（醋炒）、槟榔、甘草	理气、活血、止痛	气滞血瘀导致的胸胁胀满疼痛，痛经	口服。一次1～1.5袋，一日2次	孕妇禁用；肝肾功能异常者禁用
三七片	三七	散瘀止血，消肿定痛	外伤出血，跌扑肿痛	口服。一次2～6片，一日3次	孕妇忌服

药品名称	组成	功效	主治	用法用量	使用注意
止血定痛片	三七、花蕊石（煅）、海螵蛸、甘草	散瘀，止血，止痛	十二指肠溃疡疼痛，胃酸过多，出血属血瘀证者	口服。一次6片，一日3次	孕妇忌服
宫血宁胶囊	重楼	凉血止血，清热除湿，化瘀止痛	血热所致的崩漏下血，月经过多，产后或流产后宫缩不良出血及子宫功能性出血	口服。一次1～2粒，一日3次。在月经期或子宫出血期服用	孕妇忌服；虚证、血瘀出血及妊娠期出血不宜；暴崩及脾胃虚寒者慎用

考纲摘要

1. 理血剂的功能、主治、分类、使用注意事项及各类的功能、主治。

2. 血府逐瘀汤（口服液、胶囊）、生化汤（丸）、桂枝茯苓丸、复方丹参滴丸、速效救心丸、七厘散（胶囊）、麝香保心丸、槐角丸、元胡止痛片、丹七片、血塞通颗粒、人参再造丸、止血定痛片、宫血宁胶囊等中成药的功效、主治、用法用量、使用注意；功能相似成药的鉴别应用。

3. 血府逐瘀汤（口服液、胶囊）、补阳还五汤、小蓟饮子、生化汤（丸）、桂枝茯苓丸、温经汤、七厘散（胶囊）的药物组成及配伍意义。

复习思考

一、单项选择题

1. 血府逐瘀汤善于治疗（　　　）

　　A. 膈下血瘀证　　　　　B. 头部血瘀证　　　　C. 胸中血瘀证

　　D. 周身血瘀证　　　　　E. 少腹血瘀证

2. 补阳还五汤的病机为（　　　）

　　A. 气虚血滞，脉络不畅　　　　　　　　B. 痰湿血瘀，脉络不畅

　　C. 阳虚血滞，脉络不畅　　　　　　　　D. 寒凝气滞，瘀血阻络

　　E. 风寒湿邪，阻于经络

3. 妇人素有癥块，妊娠漏下不止，血色紫黑晦暗，腹痛拒按者宜选用（　　　）

　　A. 失笑散　　　　　　　B. 生化汤　　　　　　C. 桂枝茯苓丸

D. 温经汤　　　　　　E. 少腹逐瘀汤

4. 症见产后恶露不行，小腹冷痛，治宜选用（　　　）

A. 温经汤　　　　　B. 生化汤　　　　　C. 桂枝茯苓丸

D. 失笑散　　　　　E. 少腹逐瘀汤

5. 十灰散的命名是根据（　　　）

A. 药物组成　　　　B. 功能主治　　　　C. 炮制方法

D. 服用方法　　　　E. 方剂来源

6. 尿中带血，小便频数，赤涩热痛，舌红，脉数者宜选用（　　　）

A. 小蓟饮子　　　　B. 十灰散　　　　　C. 槐角丸

D. 槐花散　　　　　E. 黄土汤

二、多项选择题

1. 组成中均含有川芎、赤芍、桃仁、红花、当归的方剂是（　　　）

A. 血府逐瘀汤　　　B. 补阳还五汤　　　C. 生化汤

D. 温经汤　　　　　E. 桂枝茯苓丸

2. 复方丹参滴丸的药物组成有（　　　）

A. 红花　　　　　　B. 川芎　　　　　　C. 丹参

D. 三七　　　　　　E. 冰片

3. 使用理血剂时应注意（　　　）

A. 活血化瘀多破泄之品，易伤正气，不宜过量服用和久服

B. 月经过多者及孕妇等当慎用或禁用活血化瘀剂

C. 使用理血剂时要注意分清标本缓急，正确运用急则治标、缓则治本或标本兼治的治疗原则

D. 止血剂使用中首先应辨清寒热虚实及病位。

E. 理血剂常常单独使用。

三、材料分析题

1. 患者，女，36岁。平素小便稍频，近2日因劳累尿血，如洗肉水色，小便频急，尿道涩痛，心烦不宁，尿常规可见红细胞满视野，白细胞10～15个，舌红苔黄脉数。此为何证？应以何法、何方、何药治之？并分析方义。

2. 黄芪120g，当归尾15g，赤芍15g，地龙15g，川芎15g，红花15g，桃仁15g，石菖蒲10g，远志10g。请分析方义，并说明其功效、主治病证及临床表现。

扫一扫，知答案

扫一扫，看课件

治风剂

【学习目标】

　　掌握川芎茶调散、消风散、羚角钩藤汤、镇肝熄风汤的功效、主治、药物间的配伍关系、使用注意及其他制剂；能正确进行本类方剂的审方与调配。

　　熟悉治风剂的概念、适应证、分类、使用注意和各类的功能与主治。熟悉正天丸、芎菊上清丸、通天口服液等中成药的功效、主治、用法用量、使用注意；能对本类中成药进行对比荐药。

　　了解其他方剂与中成药的功效与主治，并能对比荐药。

案例导入

　　患者，女，25岁。昨日外出游玩，因天气降温自觉不适，与友人分开提前回家，到家后出现头痛，伴畏寒，时流清涕，口不渴，舌淡苔薄白，脉浮。今日去医院就诊，经门诊医生诊查，诊为"头痛"。

　　请问该患者"头痛"中医辨证属于何种证型？请为该患者推荐合适的方剂或中成药，并说明选用的依据。

　　凡以辛散祛风或息风止痉药为主组成，具有疏散外风或平息内风作用，治疗风病的方剂，统称治风剂。

　　风病分为外风与内风。外风是指外来风邪，侵袭人体肌表、经络、筋骨、关节等。内风是由脏腑功能失调所致，其发病多与肝有关。在治疗上，外风宜疏散，内风宜平息。因此，治风剂分为疏散外风剂和平息内风剂两类。

　　使用治风剂，首先需辨清风病的内、外属性，以确立疏散或平息之法。其次，外风可引动内风，内风又可兼夹外风，对此应分清主次、轻重、缓急，兼而治之。此外，辛散疏风药多温燥，易伤津助火，津液不足或阴虚火旺者应慎用。

项目一　疏散外风剂

疏散外风剂具有辛散祛风的作用，适用于外风所致诸病。症见头痛眩晕、风疹湿疹、肢体麻木、筋骨痉挛、关节屈伸不利或口眼㖞斜，甚则角弓反张等。常以祛风解表药如羌活、独活、秦艽等为主组成方剂。代表方如川芎茶调散、消风散等。

川芎茶调散
《太平惠民和剂局方》

【组成】川芎 12g　荆芥 12g　白芷 6g　羌活 6g　细辛 3g　防风 4.5g　薄荷 12g　甘草（炙）6g

【功效】疏风止痛。

【主治】外感风邪头痛。症见偏正头痛或巅顶疼痛，恶寒发热，目眩鼻塞，舌苔薄白，脉浮。

【方解】本证因风邪外袭，循经上犯所致。头为诸阳之会，外感风邪，循经上犯头目，阻遏清阳之气，故见头痛、目眩。风邪袭表，邪正相争，故恶寒发热、鼻塞、苔薄白、脉浮。若风邪稽留不解，则头痛久而不愈，其痛或偏或正，休作无时。治当散风邪、止头痛。

方中川芎为君，善祛风活血而止痛，长于治少阳、厥阴经头痛。薄荷、荆芥为臣药，善疏风止痛，并能清利头目。羌活、白芷均有疏风止痛之功，其中羌活长于治太阳经头痛，白芷善治阳明经头痛；细辛散寒止痛，长于治少阴经头痛；防风疏散上部风邪。以上四药助君药、臣药增强疏风止痛之功，共为佐药。炙甘草为使药，益气和中，调和诸药。更以清茶调服，取其苦凉之性，既清头目，又制约风药之辛温燥散。诸药合用，共奏疏风止痛之效。

【剂型规格】散剂。

【用法用量】共为细末，每服 6g，每日 2 次，饭后清茶调服；亦可作汤剂，水煎服。

【其他制剂】

1.川芎茶调丸《中国药典》　饭后清茶送服。一次 3～6g，一日 2 次。

2.川芎茶调颗粒《中国药典》　饭后温开水或浓茶冲服。一次 1 袋，一日 2 次，小儿酌减。

3.川芎茶调口服液《部颁标准》　口服。一次 10mL，一日 3 次。

4.川芎茶调袋泡剂《中国药典》 开水泡服。一次2袋，一日2～3次。

【临床应用】常用于治疗感冒头痛、偏头痛、血管神经性头痛、鼻窦炎等证属外感风邪者。

【使用注意】本方辛温之品较多，使用时用量宜轻，不宜久煎。

【方歌】川芎茶调荆芥防，辛芷薄荷甘草羌；

目昏头痛风攻上，偏正头痛皆能除。

知 识 链 接

川芎茶调散用清茶调服的原因有二：其一，方中多为风药，易于升散，清茶苦凉，有清上降下之能，既上清头目，又降下以防风药升散太过；其二，方中大部分药物含有挥发性成分，入煎剂后，有效成分易挥发，降低药效，清茶调服可保护挥发性成分不丢失。

正天丸
《中国药典》

【组成】钩藤 白芍 川芎 当归 地黄 白芷 防风 羌活 桃仁 红花 细辛 独活 麻黄 黑顺片 鸡血藤

【功效】疏风活血，养血平肝，通络止痛。

【主治】外感风邪，瘀血阻络，血虚失养，肝阳上亢引起的偏头痛、紧张性头痛、神经性头痛、颈椎病头痛、经前头痛。

【方解】本方证为外感风邪，瘀血阻络，血虚失养，肝阳上亢所致。治宜疏风活血，养血平肝，通络止痛。

川芎善祛风活血止痛，为君药。当归善补血活血止痛；桃仁长于活血祛瘀；红花善活血通经，散瘀止痛；鸡血藤能活血补血，舒筋活络。四药合用，善活血祛瘀止痛，以助君药，共为臣药。附子长于散寒止痛；麻黄能解表散寒；白芷、防风散经络中之风邪以止痛；独活、羌活善祛风除湿，通痹止痛；细辛长于散寒祛风，通窍止痛。诸药相合，祛风散寒止痛，以助君、臣药活血通络，解痉止痛，为佐药。生地黄养阴生津柔肝；白芍养血敛阴，柔肝止痛；钩藤平肝息风。三药合用，能养血平肝，制约诸药辛温苦燥之性，为佐使药。诸药相伍，共奏疏风活血、养血平肝、通络止痛之功。

【剂型规格】丸剂。每瓶装60g或每袋装6g。

【用法用量】口服。一次6g，一日2～3次，15天为一疗程。

【其他制剂】

正天胶囊《中国药典》 口服。一次 2 粒，一日 3 次。

【临床应用】常用于神经性头痛、颈椎病型头痛、经前头痛等证属外感风邪，瘀血阻络者。

【使用注意】用药期间注意血压监测；孕妇禁用；宜饭后服用；有心脏病史者，用药期间注意监测心律。

芎菊上清丸
《中国药典》

【组成】川芎 20g　菊花 240g　黄芩 120g　栀子 30g　蔓荆子（炒）30g　黄连 20g　薄荷 20g　连翘 30g　荆芥穗 30g　羌活 20g　藁本 20g　桔梗 30g　防风 30g　白芷 80g　甘草 20g

【功效】清热解表，散风止痛。

【主治】外感风邪引起的偏正头痛，恶风身热，鼻流清涕，牙疼喉痛。

【方解】本方证因外感风热所致。风热外袭，上扰清窍，清窍不利，则偏正头痛，牙疼喉痛；正邪相争，则恶风身热；肺气不宣，则鼻流清涕。治宜清热解表，散风止痛。

方中菊花用量独重，善疏散风热，清利头目；川芎长于祛风活血止痛，为治头痛要药。两药相合，善清热解表，散风止痛，共为君药。黄芩、黄连、栀子清热泻火；蔓荆子、薄荷疏散风热，清利头目；连翘清热疏风。六药合用，助君药清热解表，散风止痛，故为臣药。荆芥穗善疏风解表止痛；羌活长于祛风解表除湿，治太阳头痛；藁本善解表祛风，散寒除湿，治巅顶头痛；防风长于发表祛风，胜湿止痛；白芷善发散风寒，祛风通窍，止痛，治阳明头痛。五药相合，助君、臣药解表散风止痛，故为佐药。桔梗宣肺利咽，以助解表，引药上行以增药效；甘草既清利咽喉，又调和诸药，共为使药。全方相伍，共奏清热解表、散风止痛之功。

【剂型规格】丸剂。每袋装 6g。

【用法用量】口服。一次 6g，一日 2 次。

【临床应用】常用于治疗感冒、流行性感冒、偏头痛、血管神经性头痛、鼻窦炎等证属外感风热者。

【使用注意】肝火上攻、风阳上扰头痛者慎用；服药期间，忌食辛辣、油腻食物。

消风散
《外科正宗》

【组成】当归 6g　生地 6g　防风 6g　蝉蜕 6g　知母 6g　苦参 6g　胡麻仁 6g　荆芥 6g　苍术 6g　牛蒡子 6g　石膏 6g　甘草 3g　木通 3g

【功效】疏风养血，清热除湿。

【主治】风疹，湿疹。症见皮肤疹出色红，或遍身云片斑点，瘙痒，抓破后渗出津水，苔白或黄，脉浮数。

【方解】本方证由风湿或风热侵袭人体，浸淫血脉，外不得透散，内不得疏泄，郁于肌肤腠理之间所致，症见皮肤疹出色红、瘙痒，或抓破后渗出津水。治宜疏风止痒为主，配以清热、除湿、养血之法。

方中荆芥、防风为君，疏风止痒，透邪外达。牛蒡子、蝉蜕疏散风热；苍术祛风燥湿；苦参清热燥湿；木通渗利湿热，共为臣药。石膏、知母清热泻火；当归、生地养血活血，滋阴润燥，既补风热或风湿所伤之阴血，又兼制诸药之温燥；胡麻仁养血疏风止痒，俱为佐药。甘草既清热解毒，又调和诸药，为使药。全方相伍，共奏疏风养血、清热除湿之功。

【剂型规格】散剂。

【用法用量】水煎，空腹服。

【临床应用】常用于过敏性皮炎、荨麻疹、稻田性皮炎、药物性皮炎、神经性皮炎等证属风湿热毒者。

【使用注意】服药期间，不宜食辛辣、鱼腥、浓茶等。

【方歌】消风散内有荆防，蝉蜕胡麻苦参苍；

　　　　知膏蒡通归地草，风疹湿疹服之康。

项目二　平息内风剂

平息内风剂具有平肝潜阳、息风止痉的作用，适用于内风证。症见眩晕头痛，猝然昏倒，口眼㖞斜，半身不遂等。常以息风止痉药如天麻、钩藤、羚羊角等为主组成方剂。代表方如羚角钩藤汤、镇肝熄风汤等。

羚角钩藤汤
《通俗伤寒论》

【组成】羚角片 4.5g　霜桑叶 6g　京川贝 12g　鲜生地 15g　钩藤 9g　滁菊花 9g　茯神木 9g　生白芍 9g　淡竹茹 15g　生甘草 3g

【功效】凉肝息风，增液舒筋。

【主治】肝热生风证。症见高热不退，烦闷躁扰，手足抽搐，发为痉厥，甚则神昏，舌质绛而干，或舌焦起刺，脉弦数。

【方解】本方证为温热病邪传入厥阴，肝经热盛，热极动风所致。热邪炽盛，故高热不退；热扰心神，则烦闷躁扰，甚则神昏；热极动风，风火相煽，伤及阴津，筋脉失养，则发为痉厥，手足抽搐。治宜清热凉肝息风为主，配以养阴增液舒筋。

方中羚羊角清热凉肝息风；钩藤清热平肝，息风解痉。两药相伍，清热凉肝，息风止痉之功益显，共为君药。桑叶、菊花清热平肝，助君药凉肝息风，共为臣药。白芍养阴柔肝，生地滋阴凉血，伍以甘草，以酸甘化阴，增液养阴，舒筋缓急，助君药息风止痉，且与君药相伍有标本兼顾之功；竹茹、川贝母清热化痰；茯神木平肝宁心安神，共为佐药。甘草调和诸药，为使药。诸药相伍，共奏凉肝息风、增液舒筋之功。

【剂型规格】汤剂。

【用法用量】水煎服。一日 2～3 次。

【临床应用】常用于治疗流行性乙型脑炎、妊娠子痫及高血压病引起的头痛、眩晕、抽搐等证属肝经热盛者。

【使用注意】热病后期，阴血亏虚而动风者，不宜使用。

镇肝熄风汤
《医学衷中参西录》

【组成】怀牛膝 30g　生赭石（轧细）30g　生龙骨（捣碎）15g　生牡蛎（捣碎）15g 生龟板（捣碎）15g　生杭芍 15g　玄参 15g　天冬 15g　川楝子 6g　生麦芽 6g　茵陈 6g 甘草 4.5g

【功效】镇肝息风，滋阴潜阳。

【主治】类中风。症见头晕目眩，目胀耳鸣，脑部热痛，面色如醉，心中烦热，或时常噫气，或肢体渐觉不利，口眼渐形㖞斜；甚或眩晕跌仆，昏不知人，移时始醒；或醒后不能复原，脉弦长有力。

【方解】本方证为肝肾阴虚，肝阳偏亢，阳亢化风，气血逆乱所致。肝阳上亢，故头晕目眩，目胀耳鸣，脑部热痛，面色如醉。肝肾阴虚，不能上济于心，则心中烦热。阳亢化风，气血逆乱，遂致卒中。轻则风中经络，肢体不利，口眼㖞斜；重则风中脏腑，眩晕跌仆，昏不知人。本方证以肝肾阴虚为本，阳亢化风、气血逆乱为标，本虚标实，本缓标急，急则治其标，治宜镇肝息风为主，滋养肝肾为辅。

方中怀牛膝为君药，重用引血下行，兼补肝肾。赭石镇肝降逆，龙骨、牡蛎、龟板、白芍益阴潜阳，镇肝息风，共为臣药。玄参、天冬滋阴清热，壮水涵木；肝喜条达而恶抑郁，过用重镇之品以强制，势必影响其疏泄条达之性，故以茵陈、川楝子、生麦芽清泄肝热，疏理肝气，以利肝阳的平降镇潜，均为佐药。甘草调和诸药为使，且与生麦芽相伍，又能和胃调中，以防金石、介壳类药物碍胃之弊。诸药相伍，共奏镇肝息风、滋阴潜阳之功。

【剂型规格】汤剂。

【用法用量】水煎服。一日2次。

【临床应用】常用于高血压病、血管性头痛等证属肝肾阴亏，肝阳上亢者。

【使用注意】肝经热盛、热极动风者，不宜使用。

天麻钩藤饮
《中医内科杂病证治新义》

【组成】天麻9g 钩藤12g 石决明18g 山栀9g 黄芩9g 川牛膝12g 杜仲9g 益母草9g 桑寄生9g 夜交藤9g 朱茯神9g

【功效】平肝息风，清热活血，补益肝肾。

【主治】肝阳偏亢，肝风上扰证。症见头痛，眩晕，失眠，舌红苔黄，脉弦数。

【方解】本方证由肝肾不足，肝阳偏亢，生风化热所致。肝阳上亢，风阳上扰以致头痛、眩晕；肝阳偏亢，化热扰心，神志不宁，故见失眠多梦。本证为本虚标实，以标实为主。治宜平肝息风为主，佐以清热安神、补益肝肾。

方中天麻、钩藤平肝息风，为君药。石决明平肝潜阳，山栀、黄芩清热泻火，使肝经之热不致上扰，共为臣药。益母草、川牛膝活血利水以利平降肝阳，且引血下行，兼益肝肾；杜仲、桑寄生补益肝肾；夜交藤、朱茯神安神定志，俱为佐药。诸药相伍，共奏平肝息风、清热活血、补益肝肾之功。

【剂型规格】汤剂。

【用法用量】水煎服。一日2～3次。

【其他制剂】

天麻钩藤颗粒《中国药典》 开水冲服。一次1袋，一日3次，或遵医嘱。

【临床应用】常用于高血压病属肝阳上亢者。

【使用注意】气血不足、清阳不升者，不宜使用。

【方歌】天麻钩藤石决明，杜仲牛膝桑寄生；
　　　　栀子黄芩益母草，茯神夜交安神宁。

通天口服液
《中国药典》

【组成】川芎 赤芍 天麻 羌活 白芷 细辛 菊花 薄荷 防风 茶叶 甘草

【功效】活血化瘀，祛风止痛。

【主治】瘀血阻滞，风邪上扰所致的偏头痛。症见头部胀痛或刺痛，痛有定处，反复发作，头晕目眩，或恶心呕吐，恶风。

【方解】本方证因瘀血阻滞、风邪上扰所致。瘀血阻滞，风邪上扰，脑脉不通，故头痛眩晕；肝气犯胃，胃失和降，则恶心呕吐；风邪袭表，卫表失和，则恶风。治宜活血化瘀，祛风止痛。

方中川芎善活血化瘀，祛风止痛，乃治头痛之要药，为君药。天麻平肝息风而定眩晕，通络脉而止痛；羌活祛风解表，散寒止痛，善治太阳头痛；白芷解表祛风，长于治阳明头痛；三药相合，既能息肝阳所化之内风，又可祛散外风，共为臣药。赤芍活血化瘀；菊花、薄荷疏散风热，清肝解郁，清利头目；防风、细辛祛风散寒，通窍止痛，俱为佐药。茶叶疏散风热，清利头目，载药上行；甘草调和诸药，合为使药。全方共奏活血化瘀、祛风止痛之功。

【剂型规格】口服液。每支装 10mL。

【用法用量】口服。第 1 日：即刻、服药 1 小时后、2 小时后、4 小时后各服 10mL，以后每 6 小时服 10mL。第 2、3 日：一次 10mL，一日 3 次。3 天为一疗程，或遵医嘱。

【临床应用】常用于治疗血管神经性头痛、紧张性头痛、偏头痛、原发性高血压病、椎基底动脉供血不足等证属瘀血阻滞、风邪上扰者。

【使用注意】出血性脑血管病、阴虚阳亢者及孕妇禁服。

表 12-1　其他治风类中成药

药品名称	组成	功效	主治	用法用量	使用注意
消风止痒颗粒	防风、蝉蜕、苍术（炒）、地黄、地骨皮、当归、荆芥、亚麻子、石膏、甘草、木通	消风清热，除湿止痒	丘疹样荨麻疹，湿疹，皮肤瘙痒症	口服。1 岁以内一日 1 袋；1～4 岁一日 2 袋；5～9 岁一日 3 袋；10～14 岁一日 4 袋；15 岁以上一日 6 袋。分 2～3 次服用。或遵医嘱	服药期间忌食鲜鱼海腥、葱蒜辛辣等物；若有胃痛或腹泻，可暂停服药
消银颗粒	地黄、牡丹皮、赤芍、当归、苦参、金银花、玄参、牛蒡子、蝉蜕、白鲜皮、大青叶、红花、防风	清热凉血，养血润肤，祛风止痒	血热风燥型和血虚风燥型白疕	开水冲服。一次 3.5g，一日 3 次	
牛黄降压丸	羚羊角、珍珠、水牛角浓缩粉、人工牛黄、冰片、白芍、党参、黄芪、决明子、川芎、黄芩提取物、甘松、薄荷、郁金	清心化痰，平肝安神	心肝火旺、痰热壅盛所致的头晕目眩，头痛失眠，烦躁不安；高血压病见上述证候者	口服。一次 20～40 丸（水蜜丸）或一次 1～2 丸（大蜜丸），一日 1 次	腹泻忌服

药品名称	组成	功效	主治	用法用量	使用注意
松龄血脉康胶囊	鲜松叶、葛根、珍珠层粉	平肝潜阳，镇心安神	肝阳上亢所致的头痛眩晕，急躁易怒，心悸失眠；高血压病及原发性高脂血症见上证者	口服。一次3粒，一日3次，或遵医嘱	气血不足者慎用；忌食辛辣、油腻食物；戒烟酒
养血清脑颗粒	当归、川芎、白芍、熟地黄、钩藤、鸡血藤、夏枯草、决明子、珍珠母、延胡索、细辛	养血平肝，活血通络	血虚肝旺所致的头痛眩晕，心烦易怒，失眠多梦	口服。一次1袋，一日3次	低血压者慎用；孕妇忌服
脑立清丸	磁石、赭石、珍珠母、清半夏、酒曲、牛膝、薄荷脑、冰片、猪胆汁（或猪胆粉）	平肝潜阳，醒脑安神	肝阳上亢，头晕目眩，耳鸣口苦，心烦难寐；高血压见上述证候者	口服。一次10丸，一日2次	孕妇及体弱虚寒者忌服
天麻首乌片	天麻、白芷、何首乌、熟地黄、丹参、川芎、当归、蒺藜（炒）、桑叶、墨旱莲、女贞子、白芍、黄精、甘草	滋阴补肾，养血息风	肝肾阴虚所致的头晕目眩，头痛耳鸣，口苦咽干，腰膝酸软，脱发白发；脑动脉硬化、早期高血压、血管神经性头痛、脂溢性脱发见上述证候者	口服。一次6片，一日3次	湿热内蕴，痰火壅盛者慎用；忌食生冷、辛辣、油腻食物，忌烟酒、浓茶

✎ 考纲摘要

1. 治风剂的功效、主治、分类、使用注意事项及各类的功能、主治。

2. 川芎茶调散（丸、颗粒、口服液、袋泡剂）、正天丸（胶囊）、芎菊上清丸、天麻钩藤颗粒、通天口服液、消风止痒颗粒、消银颗粒、松龄血脉康胶囊、脑立清丸等中成药的功效、主治、用法用量、使用注意；功能相似成药的鉴别应用。

3. 川芎茶调散（丸、颗粒、口服液、袋泡剂）、正天丸（胶囊）、芎菊上清丸、天麻钩藤颗粒、消风散的药物组成及配伍意义。

复习思考

一、单项选择题

1. 川芎茶调散的服法是（　　　）

A. 清茶调服   B. 白酒调服   C. 姜汁调服

D. 盐水送服   E. 芦根煎汤调服

2. 以下哪首方剂可治疗风疹、湿疹（   ）

A. 川芎茶调散   B. 天麻钩藤饮   C. 羚角钩藤汤

D. 镇肝熄风汤   E. 消风散

3. 神经性头痛辨证属外感风邪、瘀血阻络者，最宜选用以下哪首方剂或中成药？
（   ）

A. 芎菊上清丸   B. 正天丸   C. 川芎茶调散

D. 消风散   E. 天麻钩藤饮

4. 芎菊上清丸的功效是（   ）

A. 解表散寒，祛风止痛   B. 清热解表，散风止痛

C. 清热解毒，活血止痛   D. 祛风解表，活血化瘀

E. 活血止痛，发汗解表

5. 组成中含有鲜生地、白芍的方剂是（   ）

A. 消风散   B. 天麻钩藤饮   C. 羚角钩藤汤

D. 川芎茶调散   E. 镇肝熄风汤

6. 主治类中风的方剂是（   ）

A. 通天口服液   B. 镇肝熄风汤   C. 川芎茶调散

D. 芎菊上清丸   E. 正天丸

7. 镇肝熄风汤中龙骨、牡蛎的用法是（   ）

A. 炒用   B. 煨用   C. 煅用

D. 生用   E. 冲服

二、多项选择题

1. 消风散的君药是（   ）

A. 荆芥   B. 牛蒡子   C. 防风

D. 苍术   E. 苦参

2. 羚角钩藤汤中配伍体现"酸甘化阴"的三味中药是（   ）

A. 鲜地黄   B. 白芍   C. 羚角

D. 甘草   E. 钩藤

3. 天麻钩藤饮的功效有（   ）

A. 疏散风热   B. 平肝息风   C. 清热活血

D. 疏肝理气   E. 补益肝肾

4. 通天口服液的病机是（　　　）

    A. 瘀血阻滞   B. 肝郁气滞   C. 风邪上扰

    D. 肝肾阴虚   E. 肾气不足

三、材料分析题

患者张某，男性，55岁，平素喜食辛辣，嗜饮酒，近日突发头痛，时眩晕，失眠，舌红苔黄，脉弦数。请为该患者推荐常用的中成药，并说出选用的依据。

扫一扫，知答案

模块十三

祛湿剂

扫一扫，看课件

【学习目标】

掌握平胃散、五苓散、茵陈蒿汤、八正散、三仁汤、苓桂术甘汤、真武汤、独活寄生汤的功效、主治、药物间的配伍关系、用法用量、使用注意及其他制剂；能正确进行本类方剂的审方与调配。

熟悉祛湿剂的概念、适应证、分类、使用注意和各类的功能与主治。熟悉消炎利胆片、排石颗粒、肾炎康复片、风湿骨痛胶囊、小活络丸等中成药的功效、主治、用法用量、使用注意；能对本类中成药进行对比荐药。

了解其他方剂及中成药的功效与主治，并能对比荐药。

案例导入

患者，女，37岁。小便频数，急迫，短涩，兼有刺痛2天。体温38.6℃，怕冷，乏力，小腹急满，痛引腰腹，舌红苔黄腻，脉滑。医院就诊，急查尿常规：白细胞3+，中医诊断为"淋证"。

请问该患者淋证中医辨证属于何种证型？请为该患者推荐合适的方剂或中成药，并说明选用的依据。

凡以祛湿药为主组成，具有祛湿化浊、渗利水湿的作用，治疗水湿之邪为病的方剂，统称祛湿剂。属于八法中"消法"范畴。

湿邪致病，可分为内湿和外湿。外湿是指湿从外来，多因正气不足、久处湿地、淋雨渍水、雾露所客、正不胜邪所致，多属肌表经络之病，侵犯肌表、经络、肌肉、关节，症见恶寒发热，肢体浮肿，头痛身疼，骨节酸痛等。内湿是指湿从内生，多因脾虚多病、过食生冷、恣啖酒酪、膏粱厚味、脾阳失运所致，多属脏腑气血之病，症见脘腹痞满、呕恶泄泻、浮肿、黄疸、淋证等。内、外湿多相因互见，不能截然划分。

由于湿邪常与风、寒、暑、热等邪气结合，侵犯部位有上下表里之分，病情复杂，有寒化与热化之异，另外个人体质亦不同。因此，治疗湿证的方法和组方用药也有区别。根据功用不同，祛湿剂分为化湿和胃剂、利水渗湿剂、清热祛湿剂、温化寒湿剂、祛风胜湿剂5类。

祛湿剂大多由芳香温燥或甘淡渗利药物组成，易耗伤阴津，故素体阴亏、病后体虚者以及妊娠水肿者应慎用。湿属阴邪，其性重浊黏滞，易于阻滞气机，故祛湿剂中多配伍理气药以化气行水。水湿与痰饮关系极为密切，脾湿生痰，聚水成饮，故化湿利水之剂常配伍祛痰药。

项目一　化湿和胃剂

化湿和胃剂具有芳香化湿、理气和胃等功效，适用于湿阻中焦所致的脘腹痞满，恶心呕吐，大便溏泄，食少体倦。常以苍术、厚朴、藿香、砂仁、陈皮等芳香化湿、苦温燥湿、健脾理气药为主组成方剂。代表方如平胃散。

平胃散
《太平惠民和剂局方》

【组成】苍术15g　厚朴（姜制）9g　陈皮9g　甘草（炒）6g

【功效】燥湿健脾，行气和胃。

【主治】湿滞脾胃证。症见脘腹胀满，不思饮食，恶心呕吐，嗳气吞酸，肢体沉重，倦怠嗜卧，大便溏薄，舌淡，苔白腻而厚，脉缓。

【方解】本方证为湿困脾胃，运化失常，气机阻滞，胃失和降所致。饮食不节，或过食生冷，湿滞中焦，脾运不健，则不思饮食；气机受阻，胃失和降，则脘腹胀满，食少无味，呕吐恶心，嗳气吞酸；湿为阴邪，其性重着，故肢体沉重，倦怠嗜卧；湿邪下注大肠，则大便溏泄。治当燥湿运脾为主，兼以行气和胃，使气行则湿化。

方中重用苍术燥湿运脾为君药；厚朴行气化湿，消胀除满为臣药；陈皮行气化滞为佐药；炙甘草健脾和中，调和诸药为使药。诸药合用，共奏燥湿运脾、行气和胃之功。

【剂型规格】散剂。

【用法用量】口服。一次6～9g，生姜、大枣煎汤送服，一日2～3次。

【临床应用】常用于治疗急慢性肠胃炎、胃及十二指肠溃疡、胃下垂、消化不良和胃神经症等证属湿滞脾胃者。

【使用注意】湿热蕴结者慎用。

【方歌】平胃散是苍术朴，陈皮甘草四般药；

除湿散满驱瘴岚，调胃诸方从此扩。

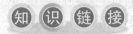知识链接

平胃散与藿香正气散比较

平胃散、藿香正气散二方组成上均有陈皮、厚朴、甘草、生姜、大枣，都能理气化湿和中，均可用治湿滞所致恶心呕吐、舌苔白腻等症。

平胃散中配伍苍术，燥湿健脾，行气化湿，主治湿滞脾胃证，症见脘腹胀满，不思饮食，恶心呕吐，嗳气吞酸，肢体沉重，倦怠嗜卧，大便溏薄，舌淡苔白腻而厚，脉缓。藿香正气散中配伍藿香、大腹皮、白芷、紫苏、茯苓、半夏曲、桔梗，增强化湿行气的功效，主治外感风寒、内伤湿滞证，症见恶寒发热，头痛，胸膈满闷，脘腹疼痛，肠鸣泄泻，舌苔白腻，脉浮或濡缓；及山岚瘴疟等。

项目二　利水渗湿剂

利水渗湿剂具有通利小便的作用，适用于水湿内生所致的蓄水、癃闭、淋证、水肿、泄泻等证。常以甘淡利水药如茯苓、猪苓、泽泻等为主组成方剂。代表方如五苓散、防己黄芪汤等。

五苓散
《伤寒论》

【组成】猪苓9g　泽泻15g　白术9g　茯苓9g　桂枝6g

【功效】利水渗湿，温阳利水，兼以解表。

【主治】

1.蓄水证。症见小便不利，头痛微热，烦渴欲饮，甚则水入即吐，舌苔白，脉浮或浮数。

2.水湿内停证。症见水肿，泄泻，小便不利以及霍乱。

3.痰饮内停证。症见脐下动悸，吐涎沫而头目眩晕，或短气而咳。

【方解】本方证均为水湿内盛，膀胱气化不利所致。在《伤寒论》中原用于治疗蓄水证。太阳表邪未解，内传太阳膀胱腑，致膀胱气化不利，水蓄下焦，而成太阳经腑同病。有太阳表邪，则头痛发热，脉浮；膀胱气化不利，则小便不利；水蓄不行，津液不布，则烦渴引饮，水入即吐，而成水逆。水湿内盛，外溢肌肤，则为水肿；水湿下注，则为泄

泻；水湿稽留肠胃，升降失司，清浊相干，则为霍乱；水饮停于下焦，水气内动，则脐下动悸；水饮上犯，阻遏清阳，则吐涎沫而头眩；水饮凌肺，则短气而咳。治宜利水渗湿为主，兼以温阳化气。

方中泽泻甘淡寒，直达肾与膀胱，利水渗湿为君药。茯苓、猪苓淡渗，以助君药增强利水渗湿之力，为臣药。佐以白术健脾利水；桂枝温阳化气以助利水，兼解表散邪以祛表邪。诸药相伍，甘淡渗利为主，佐以温阳化气，使水湿之邪从小便而去。服后当饮暖水，以助发汗，使表邪从汗而解。

【剂型规格】散剂。每袋重 6g、9g。

【用法用量】口服。一次 6～9g，一日 2 次。

【其他制剂】

五苓片《部颁标准》 口服。一次 4～5 片，一日 3 次。

【临床应用】常用于急性肠炎、尿潴留、脑积水、梅尼埃病及肾性水肿、肝源性水肿等证属水湿或痰饮内停者。

【方歌】五苓散治太阳腑，泽泻白术与二苓；

温阳化气添桂枝，利便解表治水停。

【附方】

1. 胃苓汤《丹溪心法》 五苓散 平胃散各 3g 上合和，姜枣汤，空心服。功效：祛湿和胃，行气利水。主治：脾虚湿盛，水谷不化，泄泻不止。

2. 茵陈五苓散《金匮要略》 茵陈蒿末 4g 五苓散 2g 上二味，混合均匀。每次 6g，空腹时用米饮送服，一日 3 次。功效：利湿退黄。主治：湿热黄疸，证属湿多热少者。

防己黄芪汤

《金匮要略》

【组成】防己 12g 黄芪 15g 甘草（炙）6g 白术 9g

【功效】益气祛风，健脾利水。

【主治】气虚之风水或风湿证。症见汗出恶风，身重浮肿，肢节烦疼，自汗出，腰以下重，小便不利，脉浮。

【方解】本方所治风水或风湿，乃由表虚卫气不固，风湿、风水之邪伤于肌表所致。表虚不固，卫外不密，则汗出恶风；水湿滞于肌腠，则身体重着；风湿郁于肌肉、筋骨，则肢节疼痛。舌淡苔白，脉浮为风邪在表之象。风湿在表，当从汗解之，卫表不足者，则不可单行解表除湿，宜益气固表与祛风行水并用。

方中防己祛风行水，黄芪益气固表利水，两药合用，祛风除湿而不伤正，益气固表而不留邪，使风湿去，表虚固，共为君药。臣以白术补气健脾燥湿，与防己同用则祛湿行水之功提高，与黄芪同用则益气固表之力增强。佐入姜、枣调和营卫。甘草和中，兼调和诸药，是为佐使之用。诸药合用，共奏益气祛风、健脾利水之功。

【剂型规格】汤剂。

【用法用量】加生姜、大枣，水煎服。一日 2 ～ 3 次。

【临床应用】常用于治疗慢性肾小球肾炎、心源性水肿、风湿性关节炎等属风水、风湿而兼表虚证者。

【使用注意】阴虚火旺者慎用。

项目三 清热祛湿剂

清热祛湿剂具有清利湿热的作用，适用于湿热外感，或湿热内盛，及湿热下注所致的湿温、黄疸、淋证和下肢痿痹等。常用清热利湿、清热燥湿药如茵陈蒿、滑石、薏苡仁、栀子、黄芩、黄柏等为主组成方剂。代表方如茵陈蒿汤、八正散、消炎利胆片等。

茵陈蒿汤
《伤寒论》

【组成】茵陈蒿 18g　栀子 9g　大黄 6g

【功效】清热，利湿，退黄。

【主治】湿热黄疸证。症见目黄身黄，黄色鲜明，食少呕恶，腹微满，口中渴，小便黄赤，舌苔黄腻，脉滑数。

【方解】本方证为湿热蕴结内外所致。湿热蕴结，熏蒸于外，黄色外溢，浸渍肌肤，则目黄身黄，黄色鲜明；湿热蕴结，气机受阻，故食少呕恶，腹微满；湿热内郁，津液不化，则口中渴，小便黄赤。舌苔黄腻，脉滑数为湿热内蕴之征。治宜清热，利湿，退黄。

方中重用茵陈蒿苦泄下降，清热利湿，乃治黄要药，为君药。栀子清热泄火，通利三焦，引湿热从小便而去，为臣药。佐以大黄泻热逐瘀，通利大便，导瘀热从大便而下。三药合用，利湿兼泄热，通利二便，前后分消，湿邪得除，瘀热得去，黄疸自退。

【剂型规格】汤剂。

【用法用量】水煎服。一日 2 ～ 3 次。

【其他制剂】

1. 茵栀黄注射液《部颁标准》 静脉滴注。一次 10 ～ 20mL，用 10% 葡萄糖注射液 250 ～ 500mL 稀释后滴注；症状缓解后可改用肌内注射，一日 2 ～ 4mL。

2. 茵栀黄口服液《中国药典》 口服。一次 10mL，一日 3 次。

3. 茵栀黄颗粒《中国药典》 开水冲服。一次 1 袋，一日 3 次。

【临床应用】常用于传染性黄疸型肝炎、胆囊炎、胆石症、钩端螺旋体病等属湿热并重的黄疸证。

【使用注意】寒湿证者慎用。

【方歌】茵陈蒿汤治阳黄，栀子大黄组成方；

　　　　栀子柏皮加甘草，茵陈四逆治阴黄。

八正散
《太平惠民和剂局方》

【组成】车前子（炒）500g　瞿麦 500g　萹蓄 500g　滑石 500g　山栀子仁 500g　甘草（炙）500g　木通 500g　大黄（煨）500g

【功效】清热泻火，利水通淋。

【主治】湿热淋证。症见尿频尿急，尿时涩痛，淋沥不畅，尿色浑赤，甚则癃闭不通，小腹急满，口燥咽干，舌红苔黄腻，脉滑数。

【方解】本方证因湿热下注膀胱所致。湿热蕴于膀胱，水道不利，故尿频尿急，尿时涩痛，淋沥不畅，甚则癃闭不通，小腹急满；湿热蕴蒸，故尿色浑赤；津液不布，则口燥咽干；舌红，苔黄腻，脉滑数，均为湿热内蕴之征。治宜清热泻火，利水通淋。

方中滑石利尿通淋，清热渗湿；木通上清心火，下利湿热，共为君药。萹蓄、瞿麦、车前子清热利水通淋，共为臣药。栀子清泄三焦之湿热，大黄泻热通便，二者合用使湿热从二便而去，共为佐药。甘草调和诸药，兼能清热、缓急止痛；煎加灯心草以增利水通淋之力，共为使药。诸药合用，共奏清热泻火、利水通淋之功。

【剂型规格】散剂。

【用法用量】共为粗末，每次 12～15g，灯心煎汤送服。

【其他制剂】

八正合剂《中国药典》　口服。一次 15～20mL，一日 3 次，用时摇匀。

【临床应用】常用于急性膀胱炎、急性尿道炎、急性肾盂肾炎、急性前列腺炎、泌尿系统结石等属湿热淋证者。

【使用注意】寒湿证者、孕妇慎用。

【方歌】八正木通与车前，萹蓄大黄滑石研；

　　　　草梢瞿麦兼栀子，煎加灯草痛淋蠲。

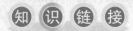

知识链接

八正散与小蓟饮子比较

八正散与小蓟饮子方中均有滑石、木通、山栀、炙甘草，可利水通淋，治疗淋证。八正散配伍车前子、瞿麦、萹蓄等利尿通淋，佐以大黄泻热通腑，引湿邪从二便而出，主治湿热下注膀胱所致的湿热淋证。而小蓟饮子配伍小蓟、生地、蒲黄、藕节、当归、竹叶等药，长于凉血止血，主治下焦瘀热、热伤血络所致的血淋、尿血。

三仁汤

《温病条辨》

【组成】杏仁 15g　飞滑石 18g　白通草 6g　白蔻仁 6g　竹叶 6g　厚朴 6g　生薏苡仁 18g　半夏 15g

【功效】清热利湿，宣畅气机。

【主治】湿重于热之湿温证。症见恶寒头痛，午后身热，身重疼痛，面色淡黄，胸闷不饥，舌苔白腻，脉弦细而濡。

【方解】本方证为湿温初起，湿重于热所致。湿温初起，湿邪黏滞，遏阻卫阳，则头痛恶寒，身重疼痛；湿热阻滞，气机不畅，则胸闷不饥；湿为阴邪，邪正交争，故午后身热；舌苔白腻，脉弦细而濡均为湿热之征。治宜宣畅三焦气机，以清热利湿。

方中杏仁苦辛，宣降上焦肺气；白豆蔻芳香，化湿行气，宣畅中焦；薏苡仁甘淡，渗湿利水，疏导下焦；三药同用，宣上、畅中、渗下，使湿热从三焦分消，共为君药。滑石、通草、竹叶甘寒淡渗，加强君药利湿清热之功，为臣药。半夏、厚朴行气化湿，散结除满，为佐药。诸药配伍，辛开、苦降、淡渗，使湿热从上、中、下三焦分消，以奏清热利湿、宣畅气机之功。

【剂型规格】汤剂。

【用法用量】水煎服。一日 2～3 次。

【临床应用】常用于治疗肠伤寒、肾盂肾炎、慢性结肠炎、布氏杆菌病、风湿性关节炎等属湿重于热者。

【使用注意】寒湿证者慎用；热重于湿者不宜使用。

【方歌】三仁杏蔻薏苡仁，朴夏白通滑竹伦；

　　　　水用甘澜扬百遍，湿温初起法堪遵。

二妙散

《丹溪心法》

【组成】黄柏（炒）15g　苍术 15g

【功效】清热燥湿。

【主治】湿热下注证。症见筋骨疼痛，或两足痿软无力，或足膝红肿疼痛，或湿热带下，或下部湿疮，小便短赤，舌苔黄腻。

【方解】本方证为湿热下注所致。湿热流注于筋骨，则筋骨疼痛，足膝红肿疼痛；湿热痹阻筋脉，筋脉弛缓，则两足痿软无力，而成痿证；湿热下注于带脉与前阴，则带下臭秽或下部湿疮；小便短赤，舌苔黄腻是为湿热之征。治宜清热燥湿。

方中黄柏为君药，苦以燥湿，寒以清热，且善清下焦湿热。苍术为臣药，辛散苦燥，善醒脾燥湿。二药相伍，清热燥湿，标本兼顾。入姜汁调服，取其辛散以助药力，增强通络止痛之功。两药合用，湿热兼顾，诸证自愈。

【剂型规格】散剂。

【用法用量】每次 6～9g，温开水或姜汤送服，一日 2～3 次。

【其他制剂】

二妙丸《中国药典》　口服。一次 6～9g，一日 2 次。

【临床应用】常用于风湿性关节炎、阴囊湿疹、阴道炎等证属湿热下注者。

【使用注意】寒湿证者慎用。

【方歌】二妙散中苍柏兼，若云三妙牛膝添；

　　　　四妙再加薏苡仁，湿热下注痿痹痊。

【附方】

1. 三妙丸《医学正传》　黄柏（酒炒）12g　苍术 18g　川牛膝 6g　上为细末，面糊为丸，如梧桐子大小，每服 9g，空腹姜、盐汤下。功效：清热燥湿。主治：湿热下注，足膝红肿热痛，下肢沉重，小便黄少。

2. 四妙丸《成方便读》　黄柏 12g　苍术 12g　牛膝 12g　薏苡仁 12g　上为细末，面糊为丸，如梧桐子大小，每服 9g，空腹姜、盐汤下。功效：清热燥湿，舒筋壮骨。主治：肝肾不足、湿热下注所致的痿证。

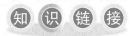

二妙散附方比较

三妙丸与四妙丸均为二妙散的附方，都用于治疗湿热下注所致的两足麻痿肿痛证，但各有所重。三妙丸即二妙散加牛膝。牛膝补肝肾，强筋骨，祛风湿，引药下行，故三妙丸专治下焦湿热之两脚麻木，痿软无力，兼补肝肾。四妙丸为三妙丸的基础上加上薏苡仁。薏苡仁清热健脾利湿，且能舒筋缓急，故四妙丸主治湿热下注之痿证，清热之力较强。

消炎利胆片
《中国药典》

【组成】穿心莲 868g　溪黄草 868g　苦木 868g

【功效】清热，祛湿，利胆。

【主治】肝胆湿热所致的胁痛，口苦；急性胆囊炎、胆管炎见上述证候者。

【方解】本方证为湿热蕴结于肝胆所致。湿热蕴结，肝胆失于疏泄，则胁痛、口苦。治宜清利肝胆湿热。

方中溪黄草善清热利湿退黄，为君药。穿心莲清热解毒，凉血消肿，燥湿；苦木有小毒，善清热解毒，祛湿，共为臣药。三药合用，共奏清热祛湿利胆之功。

【剂型规格】片剂。薄膜衣小片：0.26g；薄膜衣大片：0.52g；糖衣片：片心重 0.25g。

【用法用量】口服。一次 6 片（薄膜衣小片、糖衣片）或 3 片（薄膜衣大片），一日 3 次。

【其他制剂】
1. 消炎利胆胶囊《中国药典》 口服。一次 4 粒，一日 3 次。
2. 消炎利胆颗粒《中国药典》 温开水化服。一次 1 袋，一日 3 次。

【临床应用】常用于急性胆囊炎、胆管炎见肝胆湿热所致的胁痛、口苦等。

【使用注意】孕妇慎用；脾胃虚寒者慎用；服药期间忌烟酒及油腻厚味食物。

排石颗粒
《中国药典》

【组成】连钱草　车前子（盐炒）　木通　徐长卿　石韦　忍冬藤　滑石　瞿麦　茼麻子　甘草

【功效】清热利水，通淋排石。

【主治】下焦湿热所致的石淋。症见腰腹疼痛，排尿不畅或伴有血尿；泌尿系统结石见上述证候者。

【方解】本方证为湿热蕴结下焦，煎熬津液，日久成石所致。砂石蕴结下焦，阻滞气机，则腰腹疼痛，排尿不畅；湿热灼伤血络，则伴有血尿。治宜清利湿热，通淋排石。

方中连钱草利湿通淋，清热解毒，散瘀消肿，治热淋、石淋等；盐车前子清热利尿通淋。二者合用，清热通淋排石力强，共为君药。萹麻子清热解毒、利湿；木通、瞿麦利尿通淋，通利血脉；石韦清热利尿，通淋排石；滑石清热利尿通淋。五药相合，增强君药清利通淋排石之力，共为臣药。徐长卿利尿化瘀止痛；忍冬藤清热解毒，通络止痛。二药合用，既增强君臣药清热通淋之力，又能止痛，共为佐药。甘草既缓急止痛，又调和诸药，为使药。

【剂型规格】颗粒剂。每袋装 20g（含蔗糖）、5g（无蔗糖）。

【用法用量】开水冲服。一次 1 袋，一日 3 次，或遵医嘱。

【临床应用】常用于泌尿系统结石属下焦湿热者。

【使用注意】孕妇禁用；肾阴不足或脾肾亏虚者慎用；双肾结石或结石直径 ≥ 1.5cm，或结石嵌顿时间长者慎用；治疗期间多饮水，并配合适量运动。

肾炎康复片
《中国药典》

【组成】西洋参 人参 地黄 杜仲（盐） 山药 白花蛇舌草 黑豆 土茯苓 益母草 丹参 泽泻 白茅根 桔梗

【功效】益气养阴，健脾补肾，清解余毒。

【主治】气阴两虚，脾肾不足，水湿内停所致的水肿。症见神疲乏力，腰膝酸软，面目、四肢浮肿，头晕耳鸣。

【方解】本方证为气阴两虚，脾肾不足所致。湿热余毒未尽，耗气伤阴，脾肾亏损，则神疲乏力，腰膝酸软，头晕耳鸣；脾肾亏虚，水液输布代谢障碍，泛溢肌肤，则面目、四肢浮肿。治宜健脾补肾，益气养阴，兼清利湿热余毒。

方中人参大补元气；西洋参补气养阴，清火生津。二者同用，主补气养阴，兼清未尽之热毒，共为君药。山药补气养阴固精；黑豆健脾益肾解毒；地黄滋阴凉血，清热解毒；炒杜仲补肾强腰；白花蛇舌草清热利湿解毒；土茯苓利湿解毒；泽泻利水渗湿、泄热；白茅根凉血止血，清热利尿。八药相合，既助君药补气养阴，清热解毒，又健脾益肾，利尿消肿，凉血止血，共为臣药。丹参凉血活血散瘀；益母草活血祛瘀，利水解毒；桔梗开宣肺气，通调水道。三药相合，一则助君臣药清解余毒，凉血止血；二则因久病入络，以活血通络而行水；三则因肺为水之上源，宣肺利水，促进水肿消退，共为佐使药。

【剂型规格】片剂。糖衣片：片心重 0.3g；薄膜衣片：每片重 0.48g。

【用法用量】口服。一次 8 片（糖衣片）或一次 5 片（薄膜衣片），一日 3 次；小儿酌减或遵医嘱。

【临床应用】常用于慢性肾炎、蛋白尿、血尿见上述证候者。

【使用注意】孕妇禁服；急性肾炎水肿者不宜。

项目四　温化寒湿剂

温化寒湿剂具有温阳化饮、健脾除湿等功效，适用于脾肾阳虚、气不化水所致的阴水、痰饮、尿浊等证。常以温里助阳药、补气健脾药、祛湿利水药、行气药如干姜、桂枝、附子、茯苓、白术、陈皮、厚朴等为主组成方剂。代表方如苓桂术甘汤、真武汤、实脾散等。

苓桂术甘汤
《金匮要略》

【组成】茯苓 12g　桂枝 9g　白术 9g　甘草 6g

【功效】温阳化饮，健脾利湿。

【主治】中阳不足之痰饮。症见胸胁支满，目眩心悸，短气而咳，舌苔白滑，脉弦滑或沉紧。

【方解】本方证为中阳素虚，脾失健运，气化不利，水湿内停所致。痰饮停于胸胁，则胸胁支满；阻滞中焦，清阳不升，则头晕目眩；上凌心肺，则心悸、短气而咳；舌苔白滑，脉弦滑或沉紧皆为痰饮内停之征。治当温阳化饮，健脾利湿。

方中重用甘淡之茯苓为君，健脾利水，渗湿化饮，既消除已聚之痰饮，又善平饮邪之上逆。桂枝为臣，温阳化气，平冲降逆，温化痰饮。白术为佐，健脾燥湿，苓、术相须，增强健脾祛湿作用，体现治生痰之源以治本之意。炙甘草其用有三：其一，合桂枝以辛甘化阳，助其温补中阳之力；其二，合白术益气健脾，崇土以利制水之功；其三，调和诸药。四药合用，温阳健脾以助化饮，淡渗利湿以平冲逆，全方温而不燥，利而不峻，标本兼顾，为治疗痰饮病之和剂。脾阳得温，痰饮得化，诸症自愈。

【剂型规格】汤剂。

【用法用量】水煎服。一日 2～3 次。

【临床应用】常用于慢性支气管炎、支气管哮喘、心源性水肿、慢性肾小球肾炎、梅尼埃病、神经官能症等证属中阳不足者。

【使用注意】痰热者慎用。

真武汤
《伤寒论》

【组成】茯苓 9g　芍药 9g　白术 6g　生姜 9g　附子 9g

【功效】温阳利水。

【主治】

1. 脾肾阳虚水泛证。症见畏寒肢冷，小便不利，四肢沉重疼痛，浮肿，腰以下为甚，或腹痛下利，舌质淡胖，边有齿痕，舌苔白滑，脉沉细。

2. 太阳病过汗而致阳虚水泛证。症见太阳病发汗，汗出不解，其人仍发热，心下悸，头眩，身瞤动，振振欲擗地。

【方解】本方证为脾肾阳虚，气化无力，水湿泛溢所致。水之主在肾，水之制在脾，肾阳虚则水不化气而水湿内停，脾阳虚则湿难运化。寒水内停，则小便不利；阳气失于温煦，则畏寒肢冷；水湿泛溢四肢，则四肢沉重疼痛，或肢体浮肿；水湿流于肠间，则腹痛下利。舌质淡胖，边齿痕，舌苔白滑，脉沉细均为脾肾阳虚水泛证。若由太阳病发汗太过，耗阴损阳，阳失温煦，筋脉失于濡养，则身体筋肉瞤动、站立不稳。治宜温阳健脾，利水消肿。

方中附子辛甘大热，温肾暖脾，化气行水，兼温运水湿，为君药。白术健脾燥湿；茯苓利水渗湿健脾，二者合用，使脾健则水湿去，为臣药。生姜温散，助附子温中散寒，合苓、术健脾以化水湿；白芍酸甘，柔肝缓急以止腹痛，并制附子燥热伤阴，且引药入阴而利水气，敛阴舒筋以解筋肉瞤动，二者共为佐药。诸药合用，温脾肾以助阳气，利小便以祛水邪。

【剂型规格】汤剂。

【用法用量】水煎服。一日2～3次。

【临床应用】适用于慢性肾小球肾炎、心源性水肿、甲状腺功能低下、慢性支气管炎、慢性肠炎、肠结核、梅尼埃病等属脾肾阳虚，水湿内盛者。

【使用注意】孕妇忌用。

实脾散
《重订严氏济生方》

【组成】干姜（炮）6g　附子（炮）6g　白术6g　茯苓6g　木瓜6g　厚朴（姜制）6g　木香6g　大腹子6g　草果仁6g　甘草（炙）3g

【功效】温阳健脾，行气利水。

【主治】阳虚之阴水。症见肢体浮肿，腰以下肿甚，胸腹胀满，身重食少，手足不温，大便溏，舌苔白腻，脉沉弦而迟。

【方解】本方所治阴水证，乃脾肾阳虚，阳不化水，水气内停所致。水湿内盛，外溢肌肤，则肢体浮肿；水为阴邪，其性下趋，故腰以下肿甚；阳气失于温煦，则手足不温；脾虚湿盛，气机不畅，则胸腹胀满，便溏；舌苔白腻，脉沉弦而迟均为阳虚水停之征。治以温阳健脾，行气利水。

方中附子大辛大热，温肾阳而助气化以行水；干姜辛热，温脾阳而助运化以制水，二药相合，温肾暖脾，为君药。茯苓、白术渗湿健脾利水，为臣药。木瓜酸温，除湿醒脾和中；厚朴、木香、大腹子、草果行气导滞消胀，为佐药。甘草、生姜、大枣益脾和中，生姜能温散水气，甘草还可调和诸药，同为使药。诸药相伍，共奏温阳健脾、行气利水之功。

【剂型规格】散剂。

【用法用量】每次 12～15g，加生姜 5 片，大枣 1 枚，水煎去渣温服，一日 2～3 次。

【临床应用】常用于慢性肾小球肾炎、心源性水肿、肝硬化腹水等属脾肾阳虚者。

【使用注意】阴虚水气证者慎用。

项目五 祛风胜湿剂

祛风胜湿剂具有祛风散寒除湿之功，适用于风湿袭表或风湿侵犯经络筋骨而致的头痛身痛，腰膝关节疼痛，活动不利。常以祛风湿药如羌活、独活、防风、杜仲等为主组成方剂。代表方如独活寄生汤、羌活胜湿汤、风湿骨痛胶囊、小活络丸等。

独活寄生汤
《备急千金要方》

【组成】独活9g 桑寄生6g 杜仲6g 牛膝6g 细辛6g 秦艽6g 茯苓6g 桂心6g 防风6g 川芎6g 人参6g 甘草6g 当归6g 芍药6g 干地黄6g

【功效】祛风湿，止痹痛，补肝肾，益气血。

【主治】肝肾两虚，气血不足之痹证。症见腰膝疼痛、痿软，肢节屈伸不利，或麻木不仁，畏寒喜温，心悸气短，舌淡苔白，脉细弱。

【方解】本方证为感受风寒湿邪，日久累及肝肾，耗伤气血所致。风寒湿邪客于肢体关节，气血运行不畅，故腰膝疼痛、痿软，肢节屈伸不利，或麻木不仁。日久损伤肝肾，耗伤气血，故畏寒喜温，心悸气短。舌淡苔白，脉细弱，为肝肾两虚、气血不足之征。证属正虚邪实，治宜扶正与祛邪兼顾，既应祛散风寒湿邪，又当补益肝肾气血。

方中独活辛苦微温，善治下半身之风寒湿邪，祛风湿，止痹痛，为君药。秦艽、防风祛风胜湿止痹痛，通络；桂心温经散寒，通利血脉；细辛散寒止痛，共为臣药。桑寄生、杜仲、牛膝补肝肾、壮筋骨，桑寄生又可祛风湿，牛膝能活血以通利肢节筋脉；当归、川芎、地黄、白芍养血和血；人参、茯苓、甘草健脾益气，共为佐药。其中白芍与甘草合用，柔肝缓急，舒筋止痛。甘草调和诸药，兼使药之用。诸药合用，祛风散寒除湿为主，辅以补肝肾、益气血，邪正兼顾，祛邪不伤正，扶正不留邪。

【剂型规格】汤剂。

【用法用量】水煎服。一日 2 ~ 3 次。

【其他制剂】

1.独活寄生合剂《中国药典》 口服。一次 15 ~ 20mL，一日 3 次，用时摇匀。

2.独活寄生丸《中国药典》 口服。一次 6g（水蜜丸）或一次 1 丸（大蜜丸），一日 2 次。

3.独活寄生颗粒《部颁标准》 温开水冲服。一次 1 袋，一日 3 次。

【临床应用】常用于慢性关节炎、类风湿性关节炎、坐骨神经痛、腰肌劳损、骨质增生症、小儿麻痹等属风寒湿痹日久，正气不足者。

【使用注意】孕妇慎用；热痹忌用。

【方歌】独活寄生艽防辛，芎归地芍桂苓均；

　　　　杜仲牛膝人参草，冷风顽痹屈能伸。

羌活胜湿汤
《内外伤辨惑论》

【组成】羌活 9g　独活 9g　防风 6g　藁本 6g　川芎 6g　蔓荆子 3g　甘草（炙）6g

【功效】发汗祛风，胜湿止痛。

【主治】风湿表证。症见头痛项强，腰背重痛，一身尽痛，难以转侧，苔白，脉浮。

【方解】本方证因汗出当风，或久居湿地，风湿之邪侵袭肌表所致。风湿之邪客于肌表，经气不畅，致头痛项强，腰背重痛，难以转侧。苔白、脉浮均为风湿在表之征，治宜从汗解，以祛风胜湿。

方中羌活、独活共为君药，祛风除湿、通利关节。其中羌活善祛上部风湿，独活善祛下部风湿，两药相合，能散一身上下之风湿，通利关节而止痹痛。臣以防风、藁本，祛风胜湿，且善止头痛。佐以川芎活血行气，祛风止痛；蔓荆子祛风止痛。使以甘草调和诸药。诸药合用，以辛苦温散之品为主组方，共奏祛风胜湿之效，使肌表之风湿随汗而解。

【剂型规格】汤剂。

【用法用量】水煎服。一日 2 ~ 3 次。

【临床应用】常用于风湿性关节炎、类风湿性关节炎、骨质增生症、强直性脊柱炎等属风湿在表者。

【使用注意】汗后避风；阴血虚弱者忌用。

【方歌】羌活胜湿羌独芎，甘蔓藁本及防风；

　　　　湿气在表头腰重，发汗升阳有异功。

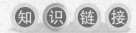

知 识 链 接

羌活胜湿汤与九味羌活汤比较

羌活胜湿汤与九味羌活汤中均有羌活、防风、川芎、甘草祛风除湿，散寒止痛。羌活胜湿汤中配伍独活、藁本、蔓荆子，善祛一身上下之风湿，而解表之力较弱，主治风湿表证。症见头痛项强，腰背重痛，苔白，脉浮。九味羌活汤配伍细辛、苍术、白芷及生地、黄芩，解表发汗之力较强，且兼清里热，主治外感风寒湿表证兼有里热证。症见恶寒发热，头痛无汗，肢体酸楚疼痛。

风湿骨痛胶囊

《中国药典》

【组成】制川乌　制草乌　红花　甘草　木瓜　乌梅　麻黄

【功效】温经散寒，通络止痛。

【主治】寒湿闭阻经络所致的痹病。症见腰脊疼痛，四肢关节冷痛。

【方解】本方证为寒湿痹阻，经络不通所致。寒湿痹阻经络、关节，气血不通，则腰脊疼痛，四肢关节冷痛。治宜温经散寒，通络止痛。

方中制川乌、制草乌毒大力强，善祛风除湿，散寒止痛，共为君药。麻黄助君药温散筋骨风寒而止痛；红花活血化瘀，散瘀止痛，共为臣药。木瓜舒筋活络，祛湿除痹；乌梅生津；甘草缓急止痛。三药相合，既助君臣药舒筋活络，缓急止痛，又佐制川、草乌辛燥刚烈之性，共为佐药。甘草调和诸药，兼为使药。全方共奏温经散寒、通络止痛之功。

【剂型规格】胶囊剂。每粒重 0.3g。

【用法用量】口服。一次 2 ～ 4 粒，一日 2 次。

【其他制剂】

风湿骨痛丸《部颁标准》 口服。一次 10 ～ 15 粒，一日 2 次。

【临床应用】常用于风湿性关节炎属寒湿闭阻者。

【使用注意】因含制川、草乌有大毒，孕妇禁用；不可过量或久服；阴虚火旺或湿热痹痛者慎用。

小活络丸

《中国药典》

【组成】胆南星180g　川乌（制）180g　草乌（制）180g　地龙180g　乳香（制）66g　没药（制）66g

【功效】祛风散寒，化痰除湿，活血止痛。

【主治】风寒湿邪闭阻、痰瘀阻络所致的痹证。症见肢体关节疼痛，或冷痛，或刺痛，或疼痛夜甚，关节屈伸不利，麻木拘挛。

【方解】本方证为风寒湿邪闭阻肢体经络、关节，兼痰瘀阻络所致。风寒湿邪及痰瘀闭阻肢体经络、关节，不通则痛，故肢体关节疼痛，或冷痛，或刺痛，或疼痛夜甚，关节屈伸不利，麻木拘挛。治宜祛风散寒除湿，兼以活血化痰止痛。

方中制川乌、制草乌善祛风除湿，散寒止痛，共为君药。制乳香、制没药善活血止痛，相须为用，共为臣药。胆南星清热化痰；地龙清热通络。二药相合，既化痰通络，以增君臣药活血止痛之力，又清热，以佐制君臣药温燥之性，为佐使药。全方共奏祛风散寒，化痰除湿，活血止痛之功。

【剂型规格】丸剂。每丸重 3g。

【用法用量】口服。一次 1 丸，一日 2 次，黄酒或温开水送服。

【临床应用】常用于治疗风湿性关节炎、类风湿性关节炎、坐骨神经痛、骨质增生等属风寒湿邪留着经络者。

【使用注意】因含制川、草乌有大毒，孕妇禁用；不可过量或久服；阴虚火旺、湿热瘀阻及脾胃虚弱者慎用。

【方歌】小活络丸二乌同，乳没南星与地龙；

寒湿瘀血成痹痛，祛风活血经络通。

表 13-1　其他祛湿类中成药

药品名称	组成	功效	主治	用法用量	使用注意
癃清片	泽泻、车前子、败酱草、金银花、牡丹皮、白花蛇舌草、赤芍、仙鹤草、黄连、黄柏	清热解毒，凉血通淋	热淋所致的尿频，尿急，尿痛，尿短，腰痛，小腹坠胀等	口服。一次 6 片，一日 2 次；重症者一次 8 片，一日 3 次	体虚胃寒者不宜服用
癃闭舒胶囊	补骨脂、益母草、金钱草、海金沙、琥珀、山慈菇	益肾活血，清热通淋	肾气不足，湿热瘀阻之癃闭。症见尿频，尿急，尿赤，尿痛，尿细如线，小腹拘急疼痛，腰膝酸软等	口服。一次 3 粒，一日 2 次	
妇科千金片	千斤拔、金樱根、穿心莲、功劳木、单面针、当归、鸡血藤、党参	清热除湿，益气化瘀	湿热瘀阻所致的带下病，腹痛	口服。一次 6 片，一日 3 次	孕妇禁用；忌食辛辣
三金片	金樱根、菝葜、羊开口、金沙藤、积雪草	清热解毒，利湿通淋，益肾	下焦湿热所致的热淋，小便短赤，淋沥涩痛，尿急频数	口服。一次 3 片（大片）或一次 5 片（小片），一日 3～4 次	孕妇禁用；糖尿病患者禁服

药品名称	组成	功效	主治	用法用量	使用注意
肾炎四味片	细梗胡枝子、黄芩、石韦、黄芪	清热利尿，补气健脾	湿热内蕴兼气虚所致的水肿。症见浮肿，腰痛乏力，小便不利	口服。一次8片，一日3次	
香连丸	萸黄连、木香	清热化湿，行气止痛	大肠湿热所致的痢疾。症见大便脓血，里急后重，发热腹痛	口服。一次3~6g，一日2~3次；小儿酌减	
香连化滞丸	黄连、木香、黄芩、枳实（麸炒）、陈皮、青皮（醋制）、厚朴（姜制）、槟榔（炒）、滑石、白芍（炒）、当归、甘草	清热利湿，行血化滞	湿热凝滞所致的里急后重，腹痛下痢	口服。一次5g（水丸）或一次8g（水蜜丸）或一次2丸（大蜜丸），一日2次；或遵医嘱	忌食生冷油腻；孕妇忌服
白带丸	黄柏（酒炒）、椿皮、白芍、当归、香附（醋制）	清热，除湿，止带	湿热下注所致的带下病。症见带下量多，色黄有味	口服。一次6g，一日2次	忌辛辣、生冷、油腻食物
妇炎平胶囊	苦参、蛇床子、苦木、珍珠层粉、冰片、枯矾、薄荷脑、硼酸、盐酸小檗碱	清热解毒，燥湿止带，杀虫止痒	湿热下注，带脉失约，赤白带下，阴痒阴肿	外用。睡前洗净阴部，置胶囊于阴道内，一次2粒，一日1次	
花红颗粒	一点红、白花蛇舌草、地桃花、白背叶根、鸡血藤、桃金娘根、菥蓂	清热解毒，燥湿止带，祛瘀止痛	湿热瘀滞所致带下病及月经不调。症见带下量多，色黄质稠，小腹隐痛，腰骶酸痛，经行腹痛	开水冲服。一次10g，一日3次	忌食辛辣、生冷、油腻食物；孕妇及妇女经期、哺乳期慎用；月经过多者慎用
萆薢分清丸	粉萆薢、石菖蒲、甘草、乌药、益智仁（盐）	分清化浊，温肾利湿	肾不化气，清浊不分所致的白浊，小便频数	口服。一次6~9g，一日2次	忌食油腻、茶、醋及辛辣刺激性食物
痛风定胶囊	秦艽、黄柏、延胡索、赤芍、川牛膝、泽泻、车前子、土茯苓	清热除湿，活血通络定痛	湿热瘀阻所致的痹证。症见关节红肿热痛	口服。一次4粒，一日3次	孕妇慎用；服药后不宜立即饮茶
天麻丸	天麻、羌活、独活、杜仲（盐）、牛膝、粉萆薢、附子（制）、当归、地黄、玄参	祛风除湿，通络止痛，补益肝肾	风湿瘀阻、肝肾不足所致的痹病。症见肢体拘挛，手足麻木，腰腿酸痛	口服。一次6g（水蜜丸）或一次9g（小蜜丸）或一次1丸（大蜜丸），一日2~3次	孕妇慎用
仙灵骨葆胶囊	淫羊藿、续断、丹参、知母、补骨脂、地黄	滋补肝肾，活血通络，强筋壮骨	骨质疏松症，骨折，骨关节炎，骨无菌性坏死等	口服。一次3粒，一日2次；或遵医嘱	儿童、孕妇禁用

续表

药品名称	组成	功效	主治	用法用量	使用注意
尪痹颗粒	地黄、熟地黄、续断、附子（制）、独活、骨碎补、桂枝、淫羊藿、防风、威灵仙、皂刺、羊骨、白芍、狗脊（制）、知母、伸筋草、红花	补肝肾，强筋骨，祛风湿，通经络	久痹体虚，关节疼痛，局部肿大、僵硬畸形，屈伸不利及类风湿性关节炎见有上述症候者	开水冲服。一次6g，一日3次	孕妇慎用
壮腰健肾丸	狗脊（制）、金樱子、黑老虎根、鸡血藤、桑寄生（蒸）、千斤拔、牛大力、菟丝子、女贞子	壮腰健肾，养血，祛风湿	肾亏腰痛，膝软无力，小便频数，风湿骨痛，神经衰弱	口服。一次3.6g，一日2～3次	孕妇忌服；儿童禁用；感冒发热者忌服
木瓜丸	木瓜、当归、川芎、白芷、威灵仙、狗脊（制）、牛膝、鸡血藤、海风藤、人参、川乌（制）、草乌（制）	祛风散寒，除湿通络	风寒湿闭阻所致痹病。症见关节肿痛，屈伸不利，局部畏恶风寒，肢体麻木，腰膝酸软	口服。一次30丸，一日2次	孕妇禁用
雷公藤多苷片	雷公藤多苷	祛风解毒，除湿消肿，舒筋活络	风湿热瘀、毒邪阻滞所致的类风湿性关节炎，肾病综合征，白塞氏病，麻风反应，自身免疫性肝炎等	口服。按体重一次0.3～0.5mg/kg，一日3次，饭后服，或遵医嘱	孕妇禁用

✎ 考纲摘要

1.祛湿剂的功能、主治、分类、使用注意事项及各类的功能、主治。

2.五苓散（片）、茵栀黄口服液、八正合剂、二妙丸、消炎利胆片（胶囊、颗粒）、排石颗粒、肾炎康复片、独活寄生合剂、风湿骨痛胶囊（丸）、小活络丸、癃清片、妇科千金片、癃闭舒胶囊、三金片、肾炎四味片、香连丸、香连化滞丸、白带丸、妇炎平胶囊、花红颗粒、萆薢分清丸、痛风定胶囊、天麻丸、仙灵骨葆胶囊、尪痹颗粒、壮腰健肾丸、木瓜丸等中成药的功效、主治、用法用量、使用注意；功能相似成药的鉴别应用。

3.五苓散（片）、茵栀黄口服液、八正合剂、二妙丸、独活寄生合剂、小活络丸的药物组成及配伍意义。

复习思考

一、单项选择题

1. 祛湿剂属于 "八法" 中的（　　　）
   A. 补法　　　　　　 B. 消法　　　　　　 C. 下法
   D. 清法　　　　　　 E. 和法

2. 平胃散与藿香正气散的共有药物是（　　　）
   A. 苍术、白术　　　 B. 厚朴、陈皮　　　 C. 白术、茯苓
   D. 苍术、厚朴　　　 E. 厚朴、白术

3. 具有利水渗湿，温阳化气功效的是（　　　）
   A. 苓桂术甘汤　　　 B. 猪苓汤　　　　　 C. 五苓散
   D. 真武汤　　　　　 E. 厚朴温中汤

4. 具有清热利湿退黄功效的方剂是（　　　）
   A. 三仁汤　　　　　 B. 茵陈蒿汤　　　　 C. 八正散
   D. 甘露消毒丹　　　 E. 二妙散

5. 患者尿频尿急，溺时涩痛，淋沥不畅，尿色浑赤，甚则癃闭不通，小腹急满，口燥咽干，舌苔黄腻，脉滑数。治宜（　　　）
   A. 龙胆泻肝汤　　　 B. 小蓟饮子　　　　 C. 二妙散
   D. 八正散　　　　　 E. 导赤散

6. 宣上、畅中、渗下的代表方剂是（　　　）
   A. 三仁汤　　　　　 B. 藿香正气散　　　 C. 甘露消毒丹
   D. 藿朴夏苓汤　　　 E. 黄芩滑石汤

7. 组成中含有栀子与大黄的方剂是（　　　）
   A. 八正散　　　　　 B. 黄连解毒汤　　　 C. 大承气汤
   D. 龙胆泻肝汤　　　 E. 芍药汤

8. 苓桂术甘汤治证的表现无（　　　）
   A. 胸胁支满　　　　 B. 目眩心悸　　　　 C. 短气而咳
   D. 舌苔白滑，脉弦滑 E. 哮鸣气喘

9. 患者身半以下肿甚，手足不温，口中不渴，胸腹胀满，大便溏薄，舌苔白腻，脉沉弦而迟者。治宜（　　　）
   A. 厚朴温中汤　　　 B. 真武汤　　　　　 C. 实脾散
   D. 防己黄芪汤　　　 E. 平胃散

10. 真武汤治证的表现无（　　　）

    A. 小便不利　　　　　B. 肢体沉重浮肿　　　　C. 口渴喜饮

    D. 心悸头眩　　　　　E. 筋惕肉瞤

二、多项选择题

1. 三仁汤中的"三仁"是指（　　　）

    A. 桃仁　　　　　　　B. 杏仁　　　　　　　　C. 白蔻仁

    D. 生苡仁　　　　　　E. 草蔻仁

2. 茵陈蒿汤与八正散的共同药物是（　　　）

    A. 茵陈蒿　　　　　　B. 栀子　　　　　　　　C. 大黄

    D. 滑石　　　　　　　E. 木通

3. 组成中不含大黄的方剂是（　　　）

    A. 茵陈蒿汤　　　　　B. 八正散　　　　　　　C. 甘露消毒丹

    D. 实脾散　　　　　　E. 三仁汤

三、材料分析题

1. 猪苓 9g　泽泻 15g　白术 9g　茯苓 9g　桂枝 6g　3 付，共为粉末，每次 6 ～ 9g，一日 2 ～ 3 次，温开水送服。请说出这首方剂的名称，并写出它的功效、主治、使用注意及其他制剂。

2. 患者，男，25 岁。黄疸 2 天，症见目黄身黄，黄色鲜明，食少呕恶，小便黄，舌苔黄腻，脉滑数。请为该患者推荐常用的方剂或中成药，并说出选用的依据。

扫一扫，知答案

扫一扫，看课件

祛痰剂

【学习目标】

掌握二陈汤、百合固金汤、止嗽散、半夏白术天麻汤的功效、主治、药物间的配伍关系、用法用量、使用注意及其他制剂；能正确进行本类方剂的审方与调配。

熟悉祛痰剂的概念、适应证、分类、使用注意和各类的功能与主治。熟悉桂龙咳喘宁胶囊、橘贝半夏颗粒、礞石滚痰丸、复方鲜竹沥液、橘红丸、养阴清肺膏、定痫丸、消瘰丸、乳癖消胶囊等中成药的功效、主治、使用注意；能对本类中成药进行对比荐药。

了解其他方剂及中成药的功效与主治，并能对比荐药。

凡以祛痰药为主组成，具有消除痰饮作用，治疗痰证的方剂，称祛痰剂。属于八法中的"消法"范畴。

痰证极为复杂，成因不同，病证各异，治法选方各不相同。如脾虚失运，湿聚为痰者，治宜健脾燥湿化痰；火热炽盛，灼津为痰者，治宜清热化痰；肺燥津亏，虚火烁液为痰者，治宜润燥化痰；肝风内动，挟痰上扰，治宜治风化痰；瘰疬痰核，治宜化痰散结。因此，祛痰剂可分为燥湿化痰剂、清热化痰剂、润肺化痰剂、治风化痰剂、化痰散结剂5类。

运用祛痰剂时，首先应明确病证之寒热燥湿及外邪性质，其次注意病情的标本缓急。有咳血倾向者，不宜用燥烈、刺激的祛痰剂，以免引起大量咯血。表邪未解或痰多者，应慎用滋润之品，以防壅滞留邪，迁延不愈。

项目一　燥湿化痰剂

燥湿化痰剂具有燥湿化痰、行气健脾的作用，适用于湿痰证。症见痰多易咯，胸脘痞闷，呕恶眩晕，肢体困倦，舌苔白腻或白滑，脉缓或滑。常以半夏、天南星等燥湿化痰药为主组成方剂。代表方如二陈汤。

二陈汤
《太平惠民合剂局方》

【组成】半夏 15g　橘红 15g　白茯苓 9g　甘草（炙）4.5g

【功效】燥湿化痰，理气和中。

【主治】湿痰证。症见咳嗽痰多，色白易咯，胸膈痞闷，恶心呕吐，肢体困倦，头眩心悸，舌苔白腻或白滑，脉滑。

【方解】本方为治湿痰之主方。湿痰之证，多因脾失健运，湿无以化，致湿聚为痰。肺为贮痰之器，湿痰犯肺，则咳嗽痰多，色白易咯；痰阻胸膈，气机不畅，则胸膈痞闷；湿痰内盛，阻碍清阳，影响胃气和降，以致头眩心悸，恶心呕吐。治宜燥湿化痰，佐以健脾理气。

方中半夏为君药，辛散温燥，燥湿化痰，降逆和胃。橘红为臣，辛苦温，理气宽中，燥湿化痰，燥湿以助半夏化痰之力，理气则可使气顺痰消。茯苓渗湿，既助君臣药化痰，又能健脾，使生痰无源；煎加生姜，既制半夏之毒，又助半夏化痰止咳，和胃止呕；少许乌梅收敛肺气，配伍半夏，散中有收，祛痰不伤正。三药共为佐药。以甘草为佐使药，既健脾和中，又调和药性。本方散收结合，标本兼顾，燥湿理气除已生之痰，健脾渗湿治生痰之源。

【剂型规格】汤剂。

【用法用量】水煎服。加生姜 7 片，乌梅 1 个。一日 2～3 次。

【其他制剂】

1. 二陈丸《中国药典》　口服。一次 9～15g，一日 2 次。

2. 二陈合剂《部颁标准》　口服。一次 10～15mL，一日 3 次，用时摇匀。

【临床应用】常用于慢性支气管炎、肺气肿、慢性胃炎、梅尼埃病、神经性呕吐等证属湿痰者。

【使用注意】本方性偏温燥，易伤阴津，故燥痰者慎用；阴虚、血虚、吐血、消渴者忌用。

【方歌】二陈汤用半夏陈，益以茯苓甘草臣；

利气和中燥湿痰，煎加生姜与乌梅。

桂龙咳喘宁胶囊
《中国药典》

【组成】桂枝　龙骨　白芍　生姜　大枣　甘草（炙）　牡蛎　黄连　法半夏　瓜蒌皮　苦杏仁（炒）

【功效】止咳化痰，降气平喘。

【主治】外感风寒，痰湿阻肺引起的咳嗽气喘，痰涎壅盛；急慢性支气管炎见上述证候者。

【方解】本方证为外感风寒，内蕴痰湿所致。内有痰湿，复感风寒，肺失宣肃，肺气上逆，痰涎上涌，故咳嗽气喘，痰涎壅盛。治宜降气平喘，止咳化痰。

方中桂枝发表散寒，龙骨镇降敛纳。《医学衷中参西录》云："龙骨善利痰，治肺中痰饮咳嗽，咳逆上气。"二者同用，外散风寒，内除痰饮，止咳化痰，降气平喘，为君药。白芍益营敛阴，合桂枝调和营卫，且防桂枝辛散太过，耗散肺气；苦杏仁降气止咳平喘；瓜蒌皮清热化痰，利气宽胸；法半夏燥湿化痰。四药合用，寒温相制，助君药调和营卫，除痰湿，止咳喘，降逆气，共为臣药。生姜解表散寒，化痰止咳；大枣配生姜，助桂枝、芍药调和营卫；牡蛎重镇降逆，助龙骨降气止咳平喘，同时益阴，以防桂枝、半夏辛燥太过；黄连既燥湿又佐制桂枝、半夏之温性。四药相合，共为佐药。炙甘草化痰止咳，调和药性，为使药。

【剂型规格】胶囊剂。每粒装 0.5g。

【用法用量】口服。一次 3 粒，一日 3 次。

【其他制剂】

桂龙咳喘颗粒《中国药典》 开水冲服。一次 1 袋，一日 3 次。

【临床应用】常用于急慢性支气管炎证属外感风寒、内有痰湿者。

【使用注意】用药期间忌烟、酒、猪肉及生冷食物。

【方歌】桂龙咳喘宁胶囊，枝芍姜枣草龙牡；

　　　　连夏瓜蒌皮杏仁，清热化痰宽胸户。

橘贝半夏颗粒
《部颁标准》

【组成】橘红 15g　川贝母 22g　半夏（制）530g　桔梗 15g　远志（制）20g　紫苏子（炒）10g　紫菀 12g　款冬花（炒）15g　枇杷叶 150g　前胡 10g　苦杏仁霜 25g　麻黄 7g　肉桂 4g　天花粉 10g　木香 14g　甘草 12g

【功效】化痰止咳，宽中下气。

【主治】痰气阻肺，咳嗽痰多，胸闷气急。

【方解】痰壅于肺，气机不畅，痰气交阻，肺气上逆，故见咳嗽痰多，胸闷气急。治宜化痰止咳，宽中下气。

方中制半夏燥湿化痰，消痞散结；橘红燥湿化痰，理气宽中。两者配伍，共奏燥湿化痰、宽中下气之功，为君药。川贝母微寒甘润苦泄，清热润肺，化痰止咳；枇杷叶苦微寒，清肺止咳；桔梗性平，辛散苦泄，宣肺祛痰；制远志辛散苦温，祛痰止咳；紫菀辛苦温，炒款冬花辛温，润肺化痰，下气止咳。六药相合，助君药化痰下气，共为臣药。前胡微寒辛散苦降，降气化痰；苦杏仁霜微温味苦，降气止咳平喘；麻黄辛温发散，宣肺平喘；炒紫苏子辛温质润，降气化痰，止咳平喘；木香升降诸气；肉桂主温中，利肝肺气，止咳嗽；天花粉微寒甘润，清热生津，润肺化痰。七药合用，既助君臣药化痰止咳，宽中下气，又佐制他药温燥之性，共为佐药。甘草既润肺止咳，又调和药性，故为使药。全方配伍，辛散苦降，寒温治宜，降中有升，共奏化痰止咳、宽中下气之功。

【剂型规格】颗粒剂。每袋装（或每块重）6g。

【用法用量】口服。一次 3～6g，一日 2 次。

【临床应用】常用于急性支气管炎、慢性气管炎急性发作、支气管哮喘等证属痰气阻肺者。

【使用注意】因含麻黄，故孕妇、高血压及心脏病患者慎用；忌食生冷、油腻、辛辣之品，忌烟酒。

项目二 清热化痰剂

清热化痰剂具有清泻肺热、化痰止咳的作用，适用于热痰证。症见咳嗽痰黄稠，咳吐不利，舌红苔黄腻，脉滑数。除此之外，还可用于痰热所致的胸痛，眩晕，惊悸，癫狂和瘰疬等。常以贝母、胆南星、瓜蒌等清热化痰药为主组成方剂。代表方如清气化痰丸。

清气化痰丸

《医方考》

【组成】陈皮 30g　杏仁 30g　枳实（麸炒）30g　黄芩 30g　瓜蒌仁 30g　茯苓 30g　胆南星 45g　半夏（制）45g

【功效】清热化痰，理气止咳。

【主治】痰热咳嗽。症见痰稠色黄，咯之不爽，胸膈痞闷，甚则气急呕恶，烦躁不宁，舌质红，苔黄腻，脉滑数。

【方解】本方证为痰热阻肺所致。痰热阻肺则肺失清肃，故咳嗽，痰黄色稠，咯之不爽；痰阻气机，则胸膈痞闷，甚则气逆于上，发为气急呕恶；痰热扰神，则烦躁不宁。治宜清热化痰，理气止咳。

方以胆南星为君药，清热化痰。瓜蒌仁助君药清热化痰，且能润肠通便，导痰热从大便而下；黄芩与制半夏配伍，相制相成，既清热泻火，又化痰散结，三者共为臣药。治痰当需理气，故佐陈皮、枳实下气消痰；脾为生痰之源，肺为贮痰之器，故佐茯苓健脾渗湿；杏仁宣肺下气。使以姜汁为丸，用为化痰之先导。诸药合用，能清热、化痰、顺气，气顺则火降，火清则痰消，痰消则火无所附，诸症悉除。本方寒凉清热与苦燥化痰相配，有清热祛痰之功；健脾促运与肃肺理气同用，有肺脾兼治之妙。

【剂型规格】丸剂。每10丸重2g，或每袋装6g。

【用法用量】生姜汁为丸，口服。一次6～9g，一日2次，小儿酌减。

【临床应用】常用于急性支气管炎、慢性支气管炎急性发作、肺炎、急性咽喉炎、副鼻窦炎等属痰热内结者。

【使用注意】孕妇、风寒咳嗽、痰湿阻肺者慎用；服药期间，忌食生冷、辛辣、燥热食物，忌烟酒。

【方歌】清气化痰星夏陈，杏仁枳实瓜蒌仁；

芩苓姜汁糊为丸，气顺火消痰自失。

礞石滚痰丸
《中国药典》

【组成】金礞石（煅）40g　沉香20g　黄芩320g　熟大黄320g

【功效】逐痰降火。

【主治】痰火扰心所致的癫狂惊悸，或咳喘痰稠，大便秘结，苔黄厚腻，脉滑数有力。

【方解】本方主治痰火扰心所致的实热老痰。实热老痰，久积不去，导致多种病证。若上蒙清窍，发为癫狂，昏迷；扰乱心神则惊悸怔忡，不寐多梦；内壅于肺，则肺失清肃，故咳嗽，痰黄色稠；痰阻气机，则胸膈痞闷；大便秘结、苔黄厚腻、脉滑数有力均为痰火之征。治宜逐痰降火。

方中以善攻逐陈积伏匿之老痰的金礞石为君药。以苦寒之黄芩、大黄为臣药，黄芩善清上焦之火，熟大黄善泻下攻积，开下行之路，两药合用以消除成痰之源，用量独重，有正本清源之意。治痰先治气，故佐以沉香调达气机，沉香亦能防君臣药寒凉太过。四药配合，为逐痰降火之峻剂。

【剂型规格】丸剂。每袋（瓶）装6g。

【用法用量】口服。一次6～12g，一日1次。

【临床应用】常用于精神分裂症及癫痫、中风、偏头痛、神经官能症等身体壮实属实热老痰者。

【使用注意】孕妇忌服；服药期间，忌食辛辣、油腻食物；药性峻猛，切勿过量久服。

【方歌】礞石滚痰礞石君，顽痰老痰皆祛除；

　　　　黄芩清火大黄泻，沉香止痛调气机。

复方鲜竹沥液
《中国药典》

【组成】鲜竹沥 400mL　鱼腥草 150g　生半夏 25g　生姜 25g　枇杷叶 150g　桔梗 75g　薄荷素油 1mL

【功效】清热化痰，止咳。

【主治】痰热咳嗽。症见痰黄黏稠，舌红苔黄厚腻，脉滑数有力。

【方解】本方证为痰热阻肺所致。痰热壅肺，肺失清肃，故见咳嗽；痰阻气机，故胸闷；热邪灼津成痰，故痰黄色稠，口干；舌红苔黄厚腻，脉滑数有力，均为痰热之征。治宜清热化痰止咳。

方中鲜竹沥甘寒，清热化痰止咳，为君药。鱼腥草微寒辛散，清热解毒，化痰止咳；枇杷叶苦微寒而泄降，清肺化痰，降逆止咳。二者合用，可助君药清热化痰止咳，共为臣药。桔梗宣肺利咽，祛痰止咳；生半夏燥湿化痰；生姜温肺化痰止咳；薄荷素油疏散风热，清利咽喉。四药合用，除助君臣药化痰止咳外，生姜尚可制约生半夏之毒性，薄荷又防半夏、生姜温燥太过，共为佐药。

【剂型规格】口服液。每瓶装 10mL、20mL、30mL、100mL、120mL、20mL（无蔗糖）。

【用法用量】口服。一次 20mL，一日 2～3 次。

【临床应用】常用于治疗感冒、急性支气管炎、慢性支气管炎急性发作、肺炎等属痰热内结者。

【使用注意】孕妇、寒嗽及脾虚便溏者慎用；服药期间，忌烟、酒，忌食辛辣刺激和油腻食物。

橘红丸
《中国药典》

【组成】化橘红 75g　陈皮 50g　半夏（制）37.5g　茯苓 50g　甘草 25g　桔梗 37.5g　苦杏仁 50g　紫苏子（炒）37.5g　紫菀 37.5g　款冬花 25g　瓜蒌皮 50g　浙贝母 50g　地黄 50g　麦冬 50g　石膏 50g

【功效】清肺化痰，止咳。

【主治】痰热咳嗽。症见痰多，色黄黏稠，胸闷口干。

【方解】痰热壅肺，肺失清肃，故见咳嗽；热邪灼津成痰，故痰黄色稠；舌红苔黄厚腻，脉滑数有力均为痰热之征。治宜清热化痰止咳。

方中化橘红辛苦温，理气宽中，燥湿化痰；浙贝母苦寒，清热化痰止咳。两药合用，清热化痰止咳之力强，共为君药。陈皮燥湿化痰，理气调中；制半夏燥湿化痰；茯苓健脾渗湿。三药合用，取二陈汤之意，既助君药化痰之效，又理气健脾，以绝生痰之源。瓜蒌皮甘寒，清热化痰，利气宽胸；石膏辛甘大寒，清肺热。二者合用，助君药清热化痰。地黄、麦冬苦寒清泄，味甘质润，滋阴清热，二药合用，防辛燥化痰伤阴。上七药共为臣药。杏仁、炒紫苏子降气止咳平喘，润肠通便；紫菀、款冬花均善润肺下气，止咳化痰；桔梗善开宣肺气，祛痰止咳。五药合用，可助君臣药化痰止咳之功，共为佐药。甘草甘平，既润肺止咳，又调和诸药，故为使药。全方配伍，主以清泄，兼以化痰，共奏清肺、化痰、止咳之功，故善治痰热阻肺所致的咳嗽痰多、色黄黏稠、胸闷口干等。

【剂型规格】丸剂。水蜜丸：每 100 丸重 10g；大蜜丸：每丸重 3g 或 6g；小蜜丸。

【用法用量】口服。一次 7.2g（水蜜丸）或一次 12g（小蜜丸）或一次 2 丸（大蜜丸：每丸重 6g）或一次 4 丸（大蜜丸：每丸重 3g），一日 2 次。

【其他制剂】

1. 橘红片《中国药典》 口服。一次 6 片，一日 2 次。

2. 橘红颗粒《中国药典》 开水冲服。一次 1 袋，一日 2 次。

3. 橘红胶囊《中国药典》 口服。一次 5 粒，一日 2 次。

【临床应用】常用于治疗急性支气管炎、慢性支气管炎急性发作、肺炎、支气管扩张等属痰热内结者。

【使用注意】孕妇、气虚咳喘及阴虚燥咳者慎用；服药期间，忌辛辣油腻食物。

项目三 润肺化痰剂

润肺化痰剂具有养阴润肺，化痰止咳的作用，适用于阴虚肺燥所致的咳嗽。症见干咳无痰或痰少不易咳出，或痰中带血，鼻燥咽痛，口干，大便干，舌红少苔，脉细数等。常以生地、熟地、玄参、麦冬、沙参等滋阴润燥药物为主组方。代表方如百合固金汤等。

百合固金汤
《慎斋遗书》

【组成】熟地 9g 生地 9g 当归身 9g 白芍 3g 甘草 3g 桔梗 3g 玄参 3g 贝母 4.5g 百合 4.5g 麦冬 4.5g

【功效】养阴润肺，化痰止咳。

【主治】肺肾阴虚，虚火上炎。症见燥咳少痰，痰中带血，咽干喉痛，潮热盗汗，手足烦热，舌红少苔，脉细数。

【方解】本方证由肺肾阴虚所致。阴虚内热，虚火上炎，肺失清肃，则咳嗽；虚火煎灼津液，则咳嗽少痰、咽干喉痛；灼伤脉络，则痰中带血；潮热盗汗，手足烦热，舌红少苔，脉细数均为阴虚内热之征。治宜养阴润肺，化痰止咳。

方中百合养阴润肺止咳，生、熟地滋肾阴，三者合用，润肺滋肾，共为君药。麦冬甘微寒，助百合滋阴清热，润肺止咳；玄参助二地滋阴壮水以清虚热，且玄参尚能利咽喉，共为臣药。当归治咳逆上气，与白芍合用养血和血；贝母清肺润肺，化痰止咳；桔梗宣肺化痰，配伍生甘草利咽止痛。诸药相合，共为佐药。生甘草调和药性，亦为使药。

配伍特点：其一，滋养肺肾，金水并调，以润肺止咳为主；其二，滋养之中兼宣肺化痰，凉血止血，标本兼顾，以治本为主。

【剂型规格】汤剂。

【用法用量】口服。水煎温服。

【其他制剂】

百合固金丸《中国药典》　口服。一次 6g（水蜜丸）或一次 9g（小蜜丸）或一次 1 丸（大蜜丸），一日 2 次。

【临床应用】常用于治疗慢性支气管炎、支气管扩张出血、支气管哮喘、慢性咽喉炎、自发性气胸、肺结核等属肺肾阴虚、虚火上炎者。

【使用注意】脾虚便溏、饮食减少者慎用或忌用；忌食生冷、辛辣、油腻之品。

【方歌】百合固金二地黄，玄参贝母桔甘藏；

　　　　麦冬芍药当归配，喘咳痰血肺家伤。

养阴清肺膏

《中国药典》

【组成】地黄 100g　玄参 80g　麦冬 60g　川贝母 40g　白芍 40g　牡丹皮 40g　薄荷 25g　甘草 20g

【功效】养阴润燥，清肺利咽。

【主治】阴虚肺燥，咽喉干痛，干咳少痰或痰中带血。

【方解】本方证由肺肾阴亏所致。阴虚内热，虚火上炎，肺失清肃，则干咳少痰；虚火煎灼津液，则咽喉干痛；灼伤脉络，则痰中带血。治宜养阴润肺，化痰止咳。

方中地黄甘苦寒润，养阴生津，清热凉血，滋养少阴之不足，为君药。麦冬甘寒养阴，苦寒清热，既养肺阴，又清肺热；玄参苦甘咸寒，清热凉血，滋阴润燥，解毒散结而利咽喉；白芍敛阴泄热，甘草补中益气，二药相合，酸甘化阴，助君药以生阴液。四药相合，既助君药养阴清肺，又凉血利咽，共为臣药。牡丹皮苦泄辛散微寒，凉血清热，活血止痛；川贝母苦泄甘润微寒，清热润肺，化痰止咳，散结消肿，共为佐药。薄荷既清利头目与咽喉，又载药上行，为使药。全方共奏养阴润燥、清肺利咽之功。

【剂型规格】煎膏剂。

【用法用量】口服。一次 10～20mL，一日 2～3 次。

【其他制剂】

1. 养阴清肺口服液《中国药典》 口服。一次 10mL，一日 2～3 次。

2. 养阴清肺丸《中国药典》 口服。一次 6g（水蜜丸）或一次 1 丸（大蜜丸），一日 2 次。

3. 养阴清肺糖浆《部颁标准》 口服。一次 20mL，一日 2 次。

【临床应用】常用于治疗急性咽喉炎、扁桃体炎、白喉证属阴虚肺燥者。亦可作为鼻咽癌患者放射治疗的辅助药物。

【使用注意】脾虚便溏、痰多湿盛咳嗽者慎用；孕妇慎用；忌食辛辣、生冷、油腻食物。

【方歌】养阴清肺膏妙方，玄参草芍冬地黄；

薄荷贝母丹皮入，肺燥咽痛急服尝。

项目四　治风化痰剂

治风化痰剂具有疏散外风或平肝息风、化痰止咳等作用，适用于风痰证。由外风引起的风痰，症见咳嗽吐痰、咽痒，微有恶风发热等，治宜疏风化痰，组方常以荆芥、防风等疏散外风药配伍杏仁、百部等止咳化痰药而成。内风引起的风痰，治宜息风化痰，症见咳嗽痰多，眩晕头痛，甚者昏厥不语，或发癫痫等，常以半夏、天南星、贝母等化痰药配伍天麻、钩藤等平肝息风药组成。代表方如止嗽散、半夏白术天麻汤等。

止嗽散
《医学心悟》

【组成】桔梗 1000g　荆芥 1000g　紫菀 1000g　百部 1000g　白前（蒸）1000g　甘草（炒）375g　陈皮 500g

【功效】疏风宣肺，止咳化痰。

【主治】风邪犯肺证。咳嗽咽痒，咯痰不爽，或微有恶风发热，舌苔薄白，脉浮缓。

【方解】本方证为风邪犯肺，肺失宣肃，津聚为痰所致。肺气不宣，痰浊内阻，故见咳嗽咽痒，咯痰不爽；表证不解，故微恶风、发热，脉浮。治宜疏风宣肺，止咳化痰。

方中紫菀、百部润肺下气，消痰止咳，于新久咳嗽皆可，共为君药。桔梗宣肺，利咽祛痰；白前降气，消痰止咳。二者合用，一宣一降，以复肺气之宣降，亦增君药止咳化痰之力，为臣药。荆芥辛散疏风，透邪解表；陈皮理气化痰，气顺而痰消，均为佐药。甘草调和诸药，同时配伍桔梗利咽止咳，为佐使药。

配伍特点：全方用量轻微，温润和平，温而不燥，润而不腻，散寒不助热，解表不伤正。

【剂型规格】散剂。

【用法用量】共为末，每服 6～9g，温开水或姜汤送下。亦可作汤剂，用量按原方比例酌减。

【临床应用】常用于上呼吸道感染、支气管炎、百日咳等属于风邪犯肺者。

【使用注意】肺热或阴虚咳嗽者不宜使用。

半夏白术天麻汤
《医学心悟》

【组成】半夏 4.5g　天麻 3g　茯苓 3g　橘红 3g　白术 9g　甘草 1.5g

【功效】健脾祛湿，化痰息风。

【主治】脾虚湿盛，风痰上扰所致的眩晕头痛，如蒙如裹，胸脘满闷，恶心呕吐，舌苔白腻，脉弦滑。

【方解】本方证由脾虚湿盛生痰，引动肝风，风痰上扰清空所致。风痰上扰，蒙蔽清阳，故眩晕头痛；痰湿内阻，气机郁滞，痰气交阻，故胸膈痞闷；痰湿中阻，胃失和降，故恶心呕吐；舌苔白腻，脉弦滑均为痰湿之征。治宜健脾祛湿，化痰息风。

方中半夏辛温燥湿化痰，降逆止呕；天麻甘平，息风止痉，平抑肝阳。二药配伍，为治风痰眩晕头痛之要药，故为君药。白术、茯苓健脾益气燥湿，祛生痰之源，为臣药。橘红理气化痰，气顺则痰消，为佐药。甘草调和药性为使药。煎加姜、枣调和脾胃，生姜兼制半夏之毒。

配伍特点：风痰并治，标本兼顾，以化痰息风治标为主，健脾祛湿治本为辅。

【剂型规格】汤剂。

【用法用量】加生姜 1 片，大枣 2 枚，水煎温服。

【临床应用】常用于治疗耳源性眩晕、神经性眩晕、高血压病、脑动脉硬化、神经衰弱等属脾虚湿盛、痰浊内阻者。

【使用注意】肝肾阴虚、肝阳上亢、气血不足之眩晕者不宜使用。

定痫丸

《医学心悟》

【组成】明天麻30g　川贝母30g　半夏（姜汁炒）30g　茯苓30g　茯神30g　胆南星15g　石菖蒲15g　全蝎15g　僵蚕15g　真琥珀（灯草研）15g　陈皮21g　远志21g　甘草21g　丹参60g　麦冬60g　辰砂9g

【功效】涤痰息风，开窍安神。

【主治】风痰蕴热之痫病。症见突然发作，昏仆在地，喉中痰鸣，发出类似猪、羊叫声，目睛上视，口吐白沫，甚则抽搐，舌苔白腻微黄，脉弦滑略数。亦治癫狂。

【方解】本方证由风痰蕴热，上蒙清窍所致。痫病的发作，每因情志失调，惊恐恼怒，气机逆乱，阳亢化风，触动积痰，肝风挟痰随气上逆，壅闭经络，阻塞清窍，以致突然发痫。治宜涤痰息风，开窍安神。

方中竹沥清热滑痰，镇惊利窍；胆南星清热滑痰，镇惊定痫，共为君药。半夏、陈皮、茯苓、贝母、麦冬祛痰降逆而开痰气之结；全蝎、天麻、僵蚕息风定搐而解痉。八药共为臣药。丹参、石菖蒲、远志开痰利窍；琥珀、朱砂、茯神镇静安神，共为佐药。甘草调和诸药为使。姜汁少许，温肺化痰，防竹沥、胆星、贝母等寒凉之品碍湿痰之消散。诸药合用，共奏涤痰息风、开窍安神之效。

【剂型规格】丸剂。

【用法用量】共为细末，用甘草120g煮膏，加竹沥汁100mL与生姜汁50mL为丸，每次6g；亦可作汤剂，加甘草水煎去渣，入竹沥、姜汁、琥珀、朱砂冲服，用量按原方比例酌定。

【临床应用】常用于治疗癫痫发作期、多发性脑梗死性痴呆、重度自主神经功能紊乱等证属风痰蕴热者。

【使用注意】本方重在治标，用于风痰蕴热癫痫病发作期，待病情缓解，须涤痰息风与培本扶正兼顾；注意饮食，调摄精神。

项目五　化痰散结剂

化痰散结剂具有软坚散结、祛痰止咳等作用，主治痰火互结所致的瘰疬、瘿瘤。常以软坚散结药配伍清热化痰、活血消肿之品组方而成。代表方如消瘰丸、乳癖消胶囊等。

消瘰丸

《医学心悟》

【组成】贝母 120g　元参（蒸）120g　牡蛎（煅）120g

【功效】滋阴降火，化痰散结。

【主治】肝肾阴亏，痰火互结之瘰疬。多发于颈项，或延及胸腋，初起形如豆粒，皮色不变，渐渐长大串生，累累如串珠，推之能移，按之不痛，日久不愈，常伴有咳嗽虚热，或自汗盗汗。舌红，脉滑数。

【方解】本方主治肝肾阴虚，虚火偏亢，灼津为痰，痰火互结而成的瘰疬。治宜滋阴降火，化痰散结。

方中以苦微寒之贝母为君，解郁散结，化痰消肿。以苦咸而微寒之玄参滋阴降火，清热凉血，解毒散结；咸微寒之牡蛎补阴潜阳，软坚散结，共为臣药。三者合用，可用于消散阴虚火旺而成的瘰疬。

【剂型规格】丸剂。

【用法用量】共为细末，炼蜜为丸，每服 9g，每日 2 次，温水送服。

【临床应用】常用于急性淋巴结炎、淋巴结核、甲状腺炎、单纯性甲状腺肿、甲状腺机能亢进等属肝肾阴亏，痰火互结者。

【使用注意】丸剂，牡蛎需煅用；汤剂，用生牡蛎；贝母用浙贝母为佳。

乳癖消胶囊

《中国药典》

【组成】蒲公英　鹿角　昆布　海藻　天花粉　夏枯草　三七　鸡血藤　牡丹皮　赤芍　玄参　连翘　漏芦　红花　木香

【功效】软坚散结，活血消痈，清热解毒。

【主治】痰热互结所致的乳癖、乳痈。症见乳房结节、数目不等、大小形态不一、质地柔软，或产后乳房结块、红热疼痛；乳腺增生、乳腺炎早期见上述证候者。

【方解】肝气郁结，郁久化热，气血瘀滞，痰浊内生，气滞、血瘀、痰凝、热结，阻于乳络，发为乳癖、乳痈，不通则痛，故见乳房结节，乳房结块，红肿热痛。治宜软坚散结，活血消痈，清热解毒。

方中蒲公英苦甘寒，清热解毒、消肿散结，为治乳痈要药；鹿角咸温，行血消肿。二药合用，共为君药。昆布、海藻软坚散结；天花粉微苦寒清泄，善清热泻火、消肿排脓；夏枯草辛苦寒，善清热泻火、散结消肿；三七微苦甘温，既善活血化瘀定痛，又不伤正气；鸡血藤苦甘温，活血补血。六药合用，既清热解毒、消肿散结，又活血化瘀止痛，以助君药散结、活血之功，共为臣药。赤芍、牡丹皮苦微寒，清热凉血，活血化瘀止痛；玄参微寒甘苦咸，清热凉血、解毒散结；连翘苦微寒，清热解毒、消肿散结；漏芦苦寒，清热解毒，消痈下乳，为治乳痈、乳癖之要药。五药合用，助君臣药清热解毒、活血消痈、下乳，共为佐药。木香性温味辛苦，能行气滞以利气行；红花温通辛散，能活血以畅血行。二药合用，可助药势，共为使药。

【剂型规格】胶囊剂。每粒装 0.32g。

【用法用量】口服。一次 5 ～ 6 粒，一日 3 次。

【其他制剂】

1. 乳癖消颗粒《中国药典》 开水冲服。一次 1 袋，一日 3 次。

2. 乳癖消片《中国药典》 口服。一次 5 ～ 6 片（薄膜衣片：每片重 0.34g；糖衣片：片心重 0.32g）或一次 3 片（薄膜衣片：每片重 0.67g），一日 3 次。

【临床应用】常用于乳腺增生、急性乳腺炎等属痰热互结者。

【使用注意】孕妇慎服。

表 14-1 其他祛痰类中成药

药品名称	组成	功效	主治	用法用量	使用注意
克咳胶囊	麻黄、罂粟壳、苦杏仁、莱菔子、桔梗、甘草、石膏	止嗽，定喘，祛痰	咳嗽，喘急气短	口服。一次 3 粒，一日 2 次	婴幼儿、孕妇及哺乳期妇女禁用；高血压、心脏病患者慎服；不宜久服
杏苏止咳颗粒	苦杏仁、陈皮、紫苏叶、前胡、桔梗、甘草	宣肺散寒，止咳祛痰	风寒感冒咳嗽，气逆	开水冲服。一次 1 袋，一日 3 次，小儿酌减	风热、燥热咳嗽，阴虚干咳者慎用；服药期间，饮食清淡易消化，忌辛辣
急支糖浆	鱼腥草、金荞麦、四季青、麻黄、紫菀、前胡、枳壳、甘草	清热化痰，宣肺止咳	外感风热所致的咳嗽。症见发热恶寒，胸膈满闷，咳嗽咽痛；急性支气管炎、慢性支气管炎急性发作见上述证候者	口服。一次 20～30mL，一日 3～4 次。儿童周岁以内一次 5mL，1～3 岁一次 7mL，3～7 岁一次 10mL，7 岁以上一次 15mL；一日 3～4 次	孕妇及寒证者慎用；因含麻黄，运动员、心脏病、高血压患者慎用；忌食辛辣、生冷油腻食物；忌烟酒
儿童清肺丸	麻黄、苦杏仁（炒）、石膏、甘草、桑白皮（蜜炙）、瓜蒌皮、黄芩、橘红、紫苏子（炒）、葶苈子、浙贝母、紫苏叶、细辛、薄荷、青礞石（煅）等	清肺解表，化痰止嗽	小儿风寒外束，肺经痰热所致的面赤身热，咳嗽气促，痰多黏稠，咽痛声哑	口服。一次 10mL，一日 3 次	阴虚燥咳、体弱久嗽者慎用；饮食宜清淡，忌辛辣、生冷；急性支气管炎、支气管肺炎服药后发热、咳喘、痰涎壅盛不见好转，憋喘，面唇青紫者，应及时就医

续表

药品名称	组成	功效	主治	用法用量	使用注意
清肺抑火丸	黄芩、栀子、知母、黄柏、桔梗、天花粉、浙贝母、苦参、前胡、大黄	清肺止咳，化痰通便	痰热阻肺所致的咳嗽，痰黄稠黏，口干咽痛，大便干燥	口服。一次6g（水丸）或一次1丸（大蜜丸），一日2～3次	孕妇慎用
强力枇杷露	枇杷叶、罂粟壳、百部、白前、桑白皮、桔梗、薄荷脑	养阴敛肺，镇咳祛痰	久咳劳嗽，支气管炎等	口服。一次15mL，一日3次，小儿酌减	含罂粟壳，孕妇禁用；不可过量或久用；外感咳嗽及痰浊壅盛者慎用；忌食辛辣厚味食物
川贝止咳露	川贝母、枇杷叶、百部、前胡、桔梗、桑白皮、薄荷脑	止嗽祛痰	风热咳嗽，痰多上气或燥咳	口服。一次15mL，一日3次，小儿减半	风寒咳嗽者慎用；忌烟、酒及辛辣食物
二母宁嗽丸	川贝母、知母、石膏、栀子（炒）、黄芩、桑白皮（蜜）、茯苓、瓜蒌子（炒）、陈皮、枳实（麸炒）、甘草（炙）、五味子	清肺润燥，化痰止咳	燥热蕴肺所致的咳嗽，痰黄而黏不易咳出，胸闷气促，久咳不止，声哑喉痛	口服。一次1丸（大蜜丸）或一次6g（水蜜丸），一日2次	风寒咳嗽者慎用；忌食辛辣以及牛肉、羊肉、鱼等食物
蜜炼川贝枇杷膏	川贝母、枇杷叶、桔梗、陈皮、水半夏、北沙参、五味子、款冬花、杏仁水、薄荷脑	清热润肺，止咳平喘，理气化痰	肺燥之咳嗽，痰多胸闷，咽喉痛痒，声音沙哑等	口服。一次15mL，一日3次，小儿酌减	外感风寒咳嗽者慎用；忌食辛辣食物
小金丸	麝香或人工麝香、木鳖子、草乌（制）、枫香脂、乳香（醋制）、没药（醋制）、五灵脂、当归（酒制）、地龙、香墨	散结消肿，化瘀止痛	痰气凝滞所致的瘰疬、瘿瘤、乳岩、乳癖。症见肌肤或肌肤下肿块一处或数处，推之能动，或骨及骨关节肿大，皮色不变，肿硬作痛	打碎后口服。一次1.2～3g，一日2次，小儿酌减	孕妇、哺乳期妇女禁用
阳和解凝膏	牛蒡草、透骨草、生川乌、大黄、生草乌、人工麝香、生附子、地龙、苏合香等	温阳化湿，消肿散结	脾肾阳虚，痰瘀互结所致的阴疽，瘰疬未溃，寒湿痹痛	加温软化，贴于患处	孕妇禁用；疮疡阳证者慎用；不可久用。不可内服；用药后出现皮肤过敏反应者需及时停用；忌食辛辣、油腻食物及海鲜等发物

续表

药品名称	组成	功效	主治	用法用量	使用注意
内消瘰疬丸	夏枯草、玄参、大青盐、海藻、浙贝母、薄荷、天花粉、蛤壳（煅）、白蔹、连翘、大黄（熟）、甘草、地黄、桔梗、枳壳、当归、玄明粉	化痰软坚，散结	瘰疬痰核或肿或痛	口服。一次9g，一日1～2次	阳证疮疡者禁用；孕妇慎用；不可久用；不可内服；忌食辛辣、油腻食物及海鲜等发物

考纲摘要

1. 祛痰剂的功能、主治、分类、使用注意事项及各类的功能、主治。

2. 二陈丸、桂龙咳喘宁胶囊、橘贝半夏颗粒、清气化痰丸、礞石滚痰丸、复方鲜竹沥液、橘红丸（片、颗粒、胶囊）、养阴清肺膏（糖浆、丸、口服液）、乳癖消胶囊（颗粒、片）、杏苏止咳颗粒、急支糖浆、儿童清肺丸、清肺抑火丸、强力枇杷膏、川贝止咳露、二母宁嗽丸、蜜炼川贝枇杷膏、小金丸、阳和解凝膏、内消瘰疬丸等中成药的功效、主治、用法用量、使用注意；功能相似成药的鉴别应用。

3. 二陈丸、桂龙咳喘宁胶囊、清气化痰丸、礞石滚痰丸、养阴清肺膏的药物组成及配伍意义。

复习思考

一、单项选择题

1. 橘红丸除清肺化痰外，又能（　　　）

A. 止咳　　　　　　B. 通便　　　　　　C. 散风

D. 平喘　　　　　　E. 祛瘀

2. 消瘰丸的功效为（　　）

A. 燥湿化痰　　　　B. 化痰通便　　　　C. 健脾补肾

D. 化痰，散结　　　E. 化痰，止嗽

3. 止嗽散的君药为（　　）

A. 桔梗、荆芥　　　B. 紫菀、百部　　　C. 陈皮、甘草

D. 荆芥、百部　　　E. 桔梗、陈皮

4.患者，男，48岁，咳嗽痰黄黏稠，口干咽痛，大便干燥，诊其证为痰热阻肺，治当清肺止咳，化痰通便，宜选用的药为（　　　）

　　A.川贝止嗽散　　　　B.蛇胆川贝散　　　　C.清肺抑火丸

　　D.清宣止咳颗粒　　　E.复方鲜竹沥液

5.上题患者服用药物7天后，痰黄黏稠诸症已除，但仍咳嗽痰多、胸闷气急，其证转为痰气阻肺，治当化痰止咳，宽中下气，此时宜选用的中成药是（　　　）

　　A.急支糖浆　　　　　B.通宣理肺丸　　　　C.强力枇杷露

　　D.橘贝半夏颗粒　　　E.蜜炼川贝枇杷膏

6.患者，女，50岁，体胖，患高血压病，证属脾虚湿盛、痰浊内阻，证见眩晕，头痛，如蒙如裹。医师处以半夏天麻丸，因该成药的功效有健脾祛湿及（　　　）

　　A.理气化痰　　　　　B.滋阴潜阳　　　　　C.清热化痰

　　D.健脾补气　　　　　E.化痰息风

7.治疗咳嗽燥邪伤肺证，宜选用的中成药是（　　　）

　　A.通宣理肺丸　　　　B.二母宁嗽丸　　　　C.橘贝半夏颗粒

　　D.橘红丸　　　　　　E.小青龙合剂

8.治风热咳嗽宜用的是（　　　）

　　A.二陈丸　　　　　　B.急支糖浆　　　　　C.橘贝半夏颗粒

　　D.清肺抑火丸　　　　E.蜜炼川贝枇杷膏

9.因含罂粟壳而不能过量或长期服用的中成药是（　　　）

　　A.蛇胆陈皮胶囊　　　B.克咳胶囊　　　　　C.桂龙咳喘宁

　　D.二母宁嗽丸　　　　E.蜜炼川贝枇杷膏

10.患者咳嗽咽痒，咯痰不爽，或微有恶风发热，舌苔薄白，脉浮缓。宜选用（　　　）

　　A.止嗽散　　　　　　B.清气化痰丸　　　　C.小青龙合剂

　　D.二陈汤　　　　　　E.养阴清肺膏

二、多项选择题

1.强力枇杷露使用注意事项包括（　　　）

　　A.年老体弱者慎用　　B.外感咳嗽者忌用　　C.高血压及心脏病忌用

　　D.不得过量久服　　　E.痰湿壅盛者忌用

2.二陈汤的组成包括（　　　）

　　A.陈皮　　　　　　　B.茯苓　　　　　　　C.甘草

　　D.枳实　　　　　　　E.半夏

3.常用于治疗痰热咳嗽的中成药有（　　　）

　　A.急支糖浆　　　　　B.橘红丸　　　　　　C.橘贝半夏颗粒

D. 复方鲜竹沥液　　　E. 清气化痰丸

4. 清气化痰丸的主治症状描述正确的是（　　　）

A. 咳嗽　　　　　　B. 痰黄黏稠　　　　　C. 胸膈痞满

D. 舌质红　　　　　E. 苔白腻

三、材料分析题

1. 患者，男，58岁，有慢支病史十余年，5天前因受凉致咳嗽加重，今晨去医院就诊。现症：气息粗促，痰多，质黏稠而黄，咳吐不爽，时有热腥味，胸胁胀痛，面赤，口干舌红，苔黄腻，脉滑数。请为该患者推荐常用的中成药，并说出选用的依据。

2. 陈皮 12g，半夏 9g，茯苓 12g，甘草 6g。6付，水煎分 2 次服。请说出这首方剂的名称，并写出它的功效、主治、使用注意。

扫一扫，知答案

扫一扫，看课件

模块十五

开窍剂

【学习目标】

掌握安宫牛黄丸、苏合香丸的功效、主治、药物间的配伍关系、用法用量、使用注意及其他制剂；能正确进行本类方剂的审方与调配。

熟悉开窍剂的概念、适应证、分类、使用注意和各类的功能与主治。熟悉清开灵注射液、醒脑静注射液等中成药的功效、主治、用法用量、使用注意；能对本类中成药进行对比荐药。

了解其他中成药的功效与主治，并能对比荐药。

案例导入

患者，男，68 岁。患高血压病二十余年，平素面红目赤，某日因走路不慎，突然跌倒昏迷，高热烦躁，谵语，口干舌燥，痰涎壅盛，舌绛，脉数。

请问该患者中医辨证属于何种证型？请为患者推荐合适的方剂或中成药，并说明选用的依据。

凡以芳香开窍药为主组成，具有开窍醒神作用，治疗神昏窍闭证的方剂，称开窍剂。

神昏窍闭证根据临床表现可分为热闭与寒闭两种。热闭由温热毒邪内陷心包，或痰热蒙蔽心窍所致，治宜清热开窍；寒闭由寒湿痰浊或秽浊之气蒙蔽心窍所致，治宜温通开窍。故开窍剂分为凉开剂与温开剂两类。

开窍剂的使用，首先应辨清病证虚实，本章方剂只适用于窍闭神昏之实证，症见神昏口噤，两手握固，脉实有力；对于神昏之虚证，又称"脱证"，症见大汗肢冷，气微遗尿，口开目合，脉虚弱无力，纵有神志昏迷，也不宜使用开窍剂。其次，阳明腑实证见有神昏谵语者，治宜寒下之法，不宜纯用开窍剂。

开窍剂中大都为芳香之品，一则易于挥发，只宜入丸、散剂，不宜加热煎煮，以免药性耗散，降低疗效；二则其性走散，久服则伤元气，故只宜暂用，不可久服，待神志清醒后，应根据病情辨证施治；三是芳香药物多走窜，有碍胎元，故孕妇慎用；四是随着新剂型的开发与应用，现多将本类方剂制成注射剂，以方便临床应用，提高疗效。

项目一　凉开剂

凉开剂具有清热醒神开窍作用，适用于热闭证，症见高热烦躁，神昏谵语，甚或痉厥，及中风、痰厥或感触秽浊之气，猝然昏倒，不省人事属热闭者。常以芳香开窍药如麝香、冰片、郁金等为主组成方剂。代表方如安宫牛黄丸、清开灵注射液等。

安宫牛黄丸
《温病条辨》

【组成】牛黄 30g　郁金 30g　犀角（水牛角浓缩粉代）30g　黄连 30g　黄芩 30g　山栀 30g　朱砂 30g　雄黄 30g　梅片 7.5g　麝香 7.5g　珍珠 15g　金箔衣　老蜜

【功效】清热开窍，豁痰解毒。

【主治】热邪内陷心包证。症见高热烦躁，神昏谵语，口渴唇燥，舌红或绛，脉数，以及中风昏迷、小儿惊厥属痰热内闭者。

【方解】本方证为温热毒邪内陷心包所致。邪热内陷心包，神明被扰，故高热烦躁，神昏谵语；热盛伤津，故口渴唇燥；舌红绛，脉数，均为热盛伤津之征。治宜芳香开窍，清心解毒，豁痰安神。

方中牛黄味苦性凉，善清心解毒，豁痰开窍；麝香通行十二经，善开窍通关，为开窍醒神回苏要药，共为君药。犀角清心凉血，解毒定惊；黄连、黄芩、栀子助牛黄清热泻火解毒；冰片、郁金芳香辟秽，通窍开闭，助麝香以开窍，同为臣药。朱砂镇心安神；珍珠清心安神；雄黄豁痰解毒，共为佐药。蜂蜜和胃调中，为使药。金箔为衣，取其重镇安神之效。本方清心泻火、凉血解毒与芳香开窍结合运用，为凉开剂的配伍特点。

【剂型规格】丸剂。每丸 3g。

【用法用量】口服。一次 1 丸，一日 1 次，小儿酌减或遵医嘱。

【其他制剂】

1. 安宫牛黄胶囊《新药转正标准》　口服。一次 4 粒，一日 1 次，小儿酌减或遵医嘱。

2. 安宫牛黄散《中国药典》　口服。一次 1.6g，一日 1 次，小儿酌减或遵医嘱。

3. 安宫牛黄片《部颁标准》　口服。一次 5～6 片，小儿酌减或遵医嘱。

【临床应用】常用于治疗流行性乙型脑炎、流行性脑脊髓膜炎、中毒性痢疾、尿毒症、脑血管意外、肝性脑病等属痰热内闭者。

【使用注意】孕妇慎用；寒闭证禁用；因含朱砂、雄黄，不宜过量或久服。

【方歌】安宫牛黄开窍方，芩连栀郁朱雄黄；

　　　　犀角珍珠冰麝箔，热闭心包功用良。

知 识 链 接

　　宫，古代指帝王之址，现指心包。中医学认为，心在人体内犹如君主，处于至高无上的地位，心包犹如心的宫城，保护心主神圣不可侵犯。若温热毒邪攻心，心包便挺身而出代心受邪。方中牛黄为君，以清心包之邪热，"安宫"用于形容服用该丸药后，能使心安居其宫，故名"安宫牛黄丸"。

清开灵注射液
《中国药典》

【组成】胆酸　珍珠母　猪去氧胆酸　栀子　水牛角粉　板蓝根　黄芩苷　金银花

【功效】清热解毒，化痰通络，醒神开窍。

【主治】热病神昏，中风偏瘫，神志不清。

【方解】本方证为邪热炽盛，内陷心包。热陷心包，上蒙清窍，则见神昏，神志不清；邪热挟痰浊横窜经络，则中风偏瘫。治宜清热解毒，化痰开窍。

　　水牛角粉清心凉血，解毒定惊，为君药。胆酸及猪去氧胆酸清热解毒，凉肝息风止痉，化痰开窍；栀子、黄芩苷、金银花、板蓝根清热泻火，凉血解毒，为臣药。珍珠母平肝潜阳，安神定惊，为佐药。诸药合用，共奏清热解毒、化痰通络、醒神开窍之效。

【剂型规格】注射液。每支装 2mL、10mL。

【用法用量】肌内注射：一日 2～4mL。静脉滴注：一日 20～40mL，以 10% 葡萄糖注射液 200mL 或生理盐水注射液 100mL 稀释后使用。

【其他制剂】

1. 清开灵口服液《中国药典》 口服。一次 20～30mL，一日 2 次，小儿酌减。

2. 清开灵片《中国药典》 口服。一次 1～2 片，一日 3 次，小儿酌减或遵医嘱。

3. 清开灵胶囊《中国药典》 口服。一次 2～4 粒，一日 3 次，小儿酌减或遵医嘱。

4. 清开灵泡腾片《中国药典》 热水泡腾溶解后服用。一次 2～4 片，一日 3 次，小儿酌减或遵医嘱。

5. 清开灵软胶囊《中国药典》 口服。一次 1～2 粒（每粒装 0.4g）或 2～4 粒（每粒装 0.2g），一日 3 次，小儿酌减或遵医嘱。

【临床应用】常用于治疗急性热病、脑血管疾病、中风偏瘫、神志不清等属邪热炽盛、内陷心包者。亦可用于急性肝炎、上呼吸道感染、肺炎伴高热、神志不清者。

【使用注意】孕妇禁用。

醒脑静注射液
《部颁标准》

【组成】麝香 7.5g　郁金 30g　栀子 30g　冰片 1g

【功效】清热泻火，凉血解毒，开窍醒脑。

【主治】流行性乙型脑炎，肝昏迷，热入营血，内陷心包，高热烦躁，神昏谵语，舌绛脉数。

【方解】温热之邪，内陷心包，痰热之邪，蒙蔽清窍，故高热烦躁，神昏谵语，舌绛脉数。治宜清热泻火，凉血解毒，开窍醒脑。

方中君药麝香辛温香窜，通行十二经，善醒神开窍。臣药郁金化痰开窍；冰片芳香辟秽，通窍开闭，共同加强君药醒神开窍之力。佐药栀子清热解毒，清泻三焦之火。四药合用，共奏醒神开窍之功。

【剂型规格】注射剂。每支装 2mL、5mL、10mL。

【用法用量】肌内注射：1 次 2～4mL，一日 1～2 次。静脉滴注：一次 10～20mL，用 5%～10% 葡萄糖注射液或氯化钠注射液 250～500mL 稀释后滴注；或遵医嘱。

【临床应用】常用于颅脑外伤、中风、高热、中枢神经系统感染、脑出血急性期、肝性脑病、药物中毒、酒精中毒、毒物中毒等各种原因所致的意识障碍证属热入营血，内陷心包者。

项目二　温开剂

温开剂具有温通行气，化浊开窍的作用，适用于中风、中寒、气郁、痰厥等属寒闭证者。常用芳香开窍药如麝香、苏合香、冰片等为主组成方剂。代表方如苏合香丸。

苏合香丸
《太平惠民和剂局方》

【组成】苏合香 30g　龙脑 30g　麝香 60g　安息香 60g　青木香 60g　香附 60g　白檀香 60g　丁香 60g　沉香 60g　荜茇 60g　熏陆香（制）30g　白术 60g　诃黎勒（煨）60g　朱砂 60g　乌犀屑 60g

【功效】芳香开窍，行气止痛。

【主治】寒闭证。突然昏倒,牙关紧闭,不省人事,面白肢冷,苔白脉迟;或心腹卒痛,甚则昏厥;亦治中风、中气及感受时行瘴疠之气,属于寒闭者。

【方解】本方所治诸证是由寒湿痰浊或污秽之气闭塞气机,蒙蔽清窍所致。寒痰秽浊,上蒙神明,致突然昏倒,牙关紧闭,不省人事;面白肢冷、苔白脉迟均属寒象;若感受时疫秽恶之气,致气机壅滞,则心腹卒痛,进而气机逆乱,扰及神明,可致神昏。治宜芳香开窍、辟秽化浊药与温中散寒、辛香行气药配合,以化痰、避秽、开窍。

方中苏合香、安息香善透窍逐秽化浊,开闭醒神;麝香、冰片开窍通闭,辟秽化浊,善通全身诸窍,共为君药。香附、丁香、青木香、沉香、白檀香辛香之气,调畅气血,温通降逆,宣窍开郁,使气降则痰降,气顺则痰消;熏陆香行气兼活血,使气血运行通畅,则疼痛可止,共为臣药。本方集10种香药于一方,开窍启闭,为方之主体。荜茇温中散寒,增强诸香药行气止痛开郁之功;心为火脏,不受辛热之气,故配水牛角清心解毒,以防热药上扰神明,其性虽凉,但其气清香透发,寒而不遏;朱砂镇心安神,白术健脾和中,燥湿化浊;诃黎勒温涩敛气,以防辛香走窜耗散太过,共为佐药。诸药合用,既可加强芳香开窍与行气止痛之效,又可防止香散耗气伤正,配伍极为得当。

【剂型规格】丸剂。水蜜丸:每丸重2.4g;大蜜丸:每丸重3g。

【用法用量】口服。一次1丸,一日1～2次。

【临床应用】常用于治疗急性脑血管疾病、癔病性昏厥、流行性乙型脑炎、肝性脑病、冠心病心绞痛、心肌梗死等属寒闭者。

【使用注意】孕妇禁用;阳闭、热病、脱证者不宜使用;因含朱砂,不宜过量或久服;肝肾功能不全者慎用。

【方歌】苏合香丸麝息香,木丁朱乳荜檀襄;

　　　　牛冰术沉诃香附,中恶急救莫彷徨。

表15-1 其他开窍类中成药

药品名称	组成	功效	主治	用法用量	使用注意
紫雪散	石膏、寒水石、滑石、磁石、玄参、木香、沉香、升麻、甘草、丁香、芒硝(制)、硝石(精制)、水牛角浓缩粉、羚羊角、人工麝香、朱砂	清热开窍,止痉安神	热入心包,热动肝风证。症见高热烦躁,神昏谵语,惊风抽搐,斑疹吐衄,尿赤便秘	口服。一次1.5～3g,一日2次,小儿酌减	孕妇禁用
局方至宝散	牛黄、人工麝香、水牛角浓缩粉、玳瑁、冰片、安息香、朱砂、雄黄、琥珀	清热解毒,开窍镇惊	热病热入心包、热盛动风证。症见神昏谵语,高热惊厥,烦躁不安及小儿急热惊风	口服,一次2g,一日1次,小儿酌减	孕妇禁用

续表

药品名称	组成	功效	主治	用法用量	使用注意
万氏牛黄清心丸	牛黄、朱砂、黄连、黄芩、栀子、郁金	清热解毒，镇惊安神	邪热内闭，烦躁不安，神昏谵语，小儿高热惊厥	口服。一次4丸，一日2～3次，小儿酌减	

考纲摘要

1. 开窍剂的功效、主治、分类、使用注意及各类的功能、主治。

2. 安宫牛黄丸、清开灵注射液（胶囊、软胶囊、颗粒、滴丸、片、泡腾片）、苏合香丸、紫雪散、局方至宝散、万氏牛黄清心丸等中成药的功效、主治、使用注意及与功能相似成药的鉴别应用。

3. 安宫牛黄丸、苏合香丸的药物组成及配伍特点。

复习思考

一、单项选择题

1. 安宫牛黄丸的组成中有（ ）

A. 珍珠母、朱砂　　　B. 珍珠、朱砂　　　C 朱砂、大黄

D. 朱砂、黄柏　　　E. 朱砂、麻黄

2. 苏合香丸中具有重神安神功效的药物是（ ）

A. 龙脑　　　B. 麝香　　　C. 水牛角

D. 朱砂　　　E. 冰片

3. 安宫牛黄丸中，能体现清心开窍立方之旨的药物配伍为（ ）

A. 冰片、水牛角　　　B. 牛黄、冰片　　　C. 麝香、冰片

D. 水牛角、麝香　　　E. 牛黄、麝香

4. 紫雪散的功效为（ ）

A. 清热开窍，豁痰解毒　　　　B. 清热开窍，息风止痉

C. 清热开窍，化浊解毒　　　　D. 清热开窍，避秽解毒

E. 清热开窍，凉血解毒

5. 以清热开窍，化浊解毒为功效的方剂为（ ）

A. 至宝丹　　　B. 紫雪散　　　C. 安宫牛黄丸

D. 苏合香丸　　　　　E. 冠心苏合丸

6. 主治热邪内陷心包、热盛动风证的方剂是（　　　）

A. 安宫牛黄丸　　　B. 紫雪散　　　　C. 至宝丹

D. 牛黄清心丸　　　E. 冠心苏合丸

7. 下列哪种病证不是开窍剂的适应证（　　　）

A. 中风而见神昏谵语者　　　　　　　B. 气郁而见神昏谵语者

C. 痰厥而见神昏谵语者　　　　　　　D. 阳明腑实证而见神昏谵语者

E. 中暑而见神昏谵语者

8. 患者高热烦躁，神昏谵语，口干舌燥，痰涎壅盛，舌红或绛，脉数，治宜选（　　　）

A. 紫雪散　　　　　B. 至宝丹　　　　C. 安宫牛黄丸

D. 苏合香丸　　　　E. 冠心苏合丸

9. 症见神昏不语，身热烦躁，痰盛气粗，舌红苔黑垢腻，脉滑数，最应选（　　　）

A. 安宫牛黄丸　　　B. 紫雪散　　　　C. 至宝丹

D. 牛黄清心丸　　　E. 冠心苏合丸

10. "集十香于一方"的方剂是（　　　）

A. 醒脑静注射液　　B. 安宫牛黄丸　　C. 清开灵注射液

D. 苏合香丸　　　　E. 至宝丹

二、多项选择题

1. 安宫牛黄丸的辨证要点包括（　　　）

A. 神昏谵语　　　　B. 高热烦躁　　　C. 口渴唇燥

D. 舌红或绛　　　　E. 脉数

2. 安宫牛黄丸中不含有的药物为（　　　）

A. 黄芪　　　　　　B. 黄连　　　　　C. 黄柏

D. 郁金　　　　　　E. 栀子

3. 从安宫牛黄丸的配伍中可以得出凉开剂的配伍特点为（　　　）

A. 清心解毒　　　　B. 清热泄火　　　C. 清热滋阴

D. 芳香开窍　　　　E. 宁心安神

4. 至宝丹的辨证要点为（　　　）

A. 神昏谵语　　　　B. 身热烦躁　　　C. 痰盛气粗

D. 吐泻腹痛　　　　E. 烦闷欲绝

5. 从苏合香丸的配伍中可以看出，温开剂多由哪几类药组成（　　　）

A. 芳香开窍药　　　B. 清热解毒药　　　C. 温里药

D.行气药　　　　　　E.补气药

三、材料分析题

1.患者，女，50岁，平素常觉心胸憋闷，某日因大怒突然昏倒，心腹卒痛，牙关紧闭，四肢厥冷，不省人事，苔白，脉迟。此系何病证？应以何法、何方治之？

2.患者，男，68岁，患高血压病20余年，平素面红气粗，某日因走路不慎，突然跌倒而致昏迷，高热烦躁，谵语，口干舌燥，痰涎壅盛，舌绛，脉数。请为患者推荐合适的方剂或中成药，并说明选用的依据。

扫一扫，知答案

扫一扫，看课件

模块十六

安神剂

【学习目标】

掌握朱砂安神丸、磁朱丸、酸枣仁汤、天王补心丹的功效、主治、药物间的配伍关系、用法用量、使用注意及其他制剂；能正确进行本类方剂的审方与调配。

熟悉安神剂的概念、适应证、分类、使用注意和各类的功能与主治。熟悉柏子养心丸、枣仁安神液、刺五加片等中成药的功效、主治、用法用量、使用注意；能对本类中成药进行对比荐药。

了解其他中成药的功效与主治，并能对比荐药。

案例导入

患者，女，35岁。近日时心慌，易受惊吓，夜间入睡困难，多梦，时惊醒，白天精力不济，舌淡苔薄白，脉沉。今日去医院就诊，经医生诊查，诊断为"失眠"。

请问该患者"失眠"中医辨证属于何种证型？请为该患者推荐合适的方剂或中成药，并说明选用的依据。

凡以安神药为主组成，具有安神定志作用，治疗神志不安病证的方剂，称安神剂。

安神剂适用于神志不安病证。症见心悸怔忡，失眠健忘，烦躁惊狂等。心藏神，肝藏魂，肾藏志，故心神不安证主要责之心、肝、肾三脏功能的失调。根据临床症状及病因病机不同，可分为实证、虚证。实证宜重镇，虚证宜滋养。因此，安神剂可分为重镇安神剂与滋养安神剂两类。

使用安神剂应注意，重镇安神剂多由金石、贝壳类药物组成，质重碍胃，不宜久服；某些安神剂含朱砂等有毒中药，不可久服。

项目一　重镇安神剂

重镇安神剂具有重镇潜阳、安神定志的作用，适用于心肝阳亢，热扰心神证。症见心神烦乱，失眠多梦，惊悸怔忡，癫痫等。常以重镇安神药如朱砂、龙骨、磁石等为主组成方剂。代表方如朱砂安神丸、磁朱丸等。

朱砂安神丸
《内外伤辨惑论》

【组成】朱砂15g　黄连18g　甘草16g　生地黄4.5g　当归7.5g

【功效】镇心安神，清热养血。

【主治】心火亢盛，阴血不足证。症见失眠多梦，心神烦乱，惊悸怔忡，胸中烦热，舌尖红，脉细数。

【方解】本方证由心火亢盛，灼伤阴血，心神失养所致。心火亢盛，心神被扰，故见心神烦乱，惊悸怔忡，失眠多梦；心火内炽，灼伤胸膈，故胸中烦热；火热亢盛，伤及阴血，故舌尖红，脉细数。治宜重镇安神、清心泻火为主，兼以滋阴养血。

方中朱砂为君，镇心安神，清泻心火。黄连为臣，清泻心火以助君药除烦热。生地黄滋阴清热，当归补养心血，均为佐药。使药甘草调和诸药，且防朱砂质重碍胃。诸药相合，一泻偏盛之心火，一补不足之阴血，邪正兼顾，标本同治，使神自安宁，故名"安神"。

【剂型规格】丸剂。小蜜丸：每瓶54g；水蜜丸：每袋装6g；大蜜丸：每丸重9g。

【用法用量】口服。一次6g（水蜜丸）或一次9g（小蜜丸）或一次1丸（大蜜丸），一日1～2次。

【其他制剂】

朱砂安神片《部颁标准》　口服。一次4～5片，一日2次。

【临床应用】常用于治疗神经衰弱所致的失眠、心悸、健忘及精神抑郁等证属心火亢盛，阴血不足者。

【使用注意】方中朱砂含硫化汞，尤忌火煅，不宜多服、久服，以防汞中毒；素体脾胃虚弱者慎用。

【方歌】朱砂安神东垣方，归连甘草合地黄；

怔忡不寐心烦乱，清热养阴可复康。

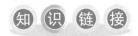

　　朱砂的主要化学成分为硫化汞（HgS），其含量不少于98%。朱砂为无机汞化合物，汞与人体蛋白质中的疏基有特别的亲和力，高浓度时，可抑制多种酶的活性，使代谢发生障碍，损害中枢神经系统。急性中毒表现为：浮肿、尿少或无尿，甚至昏迷抽搐、血压下降或因肾功能衰竭而死亡。慢性中毒则表现为：口有金属味、流涎、口腔黏膜充血、恶心、呕吐、牙龈肿痛、出血、腹痛腹泻、肌肉震颤、血尿、蛋白尿等。中毒原因主要与长期大剂量口服有关。

<h2 style="text-align:center">磁朱丸</h2>
《备急千金要方》

【组成】磁石60g　朱砂30g　神曲120g

【功效】重镇安神，交通心肾。

【主治】心肾不交证。症见视物昏花，耳鸣耳聋，心悸失眠，亦治癫痫。

【方解】本方原为治疗视物昏花之目疾而设。目之能视，有赖于五脏六腑精气之濡养。若肾精不足，精气不能上行荣目，加之水不济火，心阳偏亢，虚阳上扰，则视物昏花；肾开窍于耳，肾精不足则耳鸣耳聋。后世医家又将本方拓展用于肾阴不足、水不济火、心阳偏亢、心肾不交而致的心悸失眠、癫痫等病证。诸疾临床表现虽异，然肾精不足、水火失济之病机相同，故均治宜益阴潜阳、交通心肾。

　　方中磁石为君药，益阴潜阳，镇摄心神。朱砂为臣药，重镇安神，清心定志。重用神曲为佐药，健胃和中，既助石药之运化，又防重镇伤胃。炼蜜为丸，取其补中益胃之力，并能缓和药性。磁石、朱砂合用，既能重镇安神，又可平肝潜阳，故能治心肝阳亢、肝风上扰、心神失宁之癫痫，柯琴称本方为"治癫痫之圣剂"。

【剂型规格】丸剂。

【用法用量】上药研末，炼蜜为丸，每次6g，一日2次，温水送服。

【临床应用】常用于视网膜、视神经、玻璃体、晶状体病变和房水循环障碍以及神经衰弱、高血压病、癫痫等证属肾阴不足，心阳偏亢，心肾不交者。

【使用注意】方中磁石、朱砂俱为质重之品，不宜过量久服。

【方歌】磁朱丸中有神曲，安神潜阳治目疾；
　　　　　心悸失眠皆可用，癫狂痫证宜服之。

项目二 滋养安神剂

滋养安神剂具有养心柔肝、益血滋阴的作用，适用于阴血不足、心神失养证。症见虚烦不眠，心悸怔忡，健忘多梦等。常以养心安神药如酸枣仁、柏子仁等为主组成方剂。代表方如酸枣仁汤、天王补心丹等。

酸枣仁汤
《金匮要略》

【组成】酸枣仁 15g　知母 6g　茯苓 6g　川芎 6g　甘草 3g

【功效】养血安神，清热除烦。

【主治】肝血不足，虚热内扰之虚烦不眠证。症见虚烦失眠，心悸不安，头目眩晕，咽干口燥，舌红，脉弦细。

【方解】本方证为肝血不足，虚热内扰所致。肝藏血，血舍魂，若肝血不足，心失所养，魂不守舍，加之虚热内扰，则虚烦不寐，惊悸不安；头目眩晕，咽干口燥，舌红，脉弦细等皆为血虚肝旺之证。治宜养血安神，清热除烦。

方中重用酸枣仁养血补肝，宁心安神，为君药。茯苓宁心安神，知母滋阴润燥，清热除烦，同为臣药。佐以川芎，调肝血而疏肝气，与君药相配，寓散于收，补中有行，具有养血调肝之妙。甘草为佐使药，和中缓急，调和诸药。全方相合，共奏养血安神、清热除烦之功。

【剂型规格】汤剂。

【用法用量】水煎服。一日 2～3 次。

【临床应用】常用于治疗神经衰弱、心脏神经官能症、更年期综合征等证属心肝血虚，虚热内扰者。

【使用注意】本方重用酸枣仁，且需先煎，方能取效。

【方歌】酸枣仁汤治失眠，川芎知草茯苓煎；
　　　　养血除烦清虚热，安然入睡梦乡甜。

天王补心丹
《摄生秘剖》

【组成】生地黄 120g　酸枣仁 30g　柏子仁 30g　当归身 30g　五味子 30g　天冬 30g　麦冬 30g　人参 15g　丹参 15g　玄参 15g　茯苓 15g　远志 15g　桔梗 15g

【功效】滋阴养血，补心安神。

【主治】阴虚血少，神志不安证。症见心悸怔忡，虚烦失眠，神疲健忘，或梦遗，手足心热，口舌生疮，大便干结，舌红少苔，脉细数。

【方解】本方证为心肾两虚，阴虚血少，虚火内扰所致。阴虚血少，心失所养，故心悸失眠，神疲健忘；阴虚生内热，虚火内扰，则虚烦，手足心热，口舌生疮，梦遗。治宜滋阴养血，补心安神。

方中生地黄滋阴养血，清虚热，为君药。天冬、麦冬滋阴清热；酸枣仁、柏子仁养心安神；当归补血润燥。五药共助君药滋阴补血，以养心安神，为臣药。人参补气，气旺则阴血自生，且能宁心益智；五味子酸收敛阴，以养心神；茯苓、远志养心安神，交通心肾；玄参滋阴降火，以制虚火上炎；丹参清心活血，使诸药补而不滞；朱砂镇心安神，兼治其标，共为佐药。桔梗为使药，载药上行，以使药力上入心经。诸药相合，共奏滋阴养血、补心安神之功。

【剂型规格】丸剂。

【用法用量】上药共为细末，炼蜜为丸，用朱砂水飞 9 ~ 15g 为衣，每服 6 ~ 9g，温开水送下，或用桂圆肉煎汤送服；亦可作汤剂，水煎服。

【其他制剂】

天王补心丸《中国药典》 口服。一次 6g（水蜜丸）或一次 9g（小蜜丸）或一次 1 丸（大蜜丸），一日 2 次。

【临床应用】常用于治疗神经衰弱、冠心病、精神分裂症、甲状腺功能亢进等所致失眠心悸以及复发性口腔溃疡等证属心肾阴虚血少者。

【使用注意】脾胃虚弱、食少便溏者慎用。

【方歌】天王补心柏枣仁，二冬生地与归身；

三参桔梗朱砂味，远志茯苓共调心。

柏子养心丸
《中国药典》

【组成】柏子仁 25g　党参 25g　黄芪（炙）100g　川芎 100g　当归 100g　茯苓 200g　远志（制）25g　酸枣仁 25g　肉桂 25g　五味子（醋制）25g　半夏曲 100g　甘草（炙）10g　朱砂 30g

【功效】补气，养血，安神。

【主治】心气虚寒，心悸易惊，失眠多梦，健忘。

【方解】本方证为思虑过度，心气虚寒，心失所养，而致心悸易惊，失眠多梦，健忘。治宜养心安神。

方中炙黄芪补气升阳，党参益气生血，两药相合为君药。当归、川芎补血和血，柏子仁养心安神，俱为臣药。酸枣仁补肝养血安神；远志交通心肾而益智安神；五味子养阴补气，宁心安神；肉桂温通经脉，助阳散寒；茯苓健脾利湿，宁心安神；半夏曲消食祛痰；朱砂镇心安神。以上诸药调摄心肾，健脾和胃，安神定志，共为佐药。甘草调和诸药，为使药。综观全方，共奏补气、养血、安神之功。

【剂型规格】丸剂。大蜜丸，每丸重9g；小蜜丸；水蜜丸。

【用法用量】口服。一次6g（水蜜丸）或一次9g（小蜜丸）或一次1丸（大蜜丸），一日2次。

【其他制剂】

柏子养心片《中国药典》口服。一次3～4片，一日2次。

【临床应用】常用于治疗心律失常、神经衰弱等证属心气虚寒，心神失养者。

【使用注意】本方含有朱砂，不可过量久用；不可与溴化物、碘化物同服。

枣仁安神液
《部颁标准》

【组成】酸枣仁（炒）　丹参　五味子（醋制）

【功效】补心养肝，安神益智。

【主治】心肝血虚，神经衰弱引起的失眠，健忘，头晕，心烦等。

【方解】本方证由心肝血虚，心神失养所致。心肝血虚，心神失养，故失眠，健忘，心烦；血虚肝旺，上扰清窍，则头晕。治宜滋养阴血，养心安神。

方中酸枣仁补心血，养肝血，宁心安神，为君药。五味子益气生津，补肾宁心，为臣药。丹参清心凉血，除烦安神，为佐药。三药合用，共奏养血安神之功。

【剂型规格】口服液。每支装10mL。

【用法用量】口服。每次10～20mL，一日1次，临睡前服。

【其他制剂】

1. 枣仁安神颗粒《中国药典》开水冲服。一次1袋，一日1次，临睡前服。

2. 枣仁安神胶囊《中国药典》口服。一次5粒，一日1次，临睡前服。

【临床应用】常用于治疗神经衰弱等证属心血不足，心失所养者。

【使用注意】胃酸过多者慎用；不宜服用咖啡、浓茶等兴奋性饮品。

刺五加片
《中国药典》

【组成】刺五加浸膏150g

【功效】益气健脾，补肾安神。

【主治】脾肾阳虚，体虚乏力，食欲不振，腰膝酸痛，失眠多梦。

【方解】本方证由脾肾阳虚，心神失养所致。脾肾阳虚，心失温养，则失眠多梦；肾阳虚，腰府筋骨失养，则腰膝酸痛；脾阳虚，脾失健运，则体虚乏力，食欲不振。治宜健脾温肾，养心安神。

方中刺五加甘温，功能补益肺气，温肾助阳，强健筋骨，补益心脾，且安神益志，长于治疗心脾肾不足，心失所养，失眠多梦。

【剂型规格】片剂。薄膜衣片：每片重 0.26g、0.31g；糖衣片：片芯重 0.25g。

【用法用量】口服。一次 2 ～ 3 片，一日 2 次。

【临床应用】常用于治疗神经衰弱等证属心脾肾不足，心失所养者。

【使用注意】不宜服用咖啡、浓茶等兴奋性饮品。

表 16-1　其他安神类中成药

药品名称	组成	功效	主治	用法用量	使用注意
养血安神丸	首乌藤、鸡血藤、熟地黄、地黄、合欢皮、墨旱莲、仙鹤草	滋阴养血，宁心安神	阴虚血少，心悸头晕，失眠多梦，手足心热	口服。一次 6g，一日 3 次	
解郁安神颗粒	柴胡、大枣、石菖蒲、半夏（姜）、白术（炒）、浮小麦、远志（制）、甘草（炙）、栀子（炒）、百合、胆南星、郁金、龙齿、酸枣仁（炒）、茯苓、当归	舒肝解郁，安神定志	情志不畅、肝郁气滞所致的失眠心烦，焦虑健忘；神经官能症，更年期综合征见上述证候者	开水冲服。一次 1 袋，一日 2 次	睡前不宜饮用咖啡、浓茶等兴奋性饮品
舒肝解郁胶囊	贯叶金丝桃、刺五加	疏肝解郁，健脾安神	轻、中度单相抑郁症属肝郁脾虚证者。症见情绪低落，兴趣低下、迟滞，入睡困难，早醒多梦，紧张不安，急躁易怒，食少纳呆、胸闷，疲乏无力，多汗，疼痛，舌苔白或腻，脉弦或细	口服。一次 2 粒，一日 2 次	肝功能不全者慎用

✎ 考纲摘要

1.安神剂的功能、主治、分类、使用注意事项及各类的功能、主治。

2.朱砂安神丸、磁朱丸、天王补心丹（丸）、柏子养心丸（片）、枣仁安神液（颗粒、胶囊）、养血安神丸、解郁安神颗粒等中成药的功效、主治、用法用量、使用注意、其他制剂及与各单元功能相似成药的鉴别应用。

3.朱砂安神丸、磁朱丸、天王补心丹（丸）、酸枣仁汤的药物组成及配伍特点。

复习思考

一、单项选择题

1. 朱砂安神丸的功效是（　　）

　　A. 镇心安神，清肺泻火　　　　　　　　B. 镇心安神，清热养血

　　C. 重镇安神，清肝泻火　　　　　　　　D. 重镇安神，清胃泻火

　　E. 镇心安神，清肠泻火

2. 不属于磁朱丸组成的是（　　）

　　A. 朱砂　　　　　　B. 磁石　　　　　　C. 甘草

　　D. 蜂蜜　　　　　　E. 神曲

3. 酸枣仁汤中重用的药物是（　　）

　　A. 甘草　　　　　　B. 知母　　　　　　C. 酸枣仁

　　D. 茯苓　　　　　　E. 川芎

4. 天王补心丹中的"三参"是（　　）

　　A. 苦参、丹参、玄参　　　　　　　　　B. 人参、丹参、沙参

　　C. 玄参、沙参、太子参　　　　　　　　D. 人参、丹参、玄参

　　E. 苦参、玄参、党参

5. 柏子养心丸的功效是（　　）

　　A. 心气虚寒证　　　B. 心脾两虚证　　　C. 心血不足证

　　D. 脾肾两虚证　　　E. 肝血不足证

6. 胃酸过多者慎用下列哪个药（　　）

　　A. 天王补心丹　　　B. 朱砂安神丸　　　C. 柏子养心丸

　　D. 舒肝解郁胶囊　　E. 枣仁安神液

7. 脾肾阳虚证，症见体虚乏力，食欲不振，腰膝酸痛，失眠多梦，宜选用下列哪种药
（　　）

　　A. 柏子养心丸　　　B. 枣仁安神液　　　C. 刺五加片

　　D. 养血安神丸　　　E. 朱砂安神丸

二、多项选择题

1. 朱砂安神丸的组成有（　　）

　　A. 朱砂　　　　　　B. 甘草　　　　　　C. 黄连

　　D. 生地黄　　　　　E. 当归

2. 磁朱丸主治症状有（　　）

　　A. 心悸失眠　　　　B. 大便溏薄　　　　C. 视物昏花

D. 耳鸣耳聋　　　　E. 癫痫

3. 天王补心丹的功效包括（　　　）

A. 滋阴养血　　　　B. 健脾益气　　　　C. 镇心安神

D. 补心安神　　　　E. 交通心肾

三、材料分析题

酸枣仁 15g，知母 6g，茯苓 6g，川芎 6g，甘草 3g，4 付，水煎分 2 次温服。请说出这首方剂的名称，并写出它的功效、主治、使用注意。

扫一扫，知答案

扫一扫，看课件

模 块 十 七

补虚剂

【学习目标】

掌握四君子汤、补中益气汤、参苓白术散、四物汤、当归补血汤、归脾汤、炙甘草汤、六味地黄丸、肾气丸的功效、主治、药物间的配伍关系、用法用量、使用注意及其他制剂；能正确进行本类方剂的审方与调配。

熟悉补虚剂的概念、适应证、分类、使用注意和各类的功能与主治。熟悉生脉散、大补阴丸、河车大造丸、玉泉丸、二至丸、左归丸、右归丸、五子衍宗丸等中成药的功效、主治、使用注意；能对本类中成药进行对比荐药。

了解其他方剂及中成药的功效与主治特点，并能对比荐药。

案例导入

患者，女，42岁。自诉近2年来上腹胀满，少气懒言，体重渐减。1年前经上消化道造影检查，确诊为胃下垂（下垂10cm），屡服西药无效。现症：患者形瘦神疲，面色萎黄，少气懒言，四肢乏力，身热有汗，舌淡苔白，脉细弱。

请问该患者中医辨证属于何种证型？请为该患者推荐合适的方剂或中成药，并说明选用的依据。

凡以补虚药为主组成，具有补益人体气血阴阳等作用，治疗各种虚证的方剂，称补虚剂。属于八法中"补法"范畴。

人体虚损不足诸证，成因甚多，但总属先天禀赋不足或后天失于调养（包括饮食劳倦、情志所伤、病后失调等）所致的五脏虚损，而五脏虚损又不外乎气虚、血虚、阴虚、阳虚。因此，补益剂相应地分为补气剂、补血剂、补阴剂、补阳剂四类。

使用注意：第一，辨别虚证的实质和具体病位。第二，辨清虚实真假。《景岳全书》

中说："至虚之病，反见盛势；大实之病，反有羸状。"前者是指真虚假实，若误用攻伐之剂，则虚者更虚；后者是指真实假虚，若误用补虚之剂，则实者更实。第三，注意脾胃功能。补益药多滋腻，不易吸收，反易碍胃，如脾胃功能较差，多配伍理气醒脾之品，以资运化，使之补而不滞。第四，注意煎服法。补虚剂宜慢火久煎，以空腹或饭前服药为佳。

项目一　补气剂

补气剂具有补益肺脾之气的作用，适用于脾肺气虚证。症见倦怠乏力，少气懒言，动则气喘，面色萎白，食少便溏，舌淡苔白，脉虚弱，甚或虚热自汗，或脱肛，或子宫脱垂等。常以补气药如人参、黄芪、白术、山药等为主组成方剂。代表方如四君子汤、补中益气汤、参苓白术散等。

四君子汤
《太平惠民和剂局方》

【组成】人参 9g　白术 9g　茯苓 9g　甘草（炙）6g

【功效】益气健脾。

【主治】脾胃气虚证。症见面色萎白，语声低微，气短乏力，食少便溏，舌淡苔白，脉虚弱。

【方解】本方证由脾胃气虚，运化乏力所致。脾胃为后天之本，气血生化之源。脾胃虚弱，气血生化乏源，脏腑组织器官失养，则面色萎白、语声低微、气短乏力；脾胃气虚，失于健运，湿浊内生，则食少便溏；舌淡苔白，脉虚弱皆为气虚之象。治当益气健脾。

方中人参为君药，甘温益气，健脾养胃。白术为臣药，健脾燥湿以助运化。佐以茯苓，健脾渗湿；苓、术相配，则健脾祛湿之功益著。炙甘草为使，益气和中，调和诸药。全方共奏益气健脾之功。

【剂型规格】汤剂。

【用法用量】水煎服。一日 2 ～ 3 次。

【其他制剂】

1. 四君子合剂《部颁标准》　口服。一次 15 ～ 20mL，一日 3 次，用时摇匀。

2. 四君子丸《中国药典》　口服。一次 3 ～ 6g，一日 3 次。

3. 四君子袋泡剂《部颁标准》　口服。一次 1 ～ 2 袋，一日 3 次。

4. 四君子颗粒《部颁标准》　口服。一次 1 袋，一日 3 次。

【临床应用】常用于治疗慢性胃炎、胃及十二指肠溃疡、消化不良等属脾胃气虚证者。

【方歌】四君补气基本方，食少无力大便溏；

人参白术茯苓草，益气健脾功效强。

【附方】

1. 六君子汤《医学正传》 即四君子汤加陈皮 3g，半夏 4.5g。共为细末，加大枣 2 枚，生姜 3 片，水煎服。功效：益气健脾，燥湿化痰。主治：脾胃气虚兼痰湿证。症见饮食减少，大便溏薄，胸脘痞闷，呕逆等。

2. 异功散《小儿药证直诀》 即四君子汤加陈皮 6g。共为细末，加大枣 2 枚，生姜 5 片，水煎服。功效：益气健脾，行气化滞。主治：脾胃气虚兼气滞证。症见食少便溏、胸脘痞闷，呕吐泄泻等。

3. 香砂六君子汤《古今名医方论》 人参 3g 茯苓 6g 白术 6g 甘草 2g 陈皮 2.5g 半夏 3g 砂仁 2.5g 木香 2g 加生姜 6g，水煎服。功效：益气健脾，行气化痰。主治：脾胃气虚，痰阻气滞证。症见呕吐痞闷，脘腹胀痛，不思饮食，倦怠消瘦，或气虚肿满。

知 识 链 接

四君子汤与理中丸的比较：两方均用人参、白术、炙甘草三味药以补中益气。不同之处在于四君子汤中配伍茯苓，功效以益气健脾为主，主治脾胃气虚证；理中丸中用干姜，功效以温中祛寒为主，主治中焦虚寒证。

补中益气汤
《脾胃论》

【组成】黄芪 18g 人参 6g 当归 3g 橘皮 6g 升麻 6g 柴胡 6g 白术 9g 甘草（炙）9g

【功效】补中益气，升阳举陷。

【主治】

1. 脾胃气虚证。症见少气懒言，体倦肢软，面色萎黄，食少便溏，舌淡，脉大而虚软。

2. 气虚下陷证。症见久泻久痢，脱肛，子宫脱垂，崩漏等。

3. 气虚发热证。症见气短乏力，身热自汗，渴喜热饮，舌淡，脉虚大无力。

【方解】本方证由脾胃气虚，中气下陷所致。脾胃虚弱，纳运无力，故面色萎黄，少气懒言，体倦肢软，食少便溏；脾虚清阳不升，中气下陷，故久泻久痢，脱肛，子宫脱垂，崩漏等；清阳陷于下焦，郁遏不达则发热；气虚腠理不固，津液外泄，则自汗。治当补中益气、升阳举陷。

方中黄芪为君药，入脾肺经，补中益气，升阳固表。人参、白术、炙甘草为臣药，益气健脾，与君药合用，增强补中益气之功。佐以当归养血和营，陈皮理气和胃，使诸药补而不滞；柴胡、升麻升阳举陷，既助黄芪升提下陷之中气，又兼透表退热。炙甘草调和诸药，亦为使药。诸药合用，使气虚得补，气陷得升，则诸症自愈。气虚发热者，亦借甘温益气而除之，故言本方为"甘温除热"之代表方。

【剂型规格】汤剂。

【用法用量】水煎服。一日 2～3 次。

【其他制剂】

1. 补中益气丸《中国药典》 口服。一次 9g（小蜜丸）或一次 1 丸（大蜜丸），一日 2～3 次。

2. 补中益气膏《部颁标准》 温开水冲服。一次 10g，一日 2 次。

3. 补中益气合剂《中国药典》 口服。一次 10～15mL，一口 3 次。

4. 补中益气颗粒《中国药典》 口服。一次 1 袋，一日 2～3 次。

5. 补中益气片《部颁标准》 口服。一次 4～5 片，一日 3 次。

【临床应用】常用于治疗久泻、久痢、脱肛、内脏下垂、重症肌无力、乳糜尿、慢性肝炎、月经过多、子宫脱垂、妊娠及产后癃闭、眼睑下垂、麻痹性斜视等证属脾胃气虚或中气下陷者。

【使用注意】内热炽盛及阴虚发热者忌用。

【方歌】补中参草术归陈，芪得升柴用更神；

　　　　劳倦内伤功独擅，气虚下陷亦堪珍。

参苓白术散
《太平惠民和剂局方》

【组成】人参 1000g　白茯苓 1000g　白术 1000g　山药 1000g　白扁豆（姜汁炒）750g　莲子肉 500g　薏苡仁 500g　缩砂仁 500g　桔梗（炒）500g　甘草（炒）1000g

【功效】益气健脾，渗湿止泻。

【主治】脾虚湿滞证。症见饮食不化，胸脘痞闷，肠鸣泄泻，面色萎黄，四肢乏力，形体消瘦，舌淡苔白腻，脉虚缓。

【方解】本方证由脾虚不运，湿浊内阻所致。脾虚失运，湿浊内生，湿阻气滞，故饮食不化，肠鸣泄泻，胸脘痞闷；脾失健运，气血生化不足，肢体肌肤失养，故面色萎黄，四肢无力，形体消瘦；舌淡苔白腻，脉虚缓皆为脾虚湿盛之象。治宜益气健脾，渗湿止泻。

方中人参、白术、茯苓益气健脾渗湿，共为君药。山药、莲子肉助君药健脾益气，兼能止泻；白扁豆、薏苡仁助白术、茯苓以健脾渗湿，均为臣药。佐以砂仁醒脾和胃，行气化滞；桔梗宣肺利气以通调水道，又载药上行入肺以益肺气。炒甘草健脾和中，调和诸药，为使药。全方共奏益气健脾、渗湿止泻之功，脾气健运，湿邪得去，则诸症自除。

【剂型规格】散剂。

【用法用量】口服。上为细末，每服 6g，枣汤调下，小儿酌减。

【其他制剂】

1. 参苓白术丸《中国药典》 口服。一次 6g，一日 3 次。

2. 参苓白术颗粒《部颁标准》 口服。一次 3g，一日 3 次。

【临床应用】常用于治疗慢性胃肠炎、贫血、慢性支气管炎、肺心病、慢性肾炎以及妇科疾病等证属脾虚湿盛者。

【方歌】参苓白术扁豆仁，山药甘莲砂薏仁；

　　　　桔梗上浮兼保肺，枣汤调服益脾神。

知 识 链 接

　　　参苓白术散是在四君子汤的基础上加山药、砂仁、桔梗、薏苡仁、白扁豆、莲子肉而成。两首方剂均有益气健脾的功效，然四君子汤以益气为主，为治疗脾胃气虚证的基础方；参苓白术散兼有渗湿止泻作用，并有保肺之效，适用于脾虚湿盛证，亦可用于治疗肺损虚劳诸证，为"培土生金"法的代表方之一。

生脉散
《医学启源》

【组成】人参 9g　麦门冬 9g　五味子 6g

【功效】益气生津，敛阴止汗。

【主治】

1. 温热、暑热，耗气伤阴证。症见体倦乏力，气短懒言，汗多神疲，咽干口渴，舌干红少苔，脉虚数。

2. 久咳伤肺，气阴两虚证。症见干咳少痰，短气自汗，口干舌燥，脉虚细。

【方解】本方证为温热、暑热之邪，耗气伤阴，或久咳伤肺，气阴两虚之证。温热、暑热袭人，热蒸汗泄，耗气伤津，导致气阴两伤，故体倦乏力，气短懒言，汗多神疲，咽干口渴；舌干红少苔，脉虚数或虚细，乃气阴两伤之象。咳嗽日久伤肺，气阴两虚者，亦可见上述征象。治宜益气生津，敛阴止汗。

　　方中人参甘温，大补元气，益气生津，固脱止汗，为君药。麦门冬甘寒养阴清热，润肺生津，为臣药。人参、麦门冬合用，则益气养阴之功益彰。五味子酸温，敛肺止汗，生津止渴，为佐药。三药合用，一补一润一敛，共奏益气养阴生津、敛阴止汗之功，使气复津生，汗止阴存，脉得气充，则可复生，故名"生脉"。

【剂型规格】散剂。

【用法用量】水煎服。一日 2～3 次。

【其他制剂】

1.生脉饮《中国药典》 口服。一次 10mL，一日 3 次。

2.生脉胶囊《中国药典》 口服。一次 3 粒，一日 3 次。

3.生脉注射液《部颁标准》 肌内注射：一次 2～4mL，一日 1～2 次；静脉滴注：一日 20～60mL，以 5% 葡萄糖注射液 250～500mL 稀释后使用，或遵医嘱。

【临床应用】常用于治疗冠心病、心绞痛、心律不齐等心血管疾病及慢性支气管炎、肺心病、肺结核等呼吸系统疾病证属气阴两虚者；亦可用于治疗中暑、阿尔兹海默病、各类休克等属气阴两虚者。

【使用注意】若属外邪未解，或暑病热盛，气阴未伤者，或气阴两伤而兼有实邪者，均不宜用。

【方歌】生脉麦味与人参，保肺生津又提神；

　　　　气少汗多兼口渴，病危脉绝急煎斟。

知 识 链 接

生脉散是中医益气养阴的著名古方，至今仍在临床上广为应用，安全有效，经久不衰，有益气生津、复脉固脱的功效。生脉注射液是剂型改良后制成的中成药，是将红参（代替人参）、麦冬、五味子提取制成的纯中药制剂，具有益气养阴、固脱生脉急救的作用。药理研究证实，该制剂具有毒性小、安全性高的特点，临床常用于治疗各种休克、冠心病、急性心肌梗死等证属气阴两虚者。

项目二 补血剂

补血剂具有补益阴血的作用，适用于血虚证。症见面色无华，头晕目眩，心悸失眠，唇甲色淡，舌淡，脉细，或妇女月经不调，量少色淡，或经闭等。常以补血药如当归、熟地、白芍、龙眼肉、阿胶等为主组成方剂。代表方如四物汤、当归补血汤等。

四物汤

《仙授理伤续断秘方》

【组成】熟地黄（酒蒸）12g　当归（酒炒）9g　川芎 6g　白芍 9g

【功效】补血，活血，调经。

【主治】营血虚滞证。症见头晕目眩，心悸失眠，面色无华，口唇、爪甲色淡，或妇人月经不调，量少色淡，或经闭不行，脐腹作痛，舌淡，脉细弦或细涩。

【方解】本方证由营血亏虚，血行不畅，冲任虚损所致。心主血、藏神，血虚则心神失养，故心悸失眠；血虚无以上荣，故头晕目眩；血虚则面部、唇舌、爪甲等失于濡养，故面色无华，口唇、爪甲色淡；冲为血海，任主胞胎，肝血不足，冲任虚损，加之血行不畅，故月经不调，量少色淡，甚或经闭不行等；脉细涩或细弦为营血亏虚、血行不畅之象。治宜补血为主，辅以活血调经。

方中熟地黄甘温味厚质润，滋养阴血，补肾填精，为君药。当归甘辛温，补血，活血，用为臣药。佐以白芍养血益阴，柔肝止痛；川芎活血行气。四药配伍，动静相宜，补血不滞血，行血不伤血，温而不燥，滋而不腻，共奏补血、活血、调经之功。

【剂型规格】汤剂。

【用法用量】水煎服。一日 2 ～ 3 次。

【其他制剂】

1. 四物合剂《中国药典》　口服。一次 10 ～ 15mL，一日 3 次。

2. 四物颗粒《中国药典》　温开水冲服。一次 5g，一日 3 次。

【临床应用】常用于治疗妇女月经不调、胎产疾病、荨麻疹、骨伤科疾病、过敏性紫癜等属营血虚滞者。

【使用注意】阴虚发热及血崩气脱之证，不宜使用。

【方歌】四物归地芍与芎，营血虚滞此方宗；

　　　　妇女经病凭加减，临证之时可变通。

【附方】

1. 桃红四物汤《玉机微义》　即四物汤加桃仁 9g，红花 6g，水煎服。功效：养血活血。主治：血虚兼血瘀证。症见妇女经期超前，量多，有血块，色紫稠黏，腹痛等。

2. 圣愈汤《脉因症治》　即四物汤加人参 10g，黄芪 30g，水煎服。功效：补气，补血，摄血。主治：气血虚弱，气不摄血证。症见月经先期而至，量多色淡，体倦神衰，四肢乏力。

当归补血汤

《内外伤辨惑论》

【组成】黄芪 30g　当归（酒洗）6g

【功效】补气生血。

【主治】血虚发热证。症见肌热面赤，烦渴欲饮，脉洪大而虚，重按无力。亦治妇人经期、产后血虚发热头痛；或疮疡溃后，久不愈合者。

【方解】本方证由劳倦内伤，血虚阳浮所致。血虚气弱，阴不维阳，阳气浮越于外，故肌热面赤，烦渴引饮。脉洪大而虚，重按无力，是血虚气弱、阳气浮越之象。治宜补气生血。

方中重用黄芪，其用量五倍于当归，大补脾肺之气，以资化源，使气旺血生；又补气而固表，寓"有形之血不能速生，无形之气所当急固"之意，为君药。当归养血和营，为臣药。二药合用，则阳生阴长，气旺血生，浮阳潜涵而虚热自退。

妇人经期、产后血虚发热头痛，可补气生血而退热。疮疡溃后，久不愈合，可补气生血，扶正托毒，有利于生肌收口。

【剂型规格】汤剂。

【用法用量】水煎服。一日 2～3 次。

【其他制剂】

1. 当归补血口服液《中国药典》　口服。一次 10mL，一日 2 次。

2. 当归补血丸《部颁标准》　口服。一次 9 丸，一日 2 次。

【临床应用】常用于治疗各种贫血、过敏性紫癜、妇人经期发热、产后发热等属血虚气弱者。

【使用注意】阴虚发热者忌用。

【方歌】当归补血东垣笺，黄芪一两归二钱；
　　　　血虚发热口烦渴，脉大而虚宜此煎。

归脾汤

《正体类要》

【组成】人参 6g　白术 3g　白茯苓 3g　当归 3g　黄芪 3g　远志 3g　龙眼肉 3g　酸枣仁（炒）3g　木香 1.5g　甘草（炙）1g

【功效】益气补血，健脾养心。

【主治】

1. 心脾气血两虚证。症见心悸怔忡，健忘失眠，盗汗，面色萎黄，体倦食少，舌淡苔薄白，脉细弱。

2.脾不统血证。症见便血，皮下紫癜，妇女崩漏，月经超前，量多色淡，或淋漓不止，舌淡，脉细弱。

【方解】本方证因心脾两虚，气血不足所致。心藏神而主血，脾主思而统血。思虑过度，耗伤气血，心脾两虚。心血不足则见心悸怔忡，健忘失眠，盗汗；脾气亏虚则面色萎黄，体倦食少；舌质淡，苔薄白，脉细缓均属气血不足之象。脾虚统摄无权，血溢脉外，则便血，皮下紫癜，妇女崩漏等。治宜益气补血，健脾养心。

方中黄芪甘微温，健脾益气，补气摄血；龙眼肉甘温，补益心脾，养血安神，共为君药。人参、白术甘温益气，与黄芪配伍，增强健脾益气之功；当归甘辛微温，滋养营血，与龙眼肉配伍，增强补血养心之效，同为臣药。茯苓、远志、酸枣仁宁心安神；木香辛香而散，理气醒脾，与益气养血药配伍，使之补而不滞，滋而不腻。四药共为佐药。炙甘草益气健脾，调和诸药，为使药。煎加姜、枣，意在调和脾胃，以资化源。全方共奏益气补血、健脾养心之功。

配伍特点：其一，心脾同治，重在补脾；其二，气血并补，重在补气；其三，补气养血药中佐以木香理气醒脾，补而不滞。

【剂型规格】汤剂。

【用法用量】水煎服。加生姜、大枣；一日 2～3 次。

【其他制剂】

1.归脾丸《中国药典》 用温开水或生姜汤送服。一次 6g（水蜜丸）或一次 9g（小蜜丸）或一次 1 丸（大蜜丸），一日 3 次。

2.归脾合剂《中国药典》 口服。一次 10～20mL，一日 3 次，用时摇匀。

3.归脾颗粒《中国药典》 开水冲服。一次 1 袋，一日 3 次。

【临床应用】常用于胃及十二指肠溃疡出血、功能失调性子宫出血、血小板减少性紫癜、再生障碍性贫血、神经衰弱、心脏病等证属心脾气血两虚及脾不统血者。

【使用注意】阴虚血热而出血者，慎用本方。

【方歌】归脾参芪术草姜，当归龙眼枣木香；

　　　　茯苓远志酸枣仁，益气补血心脾强。

炙甘草汤
《伤寒论》

【组成】甘草（炙）12g　生姜 9g　桂枝 9g　人参 6g　生地黄 50g　阿胶 6g　麦门冬 10g　麻仁 10g　大枣（擘）10 枚

【功效】滋阴养血，益气温阳，复脉定悸。

【主治】

1.阴血阳气虚弱，心脉失养证。症见心动悸，脉结代，虚羸少气，舌光少苔，或质干而瘦小。

2.虚劳肺痿。症见咳嗽，涎唾多，形瘦短气，虚烦不眠，自汗盗汗，咽干舌燥，大便干结，脉虚数。

【方解】本方是《伤寒论》治疗心动悸、脉结代的名方，其证是由阴血不足，阳气不振所致。阴血不足，血脉无以充盈，加之阳气虚弱，无力鼓动血脉，脉气不相接续，故脉结代；阴血阳气虚弱，心失所养，故心动悸。治宜滋心阴，养心血，益心气，温心阳，以复脉定悸。

方中炙甘草补气生血，益心脾肺；生地黄滋阴养血。二药合用，益气养血以复脉之本，共为君药。人参、大枣益心气，补脾气，以资气血生化之源；阿胶、麦冬、麻仁滋心阴，养心血以充血脉，共为臣药。佐以桂枝、生姜辛温走散，温心阳，通血脉，滋腻厚味之品得姜、桂则滋而不腻。用法中加清酒煎服，以温通血脉，行药力，是为使药。诸药合用，滋而不腻，温而不燥，气血充足，阴阳调和，悸定脉复，故又名"复脉汤"。

【剂型规格】汤剂。

【用法用量】水煎服。阿胶烊化，一日2～3次。

【其他制剂】

炙甘草颗粒《部颁标准》 开水冲服。一次1袋，一日2次。

【临床应用】常用于治疗功能性心律失常、冠心病、风湿性心脏病、病毒性心肌炎、甲状腺功能亢进等属阴血不足，阳气虚弱者。

【使用注意】阴虚内热者慎用。

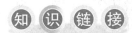

　　炙甘草汤与生脉散均有补肺气、养肺阴之功，可用于治疗肺之气阴两虚，久咳不已。但炙甘草汤益气养阴作用较强，敛肺止咳之力不足，且偏于温补，阴虚肺燥或兼内热者不宜使用；而生脉散益气养阴之力虽不及本方，因配伍具有收敛作用的五味子，标本兼顾，故止咳之力甚于炙甘草汤，且偏于清补。

项目三　补阴剂

补阴剂具有补充阴津的作用，适用于阴虚证。症见形体消瘦，头晕耳鸣，五心烦热，潮热颧红，盗汗失眠，腰酸遗精，口燥咽干，咳嗽咯血，舌红少苔，脉细数等。常以补阴药如熟地黄、麦冬、沙参、百合等为主组成方剂。代表方如六味地黄丸、左归丸、大补阴丸等。

六味地黄丸
《小儿药证直诀》

【组成】熟地黄 24g　山萸肉 12g　干山药 12g　泽泻 9g　牡丹皮 9g　茯苓 9g

【功效】滋阴补肾。

【主治】肾阴虚证。症见腰膝酸软，头晕目眩，耳鸣耳聋，盗汗遗精，消渴，骨蒸潮热，手足心热，口燥咽干，牙齿动摇，足跟作痛，小便淋沥，以及小儿囟门不合，舌红少苔，脉沉细数。

【方解】本方证为肾阴不足，虚热内扰所致。肾藏精，主骨生髓，腰为肾之府，齿为骨之余，肾阴不足则骨髓不充，故腰膝酸软，牙齿动摇，小儿囟门不合；脑为髓海，肾阴不足，不能生髓充脑，故头晕目眩；肾开窍于耳，肾阴不足，精不上承，故耳鸣耳聋；肾藏精，为封藏之本，肾阴不足则相火扰动精室，故遗精；阴虚生内热，甚者虚火上炎，故骨蒸潮热，消渴盗汗，舌红少苔，脉沉细数。治宜以滋补肝肾为主，适当配伍清虚热、泻湿浊之品。

方中重用熟地黄滋阴补肾，填精益髓，为君药。山茱萸补养肝肾，并能涩精；山药补益脾阴，亦能固精，共为臣药。三药配合，肾、肝、脾三阴并补，是为"三补"，以补肾为主。泽泻利湿泄浊，以防熟地黄之滋腻；丹皮清泄虚热，并制山萸肉之温涩；茯苓淡渗脾湿，助山药之健运，又与泽泻共利湿泻浊。三药称为"三泻"，共为佐药。全方共奏滋阴补肾之功。

配伍特点：其一，三补三泻，其中"补药"用量重于"泻药"，以补为主。其二，肝、脾、肾三阴并补，以补肾阴为主。其三，补中有泻，寓泻于补，标本同治，以治本为主。

【剂型规格】丸剂。大蜜丸：每丸重 9g；小蜜丸：每袋装 6g；水蜜丸：每瓶装 200g；浓缩丸：每 8 丸重 1.44g。

【用法用量】口服。一次 6g（水蜜丸）或一次 9g（小蜜丸）或一次 1 丸（大蜜丸），一日 2 次；或一次 8 丸（浓缩丸），一日 3 次。

【其他制剂】

1. 六味地黄胶囊《中国药典》　口服。一次 1 粒（每粒装 0.5g）或一次 2 粒（每粒装 0.3g），一日 2 次。

2. 六味地黄颗粒《中国药典》　开水冲服。一次 5g，一日 2 次。

3. 六味地黄口服液《部颁标准》　口服。一次 10mL，一日 2 次，小儿酌减。

4. 六味地黄片《部颁标准》　口服。一次 8 片，一日 2 次。

5. 六味地黄软胶囊《中国药典》 口服。一次 3 粒，一日 2 次。

【临床应用】常用于治疗慢性肾炎、高血压病、糖尿病、肺结核、肾结核、甲状腺功能亢进、中心性视网膜炎及无排卵性功能失调性子宫出血、更年期综合征等证属肾阴不足者。

【使用注意】体实阳虚、感冒脾虚、气滞、食少纳呆者慎用。

【方歌】六味地黄山药萸，泽泻苓丹"三泻"侣；

　　　　三阴并补重滋肾，肾阴不足效可居。

【附方】

1. 知柏地黄丸《医方考》 即六味地黄丸加知母（盐炒）6g，黄柏（盐炒）6g。炼蜜为丸，每服 6g，温开水送下。功效：滋阴降火。主治：阴虚火旺证。症见骨蒸潮热，盗汗颧红，腰膝酸痛，五心烦热，遗精，舌质红，脉细数。

2. 麦味地黄丸《医部全录》 即六味地黄丸加麦冬 15g，五味了 15g。炼蜜为丸，每服 9g，空腹服。功效：滋补肺肾。主治：肺肾阴虚证。症见虚烦劳热，咳嗽吐血，潮热盗汗。

3. 七味都气丸《症因脉治》 即六味地黄丸加五味子 6g。炼蜜为丸，每服 9g，空腹服。功效：滋肾纳气。主治：肾虚气喘，或呃逆证。

4. 杞菊地黄丸《麻疹全书》 即六味地黄丸加枸杞子 9g，菊花 9g。炼蜜为丸，每服 9g，空腹服。功效：滋肾养肝明目。主治：肝肾阴虚证。症见两目昏花，视物模糊，或眼睛干涩，迎风流泪等。

知 识 链 接

　　知柏地黄丸、麦味地黄丸、七味都气丸、杞菊地黄丸均由六味地黄丸加味而成，皆具有滋阴补肾之功效。其中知柏地黄丸加入了知母、黄柏，偏于滋阴降火，适用于阴虚火旺、骨蒸潮热、遗精盗汗之证；麦味地黄丸加入了麦冬、五味子，偏于滋肾敛肺，适用于肺肾阴虚之喘嗽；七味都气丸加入了五味子，偏于滋肾纳气，适用于肾虚不能纳气之喘咳气逆；杞菊地黄丸加入了枸杞子、菊花，偏于养肝明目，适用于肝肾阴虚、两目昏花、视物模糊之证。

左归丸

《景岳全书》

【组成】大怀熟地 240g　山药（炒）120g　枸杞子 120g　山茱萸 120g　川牛膝 90g
鹿角胶 120g　龟板胶 120g　菟丝子（制）120g

【功效】滋阴补肾，填精益髓。

【主治】真阴不足证。症见头晕目眩，腰膝酸软，遗精滑泄，自汗盗汗，口燥舌干，舌红少苔，脉细。

【方解】本方证由真阴不足，精髓亏损所致。肾藏精，主骨生髓，肾阴不足，精髓不充，封藏失职，故头晕目眩，腰膝酸软，遗精滑泄；肾阴不足，虚热内生，故盗汗；阴虚则津不上承，故口燥舌干；舌红少苔，脉细为真阴不足之象。治宜滋阴补肾，填精益髓。

方中重用熟地滋肾填精，大补真阴，为君药。山茱萸养肝滋肾，涩精敛汗；山药补脾益阴，滋肾固精；枸杞子补肾益精，养肝明目；龟、鹿二胶，为血肉有情之品，峻补精髓，龟板胶偏于补阴，鹿角胶偏于补阳，与补阴之药相伍，取"阳中求阴"之义，共为臣药。菟丝子、川牛膝益肝肾，强腰膝，健筋骨，共为佐药。诸药合用，共奏滋阴补肾、填精益髓之效。

【剂型规格】丸剂。每10粒重1g。

【用法用量】口服。每服9g，一日2次，淡盐汤送服。

【临床应用】常用于治疗老年性痴呆、更年期综合征、慢性肾炎、不孕症等证属真阴不足者。

【使用注意】肾阳亏虚、命门火衰、阳虚腰痛者慎用；外感寒湿、跌扑外伤、气滞血瘀所致腰痛者慎用；孕妇慎用。

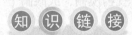 知识链接

左归丸是由六味地黄丸去茯苓、泽泻、丹皮，加川牛膝、菟丝子、鹿角胶、龟板胶、枸杞子而成。两方均为滋阴补肾之剂，但立法和主治均有不同。六味地黄丸以补肾阴为主，寓泻于补，补力较缓，适用于阴虚内热之证；左归丸纯甘壮水，补而无泻，补力较峻，适用于真阴不足，精髓亏损之证。故《王旭高医书六种·医方证治汇编歌诀》中说："左归是育阴以涵阳，不是壮水以制火。"

大补阴丸
《丹溪心法》

【组成】熟地黄（酒蒸）120g　龟板（醋炙）120g　黄柏（盐炙）80g　知母（盐炙）80g　猪脊髓160g

【功效】滋阴降火。

【主治】阴虚火旺证。症见骨蒸潮热，盗汗遗精，足膝疼热，咳嗽咯血，心烦易怒，舌红少苔，尺脉数而有力。

【方解】本方证由肝肾阴虚，虚火亢盛所致。阴虚火旺，则骨蒸潮热，盗汗遗精，足膝疼热；虚火上炎，损伤肺络，故咳嗽咯血；虚火扰心，则心烦易怒。治宜大补真阴以治本，佐以降火以治标，标本兼治。

方中重用熟地、龟板滋阴潜阳，壮水制火以治本，共为君药。黄柏、知母清降虚火，兼可滋阴，二药合用，泻火保阴以治标，共为臣药。以猪脊髓、蜂蜜为丸，既助熟地、龟板以填精益髓，又制黄柏之苦燥，为佐使药。全方共奏滋阴降火之功效。

【剂型规格】丸剂。大蜜丸：每丸重9g；水蜜丸。

【用法用量】口服。一次6g（水蜜丸），一日2～3次；或一次1丸（大蜜丸），一日2次，淡盐汤送服。

【临床应用】常用于治疗甲状腺功能亢进、肾结核、肺结核、骨结核、糖尿病等证属阴虚火旺者。

【使用注意】感冒、气虚发热、火热实证、脾胃虚弱、痰湿内阻、脘腹胀满、食少便溏者慎用。

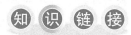

  大补阴丸与六味地黄丸均能滋阴降火。然六味地黄丸偏于补肾阴，而清热力不足；大补阴丸则滋阴与降火之力均较强，故适用于阴虚而火旺明显者。正如《医宗金鉴·删补名医方论》所说："是方能骤补真阴，以制相火，较之六味功效尤捷。"

河车大造丸
《中国药典》

【组成】紫河车100g 熟地黄200g 龟甲（醋制）200g 天冬100g 麦冬100g 黄柏（盐炒）150g 杜仲（盐炒）150g 牛膝（盐炒）100g

【功效】滋阴清热，补肾益肺。

【主治】肺肾两亏，虚劳咳嗽，骨蒸潮热，盗汗遗精，腰膝酸软。

【方解】本方证由肺肾两亏所致。肺主气，肾主纳气，肺肾两亏，则虚劳咳嗽；腰为肾之府，肾阴不足则骨髓不充，故腰膝酸软；肾阴不足则相火扰动精室，故遗精；阴虚生内热，故骨蒸潮热盗汗。治宜滋阴清热，补肾益肺。

方中紫河车甘咸而温，补肾益气，峻补精血，为君药；熟地黄、龟甲补肾滋阴养血，为臣药；杜仲、牛膝补肝肾，强腰膝；麦冬、天冬、黄柏滋阴降火，共为佐药。诸药合用，共奏滋阴清热、补肾益肺之功。

【剂型规格】丸剂。大蜜丸：每丸重 9g；水蜜丸；小蜜丸。

【用法用量】口服。一次 6g（水蜜丸）或一次 9g（小蜜丸）或一次 1 丸（大蜜丸），一日 2 次。

【临床应用】常用于治疗咳嗽、发热、耳鸣耳聋等证属肺肾两亏者。

【使用注意】孕妇及气虚发热汗出者慎用。

玉泉丸
《部颁标准》

【组成】葛根　天花粉　地黄　麦冬　五味子　甘草

【功效】养阴生津，止渴除烦，益气和中。

【主治】消渴症，肺胃肾阴亏损，热病后期。

【方解】本方证治为消渴症，肺胃肾阴亏损。治宜养阴生津，止渴除烦，益气和中。

方中葛根生津止渴，主消渴，为君药。天花粉、地黄滋阴清热，生津止渴，为臣药。麦冬养阴清肺，益胃生津，清心除烦；五味子益气生津，宁心安神，共为佐药。甘草调和诸药，为使药。全方共奏养阴生津、止渴除烦、益气和中之效。

【剂型规格】丸剂。浓缩丸：每 10 丸重 1.5g。

【用法用量】口服。一次 6g，一日 4 次；3～7 岁小儿一次 2g，7 岁以上小儿一次 3g。

【临床应用】常用于因胰岛功能减退而引起的代谢紊乱，糖尿病。

【使用注意】孕妇及阴阳两虚消渴者慎用；忌烟酒；重症糖尿病者应合用其他降糖药物。

二至丸
《中国药典》

【组成】女贞子（蒸）500g　墨旱莲 500g

【功效】补益肝肾，滋阴止血。

【主治】肝肾阴虚，眩晕耳鸣，咽干鼻燥，腰膝酸痛，月经量多。

【方解】本方证由肝肾阴虚、虚火上炎所致。肝肾阴虚，则腰膝酸痛；阴虚内热，灼伤脉络，则月经量多；虚火上炎，则眩晕耳鸣，咽干口燥。治宜补益肝肾，滋阴止血。

方中女贞子补肝肾阴，乌须明目；墨旱莲补肝肾阴，凉血止血。二药合用，共奏补益肝肾、滋阴止血之功效。

【剂型规格】丸剂。浓缩水蜜丸：每 10 粒重 1.7g。

【用法用量】口服。一次 9g，一日 2 次。

【临床应用】常用于肾病综合征、肾小球肾炎、崩漏、更年期综合征等证属肝肾阴虚者。

项目四 补阳剂

补阳剂具有温补肾阳的作用，适用于肾阳虚证。症见面色苍白，形寒肢冷，腰膝酸痛，下肢软弱无力，少腹拘急，小便不利，或小便频数，尿后余沥，女子宫寒不孕，男子阳痿早泄，舌淡苔白，脉沉细，尺部尤甚等。常以补阳药如附子、肉桂、巴戟天、鹿角胶等为主组成方剂。代表方如肾气丸、右归丸、五子衍宗丸等。

肾气丸
《金匮要略》

【组成】干地黄 240g 薯蓣 120g 山茱萸 120g 泽泻 90g 茯苓 90g 牡丹皮 90g 桂枝 30g 附子（炮）30g

【功效】补肾助阳。

【主治】肾阳不足证。症见腰痛脚软，身半以下常有冷感，少腹拘急，小便不利，或小便反多，入夜尤甚，阳痿早泄，舌淡而胖，脉虚弱，尺部沉细，以及痰饮、水肿、消渴、脚气、转胞等。

【方解】本方证由肾阳不足所致。腰为肾之府，肾为先天之本，内寓命门之火。肾阳不足，失于温煦，故腰痛脚软，身半以下常有冷感；肾阳虚弱，不能化气行水，则少腹拘急，小便不利，甚或水肿、痰饮、脚气、转胞等；肾阳亏虚，津不上承，故消渴，小便反多。治宜补肾助阳。

方中附子大辛大热，温补肾阳；桂枝辛甘而温，助阳化气。二药合用，补肾阳，助气化，共为君药。干地黄滋阴补肾；山茱萸、山药补肝脾而益精血，共为臣药。君臣相伍，补肾填精，温肾助阳，不仅可借阴中求阳而增补阳之力，且可使补阳药温而不燥，补阴药滋而不腻，相得益彰。泽泻、茯苓利水渗湿，配桂枝又善温化痰饮；丹皮活血化瘀，合桂枝则可调血分之滞。三药寓泻于补，既可祛邪，又可防补阴药之腻滞。全方共奏补肾助阳之功效。

配伍特点：其一，补阳药中配伍滋阴之品，阴中求阳，使阳有所化；其二，少量附子、桂枝温阳之品与大队滋阴药为伍，旨在微微生火，鼓舞肾气，取"少火生气"之义。由于本方功用主要在于温补肾气，且作丸内服，故名"肾气丸"。

【剂型规格】丸剂。大蜜丸：每丸重 6g；水蜜丸。

【用法用量】口服。一次 4～5g（水蜜丸）或一次 1 丸（大蜜丸），一日 2 次。

【临床应用】常用于治疗慢性肾炎、糖尿病、醛固酮增多症、神经衰弱、甲状腺功能低下、肾上腺皮质功能减退、慢性支气管哮喘、更年期综合征等证属肾阳不足者。

【使用注意】肾阴不足、虚火上炎者，不宜应用。

【方歌】肾气丸主肾阳虚，干地山药及山萸；

少量桂附泽苓丹，水中生火在温熙。

【附方】

桂附地黄丸《中国药典》 肉桂 20g　附子（制）20g　熟地黄 160g　山萸肉（酒）80g 牡丹皮 60g　山药 80g　茯苓 60g　泽泻 60g　共为细末，炼蜜为丸。功效：温补肾阳。主治：肾阳不足证。症见腰膝酸冷，肢体浮肿，小便不利或反多，痰饮喘咳，消渴。

右归丸
《景岳全书》

【组成】熟地黄 240g　山药（炒）120g　山茱萸（炒）90g　枸杞子（炒）90g　菟丝子（制）120g　鹿角胶（炒珠）120g　杜仲（姜汁炒）120g　肉桂 60g　当归 90g　附子（制）60～180g

【功效】温补肾阳，填精益髓。

【主治】肾阳不足，命门火衰证。症见年老或久病气衰神疲，畏寒肢冷，腰膝软弱，阳痿遗精，或饮食减少，或阳衰无子，大便不实，或小便自遗，舌淡苔白，脉沉而迟。

【方解】本方证为肾阳虚弱，命门火衰所致。肾为水火之脏，内寄命门之火，为元阳之根本。肾阳不足，命门火衰，失于温煦，则畏寒肢冷，腰膝软弱；火不生土，影响脾胃纳运，则气衰神疲，饮食减少，大便不实；肾藏精，主生殖，肾阳虚，封藏失职，精关不固，宗筋失养，故见阳痿遗精、阳衰无子或小便自遗。治宜温补肾阳，填精益髓。

方中附子、肉桂温壮肾阳，补命门之火；鹿角胶补肾阳，益精血，共为君药。熟地黄、山药、山茱萸、枸杞子滋阴益肾，养肝补脾，填精补髓，取"阴中求阳"之义，共为臣药。菟丝子、杜仲补肝肾，强腰膝；当归养血和血，共为佐药。诸药合用，共奏温补肾阳、填精益髓之效。

配伍特点：其一，纯补无泻，集温补药与滋补药于一方，益火源之功尤著；其二，补阳药与补阴药相配，体现"阴中求阳"的治疗法则。

【剂型规格】丸剂。小蜜丸：每 10 丸重 1.8g；大蜜丸：每丸重 9g。

【用法用量】口服。一次 9g（小蜜丸）或一次 1 丸（大蜜丸），一日 3 次。

【临床应用】常用于治疗肾病综合征、精少不育、老年骨质疏松症、贫血、白细胞减少症等证属肾阳不足者。

【使用注意】孕妇慎用；阴虚火旺、心肾不交、湿热下注而扰动精室者慎用；湿热下注所致阳痿者慎用；暑湿、湿热、食滞伤胃和肝气乘脾所致泄泻者慎用；含附子有毒，故中病即止。

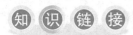

　　右归丸系由《金匮要略》肾气丸减去泽泻、丹皮、茯苓，加鹿角胶、菟丝子、杜仲、枸杞子、当归而成。增强补阳作用，纯补无泻，使药效专于温补。"益火之源，以培右肾之元阳"（《景岳全书》），故名"右归丸"。

五子衍宗丸
《中国药典》

　　【组成】枸杞子 400g　菟丝子（炒）400g　覆盆子 200g　车前子（盐）100g　五味子（蒸）50g

　　【功效】补肾益精。

　　【主治】肾虚精亏所致阳痿不育，遗精早泄，腰痛，尿后余沥。

　　【方解】本方证由肾虚精亏所致。肾藏精，主生长发育与生殖，肾虚精亏，封藏失司，则阳痿不育、遗精早泄、尿后余沥；腰为肾之府，肾虚则腰痛。治宜补肾益精。

　　方中菟丝子温补肾阳，补益肾阴，且可温肾补脾以资化源；枸杞子味甘质润，滋补肝肾而益精，共为君药。覆盆子、五味子补肾涩精，助君药加强补肾之功，且可固涩肾精，为臣药。佐以车前子利湿泄浊，防诸药滋腻恋邪。诸药合用，使肾虚得补，肾精充盛，则诸症可愈。

　　【剂型规格】丸剂。大蜜丸：每丸重 9g；水蜜丸；小蜜丸。

　　【用法用量】口服。一次 6g（水蜜丸）或一次 9g（小蜜丸）或一次 1 丸（大蜜丸），一日 2 次。

　　【其他制剂】

　　1. 五子衍宗片《中国药典》　口服。一次 6 片，一日 3 次。

　　2. 五子衍宗口服液《部颁标准》　口服。一次 5～10mL，一日 2 次。

　　【临床应用】常用于治疗腰痛、遗精、勃起功能障碍，以及妇女不孕症、滑胎等证属肾精亏虚者。

　　【使用注意】感冒慎用。

表 17-1　其他补虚类中成药

药品名称	组成	功效	主治	用法用量	使用注意
人参健脾丸	人参、白术（麸炒）、茯苓、山药、陈皮、木香、砂仁、黄芪（炙）、当归、酸枣仁（炒）、远志（制）	健脾益气，和胃止泻	脾胃虚弱所致的饮食不化，脘闷嘈杂，恶心呕吐，腹痛便溏，不思饮食，体弱倦怠	口服。一次8g（水蜜丸），一次2丸（大蜜丸），一日2次	
启脾丸	人参、茯苓、白术（麸炒）、甘草、陈皮、莲子（炒）、六神曲（炒）、泽泻、山药、山楂（炒）、麦芽（炒）	健脾和胃	脾胃虚弱，消化不良，腹胀便溏	口服。一次3g（小蜜丸），一次1丸（大蜜丸），一日2～3次；3岁以内小儿酌减	忌食生冷、油腻之品
健脾生血颗粒	党参、白术（炒）、黄芪、茯苓、甘草、山药、鸡内金（炒）、龟甲（醋）、山麦冬、龙骨、大枣、南五味子（醋）、牡蛎（煅）、硫酸亚铁	健脾和胃，养血安神	小儿脾胃虚弱及心脾两虚型缺铁性贫血。症见面色萎黄或㿠白，食少纳呆，腹胀脘闷，大便不调，烦躁多汗，倦怠乏力	开水冲服。周岁以内一次2.5g，1～3岁一次5g，3～5岁一次7.5g，5～12岁一次10g，成人一次15g；一日3次或遵医嘱	忌茶；勿与含鞣酸类药物合用；服药期间，部分患儿可出现牙齿颜色变黑，停药后可逐渐消失
参芪降糖胶囊	人参茎叶皂苷、五味子、黄芪、山药、地黄、覆盆子、麦冬、茯苓、天花粉、泽泻、枸杞子	益气养阴，滋脾补肾	消渴症，2型糖尿病	口服。一次3粒，一日3次；1个月为一疗程	实热证者禁用
人参养荣丸	人参、土白术、茯苓、甘草（炙）、当归、熟地黄、白芍（麸炒）、黄芪（炙）、陈皮、远志（制）、肉桂、五味子（酒蒸）	温补气血	心脾不足，气血两亏，形瘦神疲，食少便溏，病后虚弱	口服。一次6g（水蜜丸）或一次1丸（大蜜丸），一日1～2次	阴虚、热盛者慎用；孕妇慎用
人参固本丸	人参、生地黄、熟地黄、山茱萸（酒炙）、山药、泽泻、牡丹皮、茯苓、麦冬、天冬	滋阴益气，固本培元	阴虚气弱，虚劳咳嗽，心悸气短，骨蒸潮热，腰酸耳鸣，盗汗，大便干燥	口服。一次1丸，一日2次	外感咳嗽者忌用
消渴丸	葛根、黄芪、玉米须、山药、地黄、天花粉、南五味子、格列本脲	滋肾养阴，益气生津	气阴两虚所致的消渴病。症见多饮多尿，多食消瘦，体倦乏力，眠差腰痛；2型糖尿病见上述证候者	口服。一次5～10丸，一日2～3次	本品含格列本脲，严格按处方药使用，并注意监测血糖

续表

药品名称	组成	功效	主治	用法用量	使用注意
八珍颗粒	党参、白术（炒）、茯苓、甘草（炙）、当归、白芍（炒）、川芎、熟地黄	补气益血	气血两虚，面色萎黄，食欲不振，四肢乏力，月经过多	开水冲服。一次1袋，一日2次	感冒及体实有热者慎用
薯蓣丸	薯蓣、人参、白术（麸炒）、茯苓、甘草、地黄、当归、白芍、川芎、阿胶等	调理脾胃，益气和营	气血两虚，脾肺不足所致之虚劳，胃脘痛，痹证，闭经，月经不调	口服。一次2丸，一日2次	忌食生冷、油腻食物
十全大补丸	党参、白术（炒）、茯苓、甘草（炙）、当归、川芎、白芍（酒）、熟地黄、黄芪（炙）、肉桂	温补气血	气血两虚，面色苍白，气短心悸，头晕自汗，体倦乏力，四肢不温，月经量多	口服。一次6g（水蜜丸）或一次9g（小蜜丸）或一次1丸（大蜜丸），一日2～3次	体实有热者慎用；感冒者慎用；孕妇慎用
乌鸡白凤丸	乌鸡、鳖甲（醋）、桑螵蛸、黄芪、白芍、天冬、地黄、川芎、银柴胡、丹参、芡实（炒）、鹿角胶、牡蛎（煅）等	补气养血，调经止带	气血两虚，身体瘦弱，腰膝酸软，月经不调，崩漏带下	口服。一次6g（水蜜丸）或一次9g（小蜜丸）或一次1丸（大蜜丸），一日2次	
龟鹿二仙膏	鹿角、龟甲、党参、枸杞子	温肾补精，补气养血	肾精亏虚所致的腰膝酸软，阳痿遗精	口服。一次15～20g，一日3次	感冒及脾胃虚弱者慎用；阴虚火旺者忌用
养胃舒颗粒	党参、陈皮、黄精（蒸）、山药、玄参、乌梅、山楂、北沙参、干姜、菟丝子、白术（炒）	益气养阴，健脾和胃，行气导滞	脾胃气阴两虚引起的胃脘灼热胀痛，手足心热，口干口苦，纳差等，及慢性萎缩性胃炎、慢性胃炎见上证者	开水冲服。一次10～20g，一日2次	肝胃火盛之吞酸嗳腐者慎用；戒烟酒
七宝美髯颗粒	何首乌（制）、当归、补骨脂（黑芝麻炒）、枸杞子（酒蒸）、菟丝子（炒）、茯苓、牛膝（酒蒸）	滋补肝肾	肝肾不足，须发早白，遗精早泄，头眩耳鸣，腰酸背痛	开水冲服。一次1袋，一日2次	孕妇、脾胃虚弱及感冒者慎用；服药期间，忌食辛辣、油腻食物
青娥丸	杜仲（盐）、补骨脂（盐）、核桃仁（炒）、大蒜	补肾强腰	肾虚腰痛，起坐不利，膝软乏力	口服。一次6～9g（水蜜丸）或一次1丸（大蜜丸），一日2～3次	湿热或寒湿痹阻及外伤腰痛者慎用

续表

药品名称	组成	功效	主治	用法用量	使用注意
济生肾气丸	熟地黄、山茱萸（制）、牡丹皮、山药、茯苓、泽泻、肉桂、附子（制）、牛膝、车前子	温肾化气，利水消肿	肾阳不足、水湿内停所致的肾虚水肿，腰膝酸重，小便不利，痰饮咳喘	口服。一次6g（水蜜丸）或一次9g（小蜜丸）或一次1丸（大蜜丸），一日2～3次	孕妇、湿热壅盛、风水泛滥水肿者慎用；含附子，中病即止；饮食宜清淡、低盐；含钾量高，应防止高钾血症；避免与磺胺类药物同时使用
二十七味定坤丸	西洋参、白术、茯苓、熟地黄、当归、白芍、川芎、黄芪、阿胶、五味子（醋）、鹿茸等	补气养血，舒郁调经	冲任虚损，气血两亏，身体瘦弱，月经不调，经期紊乱，行经腹痛，崩漏不止，腰酸腿软	口服。一次40丸（小蜜丸）或一次1丸（大蜜丸），一日2次	孕妇忌服
夜尿宁丸	肉桂、桑螵蛸、补骨脂（盐）、大青盐	补肾散寒，止湿缩尿	小孩尿床症	温开水送服。一次1丸，一日3次，10岁以下减半	对膀胱炎、肾炎、糖尿病、泌尿系统结核等器质性病变所引起的夜尿症忌用
金果饮	地黄、西青果、麦冬、南沙参、陈皮、玄参、蝉蜕、胖大海、太子参、薄荷素油	养阴生津，清热利咽	肺热阴伤所致的咽部红肿，咽痛，口干咽燥；急、慢性咽炎见上述证候者，及放疗引起的咽干不适	口服。一次15mL，一日3次	忌食辛辣、油腻、厚味食物

考纲摘要

1. 补虚剂的功能、主治、分类、使用注意事项及各类的功能、主治。

2. 四君子汤（合剂、丸）、补中益气汤（丸、口服液、合剂）、参苓白术散（丸、颗粒）、生脉散（饮、胶囊）、四物汤（合剂）、当归补血汤（口服液、丸）、归脾汤（丸）、六味地黄丸（胶囊、颗粒、口服液、片、软胶囊）、知柏地黄丸、麦味地黄丸、七味都气丸、杞菊地黄丸、左归丸、大补阴丸、河车大造丸、玉泉丸、肾气丸、右归丸、五子衍宗丸（片、口服液）、启脾丸、健脾生血颗粒、参芪降糖胶囊、十全大补丸、乌鸡白凤丸、龟鹿二仙膏、固经丸、养胃舒颗粒、七宝美髯颗粒、青娥丸、济生肾气丸等中成药的功效、主治、用法用量、使用注意；功能相似成药的鉴别应用。

3. 四君子汤（合剂、丸）、补中益气汤（丸、口服液、合剂）、参苓白术散（丸、颗粒）、生脉散（饮、胶囊）、四物汤（合剂）、当归补血汤（口服液、丸）、归脾汤（丸）、六味地黄丸（胶囊、颗粒、口服液、片、软胶囊）、肾气丸的药物组成及配伍意义。

复习思考

一、单项选择题

1.生脉散的组成药物是（　　　　）

　　A.黄芪、人参、麦冬　　　　　　　　B.人参、麦冬、炙甘草

　　C.人参、五味子、炙甘草　　　　　　D.人参、麦冬、五味子

　　E.人参、白术、麦冬

2.补中益气丸既能补中益气，又能（　　　　）

　　A.健脾养心　　　　B.升阳举陷　　　　C.疏肝和胃

　　D.健脾消食　　　　E.温补气血

3.内服大补阴丸宜用的药引是（　　　　）

　　A.淡盐水　　　　　B.姜汤　　　　　　C.米汤

　　D.黄酒　　　　　　E.清茶

4.下列除哪项外，均为六味地黄丸的主治症（　　　　）

　　A.腰膝酸软　　　　B.耳鸣耳聋　　　　C.下肢冷感

　　D.牙齿动摇　　　　E.足跟作痛

5.肾气丸的药物组成是在六味地黄丸的基础上加（　　　　）

　　A.肉桂、附子　　　B.附子、肉豆蔻　　C.附子、茯苓

　　D.桂枝、茯苓　　　E.附子、桂枝

6.参苓白术散的功效是（　　　　）

　　A.健脾益气，升阳举陷　　　　　　　B.益气生津，敛阴止汗

　　C.益气健脾，渗湿止泻　　　　　　　D.益气健脾，理气和中

　　E.益气补血，健脾宁心

7.患者，女，55岁，2型糖尿病，症见多饮，多食，多尿。证属阴虚内热，宜选用的中成药是（　　　　）

　　A.消渴丸　　　　　B.玉泉丸　　　　　C.青娥丸

　　D.济生肾气丸　　　E.人参养荣丸

8.患者，女，80岁，半月来心悸气短，脉微白汗。证属气阴两亏，宜选用的成药是（　　　　）

　　A.生脉胶囊　　　　B.八珍颗粒　　　　C.柏子养心丸

D. 天王补心丸　　　　　E. 人参归脾丸

9. 当归补血汤中运用黄芪意在（　　　）

    A. 补气升阳　　　　B. 补中益气　　　　C. 益气固表

    D. 益气生津　　　　E. 补气生血

10. 右归丸的主要功效是（　　　）

    A. 滋阴补肾，填精益髓　　　　　　B. 滋肾养阴，益气生津

    C. 温补肾阳，填精益髓　　　　　　D. 益气养阴，生津止渴

    E. 养阴生津，止渴除烦

二、多项选择题

1. 四物汤的其他制剂有（　　　）

    A. 合剂　　　　　B. 胶囊剂　　　　C. 颗粒剂

    D. 口服液　　　　E. 丸剂

2. 由六味地黄丸加味而成的方剂是（　　　）

    A. 七味都气丸　　　B. 四君子汤　　　C. 麦味地黄丸

    D. 杞菊地黄丸　　　E. 知柏地黄丸

3. 归脾汤的功效是（　　　）

    A. 健脾摄血　　　　B. 润肺养心　　　C. 益气温阳

    D. 益气补血　　　　E. 健脾养心

4. 下列药物属于四物汤的组成有（　　　）

    A. 熟地黄　　　　　B. 赤芍　　　C. 生地黄

    D. 白芍　　　　　　E. 牡丹皮

5. 下列哪些中成药含有西药成分（　　　）

    A. 青娥丸　　　　　B. 玉泉丸　　　C. 消渴丸

    D. 参芪降糖胶囊　　E. 健脾生血颗粒

三、材料分析题

1. 下列二方各为何方？其功效、主治有何不同？

（1）人参 9g　白术 9g　茯苓 9g　炙甘草 6g

（2）人参 9g　干姜 9g　茯苓 9g　炙甘草 6g

2. 患者，男，36 岁。尿频年余，尤夜尿频繁，多达七八次，腰膝冷痛，舌淡胖，苔薄白，尺脉沉。请为患者推荐常用的中成药，并说出选用依据。

扫一扫，知答案

扫一扫，看课件

模块十八

固涩剂

【学习目标】

　　掌握牡蛎散、玉屏风散、完带汤的功效、主治、药物间的配伍关系、用法用量、使用注意及其他制剂；能正确进行本类方剂的审方与调配。

　　熟悉固涩剂的概念、适应证、分类、使用注意和各类的功能与主治。熟悉四神丸、固本益肠片、金锁固精丸、缩泉丸、固经丸等中成药的功效、主治、用法用量、使用注意及其他制剂；能对本类中成药进行对比荐药。

　　了解其他方剂及中成药的功效与主治特点，并能对比荐药。

案例导入

　　患者，男，50岁。患泄泻多年，症见肠鸣腹胀，五更泄泻，食少不化，久泻不止，面黄肢冷。中医诊断为"泄泻"。

　　请问该患者"泄泻"中医辨证属于何种证型？请为该患者推荐合适的方剂或中成药，并说明选用的依据。

　　凡以固涩药为主组成，具有收敛固涩作用，用于治疗气、血、精、津液耗散滑脱之证的方剂，称固涩剂。属于"十剂"中的涩剂范畴。

　　气、血、精、津散失滑脱的病因、病位不同，临床表现各异，常见自汗盗汗、咳喘久泻、遗精遗尿、崩漏带下等，根据主治病证之不同，将固涩剂分为固表止汗剂、敛肺止咳剂、涩肠固脱剂、涩精止遗剂、固崩止带剂五类。

　　固涩剂所治之证，皆由正气亏虚而致，故多与补益药配伍同用，以标本兼顾；本章多用于本虚标实之证，实邪者禁用。

项目一　固表止汗剂

固表止汗剂具有益气、固表、止汗作用，适用于自汗或盗汗证。常用固表止汗药如牡蛎、麻黄根等为主组成方剂。代表方如牡蛎散、玉屏风散等。

牡蛎散
《太平惠民和剂局方》

【组成】黄芪 30g　麻黄根 30g　牡蛎（煅）30g　浮小麦 30g

【功效】敛阴止汗，益气固表。

【主治】体虚自汗、盗汗证。症见自汗出，夜卧尤甚，心悸惊惕，短气烦倦，舌淡红，脉细弱。

【方解】本方证治为卫虚不固，营阴外泄，致心阴不足，心阳不潜。汗为心之液，阳虚不能卫外固密，则常自汗出。夜属阴，汗出过多，心阴不足，阳不潜藏，虚热内生，故汗出夜卧更甚。治宜益气阴，固肌表，敛汗液。

方中君药煅牡蛎，敛阴潜阳，止汗镇惊，一可收敛固涩以直接止汗，二可使浮阳内潜而阴守不泄以间接止汗，三能宁心除烦以安神定悸。臣药黄芪，益气固表。佐药浮小麦，益心气，敛心阴，止虚汗；麻黄根专于止汗。二药协助黄芪、牡蛎益气固表，敛阴止汗。诸药合用，补敛兼施，使气阴得复，汗出自止。

配伍特点：补涩同用，以涩为主。

【剂型规格】散剂。

【用法用量】前 3 味为粗末，一次 9g，加浮小麦同煎，一日 2 次。亦可作汤剂，用量按病情酌定。

【临床应用】常用于治疗病后、手术后、肺结核及其他慢性疾病所致的自汗、盗汗属体虚卫外不固者。

玉屏风散
《医方类聚》

【组成】防风 30g　黄芪（蜜炙）60g　白术 60g

【功效】益气固表止汗。

【主治】表虚自汗证。症见汗出恶风，面色萎白，舌淡苔薄白，脉浮虚。亦治虚人腠理不固，易感风邪。

【方解】本方之自汗证是因脾肺气虚，卫表不固所致。肺气虚，则卫表不固，腠理疏松，营阴失守，故自汗恶风，易感风邪；脾气虚，气血化源不足，故面色㿠白，舌淡苔白，脉浮缓。治宜益气固表，以达止汗之功。

君药重用黄芪补气实卫，固表止汗。臣药白术健脾益气，培土生金。二者相伍，健脾益肺，以补为固。佐药防风祛风固表，兼以祛邪。煎煮加大枣 1 枚以增补气之功。本方补气固表为主，配伍小量祛风解表之品，使补中寓散，固表不留邪，祛邪不伤正。

【剂型规格】散剂。

【用法用量】共研粗末，一次 6 ～ 9g，一日 2 次，大枣煎汤送服。亦可作汤剂，用量按原方比例酌减。

【其他制剂】

1. 玉屏风胶囊《中国药典》 口服。一次 2 粒，一日 3 次。

2. 玉屏风颗粒《中国药典》 开水冲服。一次 5g，一日 3 次。

3. 玉屏风口服液《中国药典》 口服。一次 10mL，一日 3 次。

【临床应用】常用于治疗或预防小儿及成人因外感风邪而反复发作的上呼吸道感染、肾小球肾炎、过敏性鼻炎、慢性荨麻疹、支气管哮喘等。

【使用注意】外感自汗、阴虚盗汗者不宜使用。

【方歌】玉屏风散最有灵，芪术防风鼎足形；

表虚汗多易感冒，药虽相畏效相成。

知识链接

玉屏风散是中医扶正固表的经典名方。其方名玉屏风散，是依据它的功效命名，言其功用有似御风屏障，珍贵如玉，说明本方具有防御功能，且疗效高。实验研究表明，玉屏风散能显著提高机体的卫外防御功能、免疫功能和抗病毒、抗感染能力。说明本方是通过提升患者的正气以防御外邪，适用于健康和亚健康人群。

项目二 敛肺止咳剂

敛肺止咳剂具有敛肺止咳、益气养阴的功效，适用于久咳肺虚、气阴耗伤证。症见久咳不已，喘促自汗，脉虚数等。常用敛肺止咳药如五味子、乌梅、罂粟壳等与益气养阴药如人参、阿胶等为主组成方剂。代表方剂如九仙散。

九仙散
《卫生宝鉴》

【组成】人参 30g　款冬花 30g　桑白皮 30g　桔梗 30g　五味子 30g　阿胶 30g　乌梅 30g　贝母 15g　罂粟壳（蜜炙）240g

【功效】敛肺止咳，益气养阴。

【主治】久咳肺虚证。症见久咳不已，甚则气喘自汗，痰少而黏，舌红少苔，脉虚数。

【方解】本方证为久咳不愈，气阴两虚所致。肺主气，久咳必耗伤肺气，累及肺阴。肺虚不敛，则咳嗽不愈，甚则气喘。肺合皮毛，肺气不足，卫外不固，故自汗。痰少而黏，脉虚数均为气阴不足之证。治宜敛肺止咳，益气养阴。

方中君药罂粟壳，其味酸涩，功专敛肺止咳。臣药五味子、乌梅酸涩，助君药敛肺止咳，以防肺之气阴耗散。君臣相合，体现了"急则治其标"的原则。佐药人参补益肺气；阿胶滋养肺阴；款冬花、桑白皮、贝母降气平喘，止咳化痰。使药桔梗止咳化痰，并载诸药上行入肺。诸药合用，敛降与滋补同施，但重在敛肺以止咳，是治疗久咳肺虚之良方。

【剂型规格】散剂。

【用法用量】上药为末，每服 9g，沸汤送服，嗽住止后服。也可作汤剂，用量按原方比例酌定，阿胶烊化冲服。

【临床应用】常用于治疗慢性支气管炎、支气管哮喘、肺气肿、肺结核、肺源性心脏病、百日咳等证属久咳肺虚，气阴不足，久咳不已者。

【使用注意】外感咳嗽及痰涎壅盛之咳嗽者忌用；方中罂粟壳有毒，且有成瘾性，不可久服。

项目三　涩肠固脱剂

涩肠固脱剂具有温肾健脾、涩肠止泻的作用，适用于脾肾虚寒之久泻久痢。症见大便滑脱不禁，腹痛喜温喜按，神疲乏力，饮食减少，舌淡苔白，脉沉迟等。常用涩肠止泻药如肉豆蔻、诃子、赤石脂等，与温补脾肾药如人参、肉桂、补骨脂等配伍组成方剂。代表方剂如四神丸、真人养脏汤等。

四神丸
《内科摘要》

【组成】补骨脂（盐炒）120g　肉豆蔻（煨）60g　五味子（醋制）60g　吴茱萸（制）30g　大枣 50 枚　生姜 120g

【功效】温肾暖脾，涩肠止泻。

【主治】脾肾阳虚之肾泄证。症见五更泄泻，不思饮食，食不消化，或久泻不愈，腹痛喜温，腰酸肢冷，神疲乏力，舌淡苔薄白，脉沉迟无力。

【方解】本方证为脾肾阳虚，火不暖土所致。肾命火衰，不能温煦脾土，致脾阳不升而水谷下趋，故令五更泄泻；脾失健运，则不思饮食，食不消化。治宜温肾暖脾，涩肠止泻。

君药补骨脂重用，取其辛苦大温之性，以补命门之火而暖脾止泻。臣药肉豆蔻辛温，温脾暖胃，涩肠止泻。佐药五味子酸温，固肾益气，涩精止泻；吴茱萸温暖肝肾以散阴寒。使药生姜暖胃散寒，大枣补脾养胃。

【剂型规格】丸剂。每袋装9g。

【用法用量】口服。一次9g，一日1～2次。

【其他制剂】

四神片《中国药典》　口服。一次4片，一日2次。

【临床应用】常用于慢性结肠炎、过敏性结肠炎、肠结核、肠易激综合征等属脾肾虚寒者。

【使用注意】泻痢初起、积滞未去者，忌用本方；湿热泄泻者，忌用本方；服药期间，忌酒、生冷、鱼腥、油腻之物。

【方歌】四神故纸与吴萸，肉蔻五味四般齐；

　　　　大枣生姜共煎合，五更肾泻最相宜。

知 识 链 接

五更泄，即清晨五更时泄，多因肾虚所致，又称肾泻。为何其他时间不泻？五更泄是因黎明之前，阳气未振，阴寒内盛，火不暖土，脾阳不升而水谷下趋所致；而天明之后，阳气充盛，阴阳平衡，故而不泻。

真人养脏汤
《太平惠民和剂局方》

【组成】人参18g　当归18g　白芍48g　白术（炒）18g　木香42g　肉豆蔻（煨）15g　诃子36g　肉桂24g　罂粟壳（蜜炙）108g　甘草（炙）24g

【功效】涩肠固脱，温补脾肾。

【主治】脾肾虚寒之久泻久痢。症见大便滑脱不禁，腹痛喜按喜温，或下痢赤白，或便脓血，日夜无度，里急后重，脐腹绞痛，倦怠食少。

【方解】本方证为脾肾虚寒，肠失固摄所致。肠道不固，则大便滑脱不禁；脾肾虚寒，气血不和，则下痢赤白，或便脓血。治宜涩肠固脱，温补脾肾。

方中君药重用罂粟壳涩肠固脱止泻。臣药诃子涩肠止泻；肉豆蔻暖脾温中涩肠。佐药人参、白术益气健脾；久痢易伤阴血，配当归、白芍养血和血，且白芍又治下痢腹痛；肉桂温补脾肾，以散阴寒；木香理气醒脾，使诸补涩之品不致壅滞气机。使药炙甘草调和诸药，合参、术补中益气，合芍药缓急止痛。诸药合用，涩肠止泻，温中补虚，养已伤之脏气，故以"养脏"名之。

【剂型规格】散剂。

【用法用量】共为粗末，每服 6 ～ 9g，水煎，食前温服。可作汤剂，用量按原方比例酌定。

【临床应用】常用于治疗慢性肠炎、慢性结肠炎、溃疡性结肠炎、慢性痢疾等泻痢日久不愈证属脾胃虚寒，肠失固摄者。

【使用注意】湿热积滞未去者，忌用本方；因重用罂粟壳，不宜久服；忌酒、鱼腥、油腻。

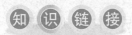

四神丸与真人养脏汤比较

四神丸与真人养脏汤同为涩肠固脱之剂，所主病证的病机均为脾肾虚寒，均以温补与固涩同施之法。但四神丸以补骨脂为君，重在温补脾肾，兼以涩肠止泻，主治五更泄；真人养脏汤则以罂粟壳为君，重在涩肠固脱，辅以温补脾肾，调和气血，主治久泻久痢，大便滑脱不禁。

固本益肠片
《中国药典》

【组成】党参　黄芪　补骨脂　白术（炒）　山药（麸炒）　炮姜　当归（酒）　白芍（炒）　延胡索（醋制）　木香（煨）　地榆（炒炭）　赤石脂（煅）　儿茶　甘草（炙）

【功效】健脾温肾，涩肠止泻。

【主治】脾肾阳虚所致泄泻。症见腹痛绵绵，大便清稀或有黏液及黏液血便，食少腹胀，腰酸乏力，形寒肢冷，舌淡苔白，脉虚。

【方解】本方证为脾肾阳虚所致的泄泻。肾阳不足，不能温暖脾土，脾阳不足，则腹痛绵绵，食少腹胀。脾肾虚寒，气血不和，大肠受损，则大便清稀或便脓血。形寒肢冷，舌淡苔白，脉虚均为阳虚之征。治宜健脾温肾，涩肠止泻。

君药党参、黄芪、补骨脂，三药合用，健脾益气，温阳止泻。臣药炮姜、炒白术、麸炒山药，三药合用，补脾土，散中寒，促运化，涩肠滑，以助君药健脾温肾，涩肠止泻。酒当归、炒白芍、醋延胡索、煨木香四药合用，能理血行气、散滞止痛兼止泻；地榆炭、儿茶、煅赤石脂同用，助君药涩肠止泻止血，又防君臣药温燥太过。上七味药共为佐药。使药炙甘草补脾益气，缓急止痛，调和诸药。全方配伍，标本兼治，共奏健脾温肾、涩敛止泻之功。

【剂型规格】片剂。素片：小片每片重0.32g，大片每片重0.6g；薄膜衣片：片重0.62g。

【用法用量】口服。一次8片（小片）或一次4片（大片），一日3次。

【临床应用】常用于治疗慢性肠炎属脾肾阳虚者。

【使用注意】湿热痢疾、泄泻者忌服；忌食生冷、辛辣、油腻食物。

项目四　涩精止遗剂

涩精止遗剂具有固肾涩精、止遗的作用，适用于肾虚失藏、精关不固所致的遗精滑泄，或肾虚不摄、膀胱失约所致的尿频遗尿等证。常用涩精止遗药如沙苑子、芡实、莲须等为主组成方剂。代表方如金锁固精丸。

金锁固精丸
《医方集解》

【组成】沙苑子（炒）60g　芡实（蒸）60g　莲须60g　龙骨（煅）30g　牡蛎（煅）30g

【功效】补肾涩精。

【主治】肾虚失藏，精室不固之遗精证。症见遗精滑泄，神疲乏力，腰痛耳鸣，舌淡苔白，脉细弱。

【方解】本方证为肾虚失藏，精室不固所致。肾精亏虚，封藏失职，则遗精滑泄，腰痛耳鸣。治宜补肾涩精。

君药沙苑子，补肾涩精。臣药莲子、芡实，助君药补肾涩精，健脾宁神。佐药莲须、煅龙骨、煅牡蛎，性涩收敛，潜阳涩精，莲须尤为涩精要药。各药合用，补肾固精，治标为主，标本兼顾。因其能秘肾气，固精关，故以"金锁固精"名之。

【剂型规格】丸剂。每丸重9g。

【用法用量】莲子粉糊为丸，口服。一次1丸，一日2次，淡盐水送服。

【临床应用】常用于治疗神经衰弱、乳糜尿、重症肌无力等引起的遗精滑泄，及不育症、慢性前列腺炎、带下病等属肾虚不固者。

【使用注意】相火内炽或下焦湿热所致遗精、带下者禁用；服药期间忌食辛辣刺激性食物；节制房事。

缩泉丸
《校注妇人良方》

【组成】乌药　益智仁（盐炒）　山药各等分

【功效】补肾缩尿。

【主治】肾虚所致的小便频数，遗尿不止。

【方解】本方证为肾气不足，膀胱虚寒所致。肾与膀胱相表里，肾气不足则膀胱虚冷，不能约束小便，故小便频数。治宜温肾缩尿。

君药益智仁温补脾肾，固精气，缩小便。臣药乌药调气散寒，除膀胱肾间冷气，止小便频数。用山药末为糊制成小丸，是取山药健脾补肾而涩精气，增强君臣药补肾益脾之力，可谓补后天之脾而益先天之肾，为佐使之药。三药合用，能使肾虚得补，精气可固，寒气温散，膀胱约束有权，则遗尿自止，好像泉水缩敛一般，故名"缩泉丸"。

【剂型规格】丸剂。每20粒重1g。

【用法用量】口服。一次3～6g，一日3次。

【临床应用】常用于治疗神经性尿频、尿崩症等属膀胱虚寒者，亦可用治多涕症属脾肾虚寒者。

【使用注意】肝经湿热所致的遗尿与膀胱湿热所致的小便频数忌用；服药期间忌食辛辣、生冷及冰镇食物。

【方歌】缩泉丸治小便频，膀胱虚寒遗尿斟；

　　　　乌药益智各等分，山药糊丸效更珍。

项目五　固崩止带剂

固崩止带剂具有固崩止带的作用，适用于脾虚或肾虚所致猝崩下血或漏下不止，月经过多及带下淋漓不断等病症。常用固涩药如煅龙骨、煅牡蛎、海螵蛸、五倍子等，酌配益气健脾药如黄芪、白术、人参及止血药如血余炭、棕榈炭、茜草等为主组成方剂。代表方如固经丸、完带汤。

固经丸

《丹溪心法》

【组成】黄芩（酒炒）30g　白芍（炒）30g　龟甲（酒炙）30g　黄柏（盐炒）9g　椿根皮（麸炒）22.5g　香附（醋制）7.5g

【功效】滋阴清热，固经止血。

【主治】阴虚血热之崩漏。症见月经过多，或崩中漏下，血色深红或紫黑稠黏，手足心热，腰膝酸软，舌红，脉弦数。

【方解】本方病机为阴虚火旺，损伤冲任，迫血妄行致月经过多，或崩中漏下，色深红或紫黑稠黏；阴虚火旺，则手足心热；肾虚腰府失养，则腰膝酸软。治宜滋阴清热，固经止血。

君药龟甲益肾滋阴而降火，白芍敛阴益血以养肝，黄芩苦寒清热止血，三药合用，滋阴清热止血。臣药黄柏苦寒泻火坚阴，既助黄芩清热，又助龟甲降火。佐药椿树根皮苦涩而凉，固经止血；用少量香附辛苦微温，调气活血，以防寒凉太过止血留瘀。诸药合用，共奏滋阴清热、固经止血之功。

【剂型规格】丸剂。每100粒重6g。

【用法用量】口服。一次6g，一日2次。

【临床应用】常用于功能失调性子宫出血或慢性附件炎所致的经行量多、淋漓不止属阴虚血热者。

【使用注意】血热妄行之崩漏及月经过多者忌用。

【方歌】固经丸用龟甲君，黄柏椿皮香附群；
　　　　黄芩芍药酒丸服，漏下崩中色黑殷。

完带汤

《傅青主女科》

【组成】白术（土炒）30g　山药（炒）30g　人参6g　白芍（酒炒）15g　车前子（酒炒）9g　苍术（制）9g　甘草3g　陈皮2g　黑芥穗2g　柴胡2g

【功效】健脾疏肝，化湿止带。

【主治】脾虚肝郁，湿浊带下证。症见带下色白，清稀如涕，面色㿠白，倦怠便溏，舌淡苔白，脉缓或濡弱。

【方解】本方所治为脾虚肝郁带下证。脾虚不运，湿浊下注，则带下量多色白，清稀无臭；脾虚不运，气血生化乏源，则倦怠便溏，面色㿠白，舌淡苔白，脉缓濡弱。治宜补气健脾、祛湿止带为主，辅以疏肝解郁之法。

君药重用炒白术、山药补气健脾祛湿，固肾止带。臣药人参补中益气；苍术燥湿健脾；车前子利湿清热，以断带下之源；白芍柔肝理脾。佐药陈皮理气化湿；柴胡、黑芥穗辛散，配白术升发脾胃清阳，配白芍则疏肝解郁。使药甘草调和诸药。

【剂型规格】汤剂。

【用法用量】水煎服。一日2次。

【其他制剂】

妇科白带膏《中国药典》 口服。一次15g，一日2次。

【临床应用】常用于慢性阴道炎、慢性盆腔炎属脾虚肝郁，湿浊下注者。

【使用注意】肝郁化热带下、湿热下注之黄带者，非本方所宜。

【方歌】完带汤中用白术，山药人参白芍辅；

　　　　苍术车前黑芥穗，陈皮甘草与柴胡。

表18-1　其他固涩类中成药

药品名称	组成	功效	主治	用法用量	使用注意
龙牡壮骨颗粒	党参、黄芪、山麦冬、龟甲（醋炙）、白术（炒）、山药、南五味子（醋炙）、龙骨（煅）、牡蛎（煅）、茯苓、大枣、甘草、鸡内金（炒）、乳酸钙、维生素D_2、葡萄糖酸钙	强筋壮骨，和胃健脾	小儿佝偻病；小儿多汗，夜惊，食欲不振，消化不良，发育迟缓	口服。一次1袋，一日3次	忌辛辣、生冷、油腻食物；不可超量服用
泻痢固肠丸	人参、白术（麸炒）、茯苓、甘草、陈皮、肉豆蔻（煨）、白芍、罂粟壳、诃子肉	健脾化湿，益气固肠	脾胃虚寒之久痢	口服。一次100丸，一日2次	泻痢初起者勿用；孕妇、哺乳期妇女及儿童忌服
锁阳固精丸	锁阳、肉苁蓉、巴戟天、补骨脂、菟丝子、杜仲、八角茴香、韭菜、芡实、莲子、莲须、牡蛎、龙骨、鹿角霜、熟地黄、山茱萸、牡丹皮、山药、茯苓、泽泻、知母、黄柏、牛膝、大青盐	温肾固精	肾阳不足所致的腰膝酸软、头晕耳鸣、遗精早泄	口服。一次6g（水蜜丸）或一次1丸（大蜜丸），一日2次，淡盐汤送服	过敏体质者慎用

✏ 考纲摘要

1.固涩剂的功能、主治、分类及使用注意事项。

2.玉屏风散（胶囊、颗粒、口服液）、四神丸（片）、固本益肠片、金锁固精丸、固经丸、缩泉丸、妇科白带膏、龙牡壮骨颗粒等中成药的功效、主治、使用注意及与功能相似成药的鉴别应用。

3. 玉屏风散（胶囊、颗粒、口服液）、四神丸（片）、固经丸、缩泉丸的药物组成及配伍特点。

复习思考

一、单项选择题

1. 玉屏风颗粒除了固表止汗，还具有的功效是（　　　　）

　　A. 化湿　　　　　　　B. 理气　　　　　　　C. 益气

　　D. 补血　　　　　　　E. 涩精止遗

2. 服用时，应该用淡盐水送服的常用中成药是（　　　　）

　　A. 缩泉丸　　　　　　B. 金锁固精丸　　　　C. 固本益肠片

　　D. 四神丸　　　　　　E. 玉屏风胶囊

3. 四神丸的功效是（　　　　）

　　A. 健脾温肾，涩肠止泻　　　　　　　　B. 补肾缩尿

　　C. 固肾涩精　　　　　　　　　　　　　D. 温肾暖脾，涩肠止泻

　　E. 温肾散寒，固肾涩精

4. 肾虚所致的小便频数、夜间遗尿应选用的是（　　　　）

　　A. 缩泉丸　　　　　　B. 金锁固精丸　　　　C. 四神丸

　　D. 固本益肠片　　　　E. 玉屏风颗粒

5. 脾肾虚寒，久泻久痢者，治宜选用（　　　　）

　　A. 四君子汤　　　　　B. 真人养脏汤　　　　C. 白头翁汤

　　D. 参苓白术散　　　　E. 芍药汤

6. 症见血崩量多，血色紫黑稠黏，手足心热，腰膝酸软，舌红，脉弦数。治宜选用
（　　　　）

　　A. 归脾丸　　　　　　B. 固冲汤　　　　　　C. 固经丸

　　D. 大补阴丸　　　　　E. 温经汤

二、多项选择题

1. 固涩类中成药适用于（　　　　）

　　A. 表虚自汗　　　　　B. 五更泻　　　　　　C. 肾虚遗泄

　　D. 湿热泄泻　　　　　E. 肺寒咳喘

2. 完带汤主治病证的病机包括（　　　　）

　　A. 肝气郁结　　　　　B. 中气下陷　　　　　C. 脾气虚弱

D. 湿浊下注　　　　　E. 冲脉不固

3. 真人养脏汤中具有涩肠止泻功效的药物是（　　　）

A. 肉桂　　　　　　B. 白芍　　　　　　C. 肉豆蔻

D. 罂粟壳　　　　　E. 白术

4. 四神丸的主治有（　　　）

A. 肠鸣腹泻　　　　B. 五更泄泻　　　　C. 食少不化

D. 久泻不止　　　　E. 面黄肢冷

5. 玉屏风散还有哪些剂型（　　　）

A. 颗粒剂　　　　　B. 喷雾剂　　　　　C. 胶囊剂

D. 口服液　　　　　E. 注射液

三、材料分析题

1. 患者，女，33岁。带下量多色白3个月余。近日加重，带下绵绵不断，时有腥臭，伴阴部瘙痒。到医院就诊，刻诊：面色㿠白，神疲乏力，纳谷不香，便溏，舌淡苔白，脉濡。请问此为何证？应以何法、何方、何药治之？并分析方中药物的炮制方法及目的。

2. 黄芩（酒炒）30g，白芍（炒）30g，龟甲（酒炙）30g，黄柏（盐炒）9g，椿根皮（麸炒）22.5g，香附（醋制）7.5g。请分析该方名称、方义，并说明其功效、主治病证及临床表现。

扫一扫，知答案

扫一扫，看课件

模块十九

外用剂

【学习目标】

掌握冰硼散、生肌玉红膏、紫金锭、云南白药气雾剂、马应龙麝香痔疮膏、消糜栓的功效、主治、药物间的配伍关系、用法用量、使用注意及其他制剂；能正确进行本类方剂的审方与调配。

熟悉外用剂的概念、适应证、分类、使用注意和各类的功能与主治。熟悉马应龙八宝眼膏、如意金黄散、消痛贴膏、伤湿止痛膏、消痔栓、保妇康栓等中成药的功效、主治、用法用量、使用注意；能对本类中成药进行对比荐药。

了解其他中成药的功效与主治特点，并能对比荐药。

案例导入

患者，男，30岁。患者3天前舌尖、左颊黏膜出现数个溃疡，黄豆大小，溃烂面中央凹陷，周围充血微肿，灼痛难忍，口苦心烦，舌红苔黄，脉数。

请问该患者中医辨证属于何种证型？请为该患者推荐合适的方剂或中成药，并说明选用的依据。

凡以外用中药为主组成，通过皮肤、黏膜、直肠给药，具有清热解毒、祛风止痒、明目祛翳、消肿止痛、化瘀通络、祛风除湿等作用，治疗热毒蕴结、痈疽疮疡、目赤翳障、跌打损伤、痔疮、风湿痹痛等病证的方剂，称外用剂。

外用剂主要用于五官科、皮肤科、骨伤科、肛肠科、妇科，治疗口舌生疮、口糜、疮疡肿痛、跌打瘀肿、骨折筋伤，目赤肿痛、怕光羞明、痔疮、肛裂、带下量多等病证。一般采用敷、擦、外贴等方法使用，多为散剂、膏剂、栓剂、气雾剂等剂型。

外用剂以外用为主，不宜内服。某些中成药中含有有毒之品，不宜过量久用，以免中毒。

项目一 五官科外用剂

五官科外用剂，主要采用黏膜给药，具有清热散风、明目、滋肾平肝、通窍止痛等作用，适用于眼、鼻腔、咽喉、耳等五官科疾病。常以药物如朱砂、冰片、硼砂等为主组成方剂。代表方如冰硼散、马应龙八宝眼膏等。

冰硼散
《外科正宗》

【组成】冰片 50g　硼砂（煅）500g　朱砂 60g　玄明粉 500g

【功效】清热解毒，消肿止痛。

【主治】热毒蕴结所致的咽喉疼痛，牙龈肿痛，口舌生疮。

【方解】本方证为热毒壅盛于喉咙，口腔，故症见咽部、牙龈红肿疼痛，口舌溃烂。治宜清热解毒，消肿止痛。

方中冰片为君药，辛散香窜，苦泄微寒，外用善清热止痛、消肿生肌。煅硼砂为臣药，甘咸性凉，外用善清热解毒、防腐消肿，增强君药清热解毒、消肿之功。朱砂甘寒清解有毒，外用善清热解毒消肿；玄明粉苦泄咸软性寒，外用善清火散结消肿，二者相合，增君臣药清热利咽、散结消肿之功，故为佐药。诸药合用，清解兼消散，共奏清热解毒、消肿止痛之功。

【剂型规格】散剂。每瓶装 0.1g。

【用法用量】外用。吹敷患处，一次少量，一日数次。

【临床应用】常用于牙周炎、扁桃体炎、口腔溃疡等属热毒蕴结者。

【使用注意】孕妇和哺乳期妇女忌用；虚火上炎者慎用；本品含朱砂有毒，不宜长期大剂量使用，以免引起蓄积中毒。

【方歌】冰硼散中加朱砂，更添玄明效堪夸；

　　　　清热解毒消肿痛，咽肿齿痛口疮佳。

马应龙八宝眼膏
《中国药典》

【组成】炉甘石（煅）32.7g　琥珀 0.15g　人工麝香 0.38g　人工牛黄 0.38g　珍珠 0.38g　冰片 14.8g　硼砂 1.2g　硇砂 0.05g

【功效】清热退赤，止痒去翳。

【主治】风火上扰所致的眼睛红肿痛痒、流泪、眼睑红烂、沙眼见上述证候者。

【方解】本方证为风火上攻于眼目所致。肝开窍于目，风火外袭，上攻于目，故眼部红肿，痛痒流泪，眼睑红烂。治宜清肝明目，止痒退翳。

方中炉甘石解毒明目，收湿止痒、止泪，为眼科常用药；冰片通诸窍，泻火解毒，明目退翳。二药共为君药。硼砂、牛黄清热解毒，消肿退翳，共为臣药。珍珠清肝明目，消除翳障；硇砂、琥珀清热化瘀去翳，收湿生肌。三药合用，加强君臣药清热明目退翳之效，共为佐药。麝香芳香通窍，引药入目，为使药。全方共奏清热退赤，止痒去翳之功。

【剂型规格】膏剂。每支装 2g。

【用法用量】外用。点入眼睑内，一日 2～3 次。

【临床应用】常用于急性结膜炎、沙眼、角膜炎、麦粒肿、睑缘炎等证属风火上扰者。

【使用注意】孕妇慎用；忌食辛辣油腻食物。

项目二　皮肤科外用剂

皮肤科外用剂主要通过皮肤给药，具有清热解毒、消肿生肌、燥湿止痒等作用，适用于皮肤疮痈肿毒、湿疮瘙痒、瘀血肿痛等皮肤科疾病。常以药物如大黄、生天南星、麝香、白及、紫草、白芷等为主组成方剂。代表方如如意金黄散、生肌玉红膏、紫金锭等。

如意金黄散
《中国药典》

【组成】天花粉 320g　大黄 160g　白芷 160g　姜黄 160g　黄柏 160g　苍术 64g　厚朴 64g　陈皮 64g　生天南星 64g　甘草 64g

【功效】清热解毒，消肿止痛。

【主治】热毒瘀滞肌肤所致的疮疡肿痛、丹毒流注。症见肌肤红、肿、热、痛，亦可用于跌打损伤。

【方解】本方证由热毒瘀滞肌肤所致。跌打损伤，瘀血相搏，或热毒壅滞肌腠，故见局部红肿热痛。治宜清热解毒，活血消肿。

方中天花粉清热泻火，消散痈肿，为治热毒痈疡之要药；大黄既清热泻火解毒，又活血行气，消肿止痛。二药合用，共为君药。白芷消肿排脓；姜黄活血行气，消肿止痛；黄柏泻火解毒，燥湿。三药合用，助君药化瘀止痛，解毒消肿，共为臣药。苍术燥湿；厚朴行气燥湿；陈皮行气止痛；生天南星燥湿化痰，散结消肿。四药合而用之，燥湿行气活血，助君药散结消肿止痛，共为佐药。甘草清热解毒，调和诸药，为使药。全方共奏清热解毒，消肿止痛之效。

【剂型规格】散剂。每袋装 12g。

【用法用量】外用。红肿烦热疼痛，用清茶调敷；漫肿无头，用醋或葱酒调敷；亦可用植物油或蜂蜜调敷。一日数次。

【临床应用】常用于痈肿疔疮、急性乳腺炎、小儿丹毒、带状疱疹、烫伤等属热毒夹瘀者。

【使用注意】本品为外用药，不可内服；用毕洗手，切勿接触眼睛、口腔等黏膜处；皮肤破溃处禁用。

【方歌】如意金黄散大黄，姜黄黄柏芷陈苍；

　　　　南星厚朴花粉草，敷之肿胀可安康。

生肌玉红膏
《部颁标准》

【组成】白芷 15g　甘草 36g　当归 60g　血竭 12g　轻粉 12g　虫白蜡 60g　紫草 6g

【功效】解毒，祛腐，生肌。

【主治】热毒壅盛所致的疮疡。症见疮面色鲜，脓腐将尽，或久不收口；亦用于乳痈。

【方解】本方证由热毒壅盛于肌肤所致。热毒侵扰，致溃疡或痈疽发背，烫伤溃烂，故见患处红肿溃烂，疮面色鲜，或流脓流水，久不收口。治宜解毒，祛腐，生肌。

方中轻粉为君药，解毒祛腐以治疮疡溃烂。当归、血竭、白蜡活血养血，祛腐生肌，敛疮止痛；紫草清热解毒，凉血祛腐；白芷辛温通窍，溃脓止痛，共为臣药。甘草清热解毒，调和诸药，为佐使药。

【剂型规格】软膏剂。每盒装 12g。

【用法用量】外用。疮面洗清后外涂，一日 1 次。

【临床应用】常用于治疗疮疡肿痛，乳痈发背，溃烂流脓，浸淫黄水等属热毒壅盛证者。

【使用注意】外用药，切勿入口；不可久用；忌食辛辣刺激性食物。

紫金锭
《中国药典》

【组成】山慈菇 200g　红大戟 150g　千金子霜 100g　五倍子 100g　人工麝香 30g 朱砂 40g　雄黄 20g

【功效】辟瘟解毒，消肿止痛。

【主治】中暑时疫。脘腹胀痛，恶心呕吐，痢疾泄泻，小儿痰厥；外治疔疮疖肿，痄腮，丹毒，喉风。

【方解】机体感受秽恶痰浊之邪，脾胃气机闭塞，升降失常，故见脘腹胀闷疼痛，吐泻兼作。治以辟瘟解毒，消肿止痛。

方中重用山慈菇以清热消肿、化痰散结，并能解毒，配伍麝香芳香开窍，行气止痛，共为君药。臣药雄黄解毒力强，以毒攻毒，为"治疮杀毒之要药"；千金子霜、红大戟逐痰消肿。三药共用，增强君药解毒消肿、化痰散结之力。佐药五倍子收湿敛疮，涩肠止泻；朱砂清热解毒，重镇安神。合用加强君臣药解毒消肿之力，并能涩肠止泻，重镇安神。全方辛开苦泄，清降攻毒，故内服可治感受暑热秽浊之邪所致的中暑，外用则可治疗疔疮疖肿，痄腮，丹毒，喉风。

【剂型规格】锭剂。每锭重 0.3g、3g。

【用法用量】外用，醋磨调敷患处。口服，一次 0.6～1.5g，一日 2 次。

【其他制剂】

紫金散《部颁标准》　口服：一次 1.5g，一日 2 次；外用：醋调敷患处。

【临床应用】常用于治疗疮疡肿毒，痄腮，丹毒，喉风等病证者。

【使用注意】方中千金子霜、红大戟等均为有毒之品，不可过量或久服；小儿用量亦减；麝香芳香走窜，孕妇忌服。

【方歌】紫金锭用麝朱雄，慈戟千金五倍同；

　　　　　太乙玉枢名又别，祛痰逐秽及惊风。

愈裂贴膏

《部颁标准》

【组成】白及 100g　尿囊素 4g

【功效】生肌止痛。

【主治】手、足皲裂。症见手、足部皮肤干燥和线状裂隙，灼痛并伴有出血。

【方解】因肌热骤被寒冷风燥所逼，致血脉阻滞，肤失濡养，故见手、足部皮肤干燥和线状裂隙。

方中白及为君药，收敛止血，消肿生肌。尿囊素适用于手足皲裂。

【剂型规格】橡胶膏。每卷 2.5cm×100cm，每 1cm 含尿囊素 77μg。

【用法用量】贴手、足患处。

【临床应用】常用于软化角质层，止痛，治疗手、足裂口等病证者。

【使用注意】患处有湿烂渗液及化脓者禁用。

脚气散

《部颁标准》

【组成】荆芥穗 480g　白芷 480g　枯矾 480g

【功效】祛风燥湿，杀虫止痒。

【主治】湿热侵袭下肢所致脚癣，趾间糜烂，刺痒难忍。

【方解】本方证因风湿热邪侵袭下肢所致。风湿热下流于下肢皮肉筋脉，则见脚癣趾间糜烂，刺痒难忍。治宜祛风除湿，杀虫止痒。

方中以荆芥穗为君药，解表散风，透疹消疮。白芷祛风湿，生肌止痛；枯矾燥湿，解毒，杀虫。两者共为臣药。君、臣药相配，共奏祛风燥湿、杀虫止痒之效。

【剂型规格】散剂。每袋 12g。

【用法用量】取本品适量撒于患处。

【临床应用】常用于脚癣趾间糜烂，流黄水，刺痒难忍等湿热病证者。

【使用注意】本品为外用散剂，切忌内服，不可入眼、口、鼻等黏膜处；不适用于角化过度型足癣、丘疹鳞屑型足癣。

松花散

《新药转正标准》

【组成】松花粉

【功效】燥湿，收敛。

【主治】湿疹、尿布皮炎。

【方解】本方证因湿热熏蒸肌肤所致。湿热熏蒸肌肤，发为湿疹或皮炎。治宜收湿敛疮。

本品为松花粉精制而成的散剂。方中松花粉收湿敛疮，用于诸疮湿烂。

【剂型规格】散剂。每瓶装 30g。

【用法用量】外用。外用适量，撒敷患处；或加入适量药用滑石粉，充分摇匀混合后使用。

【临床应用】常用于湿疹、黄水疮、皮肤糜烂、脓水淋漓、尿布皮炎等。

【使用注意】本品为外用粉剂，不可内服；药粉轻飘，易飞扬，使用时应注意避免飞入眼内；不适用于皮肤干燥、肥厚者；用于尿布皮炎时，宜先用温水清洗臀部，拭干后再扑撒药粉。

项目三　骨伤科外用剂

骨伤科外用剂，具有接骨续筋、消肿止痛等作用，适用于骨折筋伤、跌打损伤等骨伤科疾病。常以活血止痛药如三七、乳香、没药等为主组成方剂。代表方如云南白药气雾剂、正骨水、消痛贴膏等。

云南白药气雾剂
《部颁标准》

【组成】三七　重楼等

【功效】活血散瘀，消肿止痛。

【主治】跌打损伤，瘀血阻滞证。症见肿痛，肌肉酸痛及风湿关节疼痛。

【方解】本方证为跌扑、闪挫、扭伤、殴打或风寒湿邪等致肢体气血瘀滞，痹阻不通所致。故见肿痛，肌肉酸痛及风湿关节疼痛。治宜活血散瘀，消肿止痛。

方中以伤科要药三七为君，活血化瘀，消肿止痛。臣药重楼消肿止痛，化瘀止血，以助君药化瘀、止血、定痛。

【剂型规格】气雾剂。每瓶装 60mL、100mL。

【用法用量】外用。喷于伤患处，一日 3～5 次。

【其他制剂】

1. 云南白药《中国药典》口服。一次 0.25～0.5g，一日 4 次；2～5 岁按 1/4 剂量服用；6～12 岁按 1/2 剂量服用。

2. 云南白药胶囊《中国药典》口服。一次 1～2 粒，一日 4 次；2～5 岁按 1/4 剂量服用；6～12 岁按 1/2 剂量服用。

【临床应用】常用于软组织挫伤、闭合性骨折、风湿性关节炎等证属瘀血阻滞者。

【使用注意】本品仅限外用，禁止口服；切勿喷入口、眼、鼻，如不慎喷入眼内，请即时用大量清水冲洗。

正骨水
《中国药典》

【组成】九龙川　海风藤　豆豉姜　香加皮　买麻藤　香樟　降香　碎骨木　虎杖　千斤拔　横经席　鹰不扑　薄荷脑　木香　土鳖虫　大皂角　莪术　过江龙　徐长卿　两面针　羊耳菊　五味藤　朱砂根　穿壁风　草乌　樟脑

【功效】活血祛瘀，舒筋活络，消肿止痛。

【主治】跌打扭伤，瘀血阻滞证。症见局部肿痛，骨折脱位以及体育运动前后疲劳。

【方解】本方证因跌打损伤，瘀血阻滞所致。故见肿痛，严重者则骨折脱位。

方中买麻藤、香樟、土鳖虫、木香、海风藤、九龙川、两面针活血通经，舒筋活络，共为君药。莪术、降香、五味藤、朱砂根、虎杖、横经席破血解滞，散瘀止痛，香加皮、过江龙、徐长卿、羊耳菊、千斤拔、穿壁风、碎骨木、豆豉姜、鹰不扑、草乌祛风散寒，利湿消肿，强腰固膝，共为臣药。大皂角、薄荷脑、樟脑利窍消肿定痛，为佐使药。全方配伍，共奏舒筋活络、散瘀镇痛、祛风除湿之效。

【剂型规格】搽剂。每瓶装 12mL、30mL、45mL、88mL。

【用法用量】用药棉蘸药液轻搽患处；重症者用药液湿透药棉敷患处 1 小时，每日 2～3 次。

【临床应用】常用于跌打扭伤，各种骨折，脱臼，软组织损伤，瘀血，肌肉酸痛、痉挛，四肢麻木等病证。

【使用注意】忌内服；不能搽入伤口；用药过程中如有瘙痒起疹，应立即停止使用。

消痛贴膏
《中国药典》

【组成】独一味　棘豆　姜黄　花椒　水牛角　水柏枝

【功效】活血化瘀，消肿止痛。

【主治】跌打扭伤，瘀血阻滞证。症见急慢性扭挫伤、瘀痛、骨质增生。

【方解】本方因跌打扭伤，瘀血阻滞，导滞皮肤、肌肉急慢性损伤肿痛。治以活血化瘀，消肿止痛。

本方为藏族验方。方中独一味活血散瘀，消肿止痛，为君药。姜黄既活血消肿，又行气止痛，治疗血瘀气滞所致肿痛；花椒温暖强壮，散寒止痛；棘豆清热解毒。三药合用，既增强君药的活血散瘀、消肿止痛功效，又能温散寒邪，清热解毒，共为臣药。水牛角清热凉血，消肿止痛；水柏枝温通达表，以助上药活血化瘀、消肿止痛之功。二药进一步增强君臣药的功效，共为佐药。

【剂型规格】贴膏剂。药芯袋，每贴装 1.2g、1g。

【用法用量】外用。将小袋内润湿剂均匀涂于药芯袋表面，润湿后直接敷于患处或穴位，每贴敷 24 小时。

【临床应用】常用于急慢性扭挫伤、跌打瘀痛、骨质增生、风湿及类风湿疼痛、落枕、肩周炎、腰肌劳损和陈旧性伤痛等。

【使用注意】忌内服；不能搽入伤口；用药过程中如有瘙痒起疹，应立即暂停使用。

伤湿止痛膏
《中国药典》

【组成】伤湿止痛流浸膏 50g　水杨酸甲酯 15g　薄荷脑 10g　冰片 10g　樟脑 20g　芸香浸膏 12.5g　颠茄流浸膏 30g

【功效】祛风湿，活血止痛。

【主治】风湿性关节炎或跌打损伤。症见关节发炎、肿痛、肌肉疼痛。

【方解】风湿病邪侵袭人体关节、肌肉，或跌打损伤，故见关节肌肉红肿、疼痛。治以祛风除湿，活血止痛。

方中伤湿止痛流浸膏为君药，祛风湿，止痹痛。樟脑温散除湿，活血止痛；薄荷脑、冰片辛散行滞，清热止痛，共为臣药。佐药芸香、颠茄流浸膏，活血祛风，除湿止痛。

【剂型规格】橡胶贴膏剂。每贴 7cm×10cm。

【用法用量】外用。贴于患处。

【临床应用】常用于风湿痛，腰腿、筋骨、关节痛，及跌打损伤等。

【使用注意】孕妇慎用。

项目四　肛肠科外用剂

肛肠科外用剂主要通过直肠给药，具有清热燥湿、收敛止血等作用，适用于痔疮、肛裂等肛肠科疾病。常以药物如珍珠、冰片、炉甘石等为主组成方剂。代表方如马应龙麝香痔疮膏、消痔栓等。

马应龙麝香痔疮膏
《中国药典》

【组成】人工麝香　人工牛黄　珍珠　炉甘石（煅）　硼砂　冰片　琥珀

【功效】清热燥湿，活血消肿，祛腐生肌。

【主治】湿热瘀阻所致痔疮、肛裂。症见大便出血，或疼痛、有下坠感；亦用于肛周湿疹。

【方解】本方证因湿热下注，瘀血阻滞所致。湿热瘀阻，伤及肠络，故见痔疮，大便出血，肛周湿疹疼痛。治宜清热燥湿，活血消肿，祛腐生肌。

方中人工麝香气香走窜，辛散温通，善活血消肿、止痛；人工牛黄苦凉，善清热解毒。二药合用，清热活血、消肿止痛之功增强，共为君药。珍珠甘寒清解，能清热解毒敛疮；煅炉甘石甘平无毒，能生肌敛疮、收湿止痒；硼砂甘咸凉清，能清热解毒消肿。合而用之，能助君药清热解毒、敛疮生肌，共为臣药。琥珀甘平质重，能活血散瘀；冰片辛香，苦凉清热，能清热止痛、消肿生肌。二药相合，以增君臣药活血消肿、祛腐生肌之功，故共为佐药。全方配伍，清泄与行散并施，共奏清热燥湿、活血消肿、祛腐生肌之功。

【剂型规格】膏剂。每支装 10g。

【用法用量】外用。涂擦患处。

【临床应用】常用于痔疮、大便出血或肛裂疼痛、便结等证属湿热瘀阻者。

【使用注意】孕妇慎用，或遵医嘱。

消痔栓
《部颁标准》

【组成】龙骨（煅）89g　轻粉 40g　冰片 83g　珍珠（制）41g

【功效】收敛，消肿，止痛，止血。

【主治】内外痔疮。症见便秘，便血，瘙痒，胀感。

【方解】本方证因外伤风湿，内蕴热毒，湿热郁阻于肛门，气血凝滞，血络受损所致，故见便秘，便血，瘙痒，胀感。治宜收敛，消肿，止痛，止血。

方中煅龙骨为君药，吸湿敛疮，生肌止痛。轻粉攻毒敛疮，为臣药。冰片清热止痛，珍珠解毒生肌，共为佐使。诸药相合，共奏收敛消肿、清热止痛之功。

【剂型规格】栓剂。每枚重 2g。

【用法用量】外用。一次 1 枚，一日 1 次，洗净肛门，将药塞入。

【临床应用】常用于抗炎、消肿、止血、镇痛等属内外痔疮者。

【使用注意】孕妇禁用。

项目五　妇科外用剂

妇科外用剂主要通过阴道给药，具有清热燥湿、杀虫止痒、止带等作用，适用于湿热带下、阴部瘙痒等妇科疾病。常以黄柏、冰片等为主组成方剂。代表方如消糜栓、保妇康栓等。

消糜栓
《中国药典》

【组成】人参茎叶皂苷 25g　黄柏 500g　枯矾 400g　儿茶 500g　紫草 500g　苦参500g　冰片 200g

【功效】清热解毒，燥湿杀虫，祛腐生肌。

【主治】湿热下注所致的带下病。症见带下量多色黄，质稠腥臭，阴部瘙痒。

【方解】本方证因湿热下注引起妇科疾病所致。湿热下注，带脉失约，故见带下量多色黄，质稠腥臭、阴部瘙痒。治以清热燥湿，解毒杀虫。

方中紫草善清热凉血解毒，且其性滑利，能导热邪外出；黄柏清热燥湿，尤善清利下焦湿热而燥湿止带；苦参既清热燥湿，又杀虫止痒。三药合用，功效清热燥湿、解毒杀虫，共为君药。儿茶清热解毒，收湿敛疮，去腐生肌；枯矾既燥湿杀虫止痒，又清热解毒。二药合用，能助君药清热解毒，燥湿杀虫，止痒止带，共为臣药。冰片清热止痛，消肿生肌；人参茎叶皂苷滋补强壮，增强免疫，促进创面愈合。二药合用，既助君臣药祛邪，又扶助正气，共为佐药。

【剂型规格】栓剂。每粒重 3g。

【用法用量】阴道给药。一次 1 粒，一日 1 次。

【临床应用】常用于滴虫性阴道炎、霉菌性阴道炎、非特异性阴道炎、宫颈糜烂等证属湿热下注者。

【使用注意】妊娠期忌用；月经期至经净 3 日内停用；饮食宜清淡，忌食辛辣食物。

保妇康栓
《中国药典》

【组成】莪术油 82g　冰片 75g

【功效】行气破瘀，生肌止痛。

【主治】湿热瘀滞所致的妇科病。症见带下量多、色黄，时有阴部瘙痒。

【方解】本方证因湿热瘀滞于下焦所致。湿热蕴结下焦，气滞血瘀，带脉失约，故带下量多、色黄，时有阴部瘙痒。治宜行气破瘀，生肌止痛。

方中莪术油为莪术蒸馏提取的挥发油，具行气破血、散瘀止痛功效，且能抑制多种致病菌的生长；冰片辛苦凉清，具清热止痛、消肿生肌之功。二药配伍，行散兼清泄，共奏行气破瘀、生肌止痛之功。

【剂型规格】栓剂。每粒重 1.74g。

【用法用量】外用。洗净外阴部，将栓剂塞入阴道深部，或在医生指导下用药。每晚 1 粒。

【其他制剂】

保妇康泡沫剂《新药转正标准》　阴道用。一日 1 次，睡前使用。

【临床应用】常用于霉菌性阴道炎、老年性阴道炎、宫颈糜烂见有上述证候者。

【使用注意】孕妇禁用；脾肾阳虚带下者慎用；月经期至经净 3 日内停用；饮食宜清

淡，忌食辛辣食物。

表 19-1　其他外用类中成药

药品名称	组成	功效	主治	用法用量	使用注意
珍珠明目滴眼液	珍珠液、冰片	清热泻火，养肝明目	视力疲劳症，慢性结膜炎	滴入眼睑内。一次1～2滴，一日3～5次	滴入后有沙涩磨痛感、流泪频频者停用
紫花烧伤软膏	紫草、生地黄、熟地黄、冰片、黄连、花椒、甘草、当归	清热凉血，化瘀解毒，止痛生肌	用于Ⅰ、Ⅱ度以下烧伤、烫伤	外用，清创后，将药膏均匀涂敷于创面，一日1～2次	忌食辛辣食物
拔毒生肌散	冰片、龙骨、石膏（煅）、红粉、炉甘石、虫白蜡、轻粉、黄丹	拔毒生肌	痈疽已溃，久不生肌，疮口下陷，常流毒水	清洗患处，将适量药物撒布患处，或以青药护之	本品有毒，不可内服
京万红	白蔹、白芷、半边莲、冰片、血竭、木鳖子、罂粟壳、栀子、紫草、棕榈等	活血解毒，凉血化瘀，消肿止痛，祛腐生肌	轻度水、火烫伤，疮疡肿痛，创面溃烂	用生理盐水清理创面，涂敷本品，或将本品涂于创面上，用消毒纱布包扎，一日1次	孕妇慎用；烧烫伤感染者禁用
红花油	丁香罗勒油、水杨酸甲酯、姜樟油、肉桂油、桂皮醛、柠檬醛、冰片	活血驱风，舒筋止痛	风湿骨痛，跌打扭伤，外感头痛，皮肤瘙痒	涂擦患处，一日4～6次	皮肤、黏膜破损处禁用
洁尔阴洗液	蛇床子、艾叶、独活、黄柏、黄芩、苦参、地肤子、茵陈、土荆皮、栀子、金银花、石菖蒲、薄荷、苍术	清热燥湿，杀虫止痒	妇女湿热带下	用10%浓度洗液，擦洗外阴，用冲洗器将10%的洁尔阴洗液送至阴道深部冲洗阴道，一日1次，7天为一疗程	
妇康消炎栓	苦参、败酱草、紫花地丁、穿心莲、蒲公英、紫草、芦荟、猪胆粉	清热解毒，利湿散结，杀虫止痒	湿热、湿毒所致的腰痛，小腹痛，带下病，阴痒，阴蚀	直肠给药，一次1粒，一日2次	孕妇禁用
紫草膏	紫草、当归、防风、地黄、白芷、乳香、没药	化腐生肌，解毒止痛	热毒蕴结所致的溃疡	摊于纱布上贴患处，每隔1～2日换	
三黄膏	黄柏、黄芩、黄连、栀子	清热解毒，消肿止痛	疮疡初起，红肿热痛，轻度烫伤	摊于纱布上贴于患处或直接涂患处，每隔1～2日换药一次	重度烧伤或皮肤破溃患者不宜使用
紫云膏	紫草、当归、黄油、石蜡	化腐生肌，解毒止痛	轻度水、火烫伤	外用适量，摊于纱布上贴患处，每日换药一次	孕妇慎用

药品名称	组成	功效	主治	用法用量	使用注意
锡类散	象牙屑、青黛、壁钱炭、人指甲（滑石粉制）、珍珠、冰片、人工牛黄	解毒化腐	咽喉糜烂肿痛	每用少许，吹敷患处，一日1～2次	
珠黄散	人工牛黄、珍珠	清热解毒，祛腐生肌	热毒内蕴所致的咽痛、咽部红肿、糜烂、口腔溃疡久不收敛	取药少许吹患处，一日2～3次	忌食辛辣、油腻、厚味食物
蛲虫药膏	百部浸膏、甲紫	驱虫止痒	驱杀蛲虫	每晚临睡前用温水将肛门周围洗净，将射管装在管口，轻轻插入肛门中，挤压铅管后端，将药挤出	

考纲摘要

1.外用剂的功效、主治、分类、使用注意及各类的功能、主治。

2.冰硼散、如意金黄散、生肌玉红膏、紫金锭（散）、松花散、云南白药气雾剂（胶囊、片）、伤湿止痛膏、马应龙麝香痔疮膏、消糜栓、保妇康栓（泡沫剂）、拔毒生肌散、京万红、锡类散、珠黄散等中成药的功效、主治、使用注意及与功能相似成药的鉴别应用。

3.冰硼散、如意金黄散、生肌玉红膏、马应龙麝香痔疮膏、云南白药气雾剂、保妇康栓（泡沫剂）、拔毒生肌散等方剂与中成药的药物组成及配伍意义。

复习思考

一、单项选择题

1.用于痔疮、肛裂的是（　　）

A.如意金黄散　　　B.冰硼散　　　C.正骨水

D.消糜栓　　　E.马应龙麝香痔疮膏

2.用于疮疡肿痛、丹毒流注，亦可用于跌打损伤的是（　　）

A.如意金黄散　　　B.消痛贴膏　　　C.马应龙八宝眼膏

D.伤湿止痛膏　　　E.脚气散

3.生肌玉红膏为哪一科外用剂（　　　）

  A.骨科　　　　　　　B.妇科　　　　　　　C.五官科

  D.肛肠科　　　　　　E.皮肤科

4.手、足皲裂，应选用（　　　）

  A.紫金锭　　　　　　B.拔毒生肌散　　　　　C.愈裂贴膏

  D.消痛贴膏　　　　　E.如意金黄散

5.患者，女，32岁。踝关节局部出现疼痛，触之加剧，肿胀，皮下有淤紫。宜选用的中成药是（　　　）

  A.云南白药气雾剂　　B.红花油　　　　　　C.消痔栓

  D.如意金黄散　　　　E.拔毒生肌散

二、多项选择题

1.保妇康栓的药物组成有（　　　）

  A.苦参　　　　　　　B.香附　　　　　　　C.莪术油

  D.黄柏　　　　　　　E.冰片

2.以下为外用剂的是（　　　）

  A.拔毒生肌散　　　　B.京万红软膏　　　　　C.云南白药胶囊

  D.红花油　　　　　　E.消糜栓

三、材料分析题

冰片 50g，硼砂（煅）500g，朱砂 60g，玄明粉 500g。请说出此方的名称，并写出它的功效、主治、使用注意。

扫一扫，知答案

附　录

方剂与中成药拼音索引